浙派中医丛书

专题系列

绍派伤寒

主编

沈钦荣

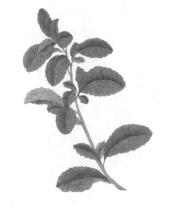

伤寒 绍派

全国百佳图书出版单位

中国中医药出版社

·北京·

图书在版编目（CIP）数据

绍派伤寒 / 沈钦荣主编 . —北京：中国中医药出版社，2023.4
（《浙派中医丛书》专题系列）
ISBN 978 - 7 - 5132 - 8039 - 6

Ⅰ . ①绍⋯　Ⅱ . ①沈⋯　Ⅲ . ①伤寒派　Ⅳ . ① R-092

中国国家版本馆 CIP 数据核字（2023）第 033957 号

中国中医药出版社出版

北京经济技术开发区科创十三街 31 号院二区 8 号楼

邮政编码　100176

传真　010-64405721

河北省武强县画业有限责任公司印刷

各地新华书店经销

开本 710×1000　1/16　印张 18　字数 198 千字

2023 年 4 月第 1 版　2023 年 4 月第 1 次印刷

书号　ISBN 978 - 7 - 5132 - 8039 - 6

定价　88.00 元

网址　www.cptcm.com

服 务 热 线　010-64405510

购 书 热 线　010-89535836

维 权 打 假　010-64405753

微信服务号　zgzyycbs

微商城网址　https://kdt.im/LIdUGr

官 方 微 博　http://e.weibo.com/cptcm

天猫旗舰店网址　https://zgzyycbs.tmall.com

如有印装质量问题请与本社出版部联系（010-64405510）

《浙派中医丛书》组织机构

指导委员会

主 任 委 员 王仁元　曹启峰　谢国建　朱　炜　肖鲁伟
范永升　柴可群

副主任委员 蔡利辉　曾晓飞　胡智明　黄飞华　王晓鸣

委　　　员 陈良敏　郑名友　程　林　赵桂芝　姜　洋

专 家 组

组　　长 盛增秀　朱建平

副组长 肖鲁伟　范永升　连建伟　王晓鸣　刘时觉

成　　员（以姓氏笔画为序）

王　英　朱德明　竹剑平　江凌圳　沈钦荣

陈永灿　郑　洪　胡　滨

项目办公室

办公室 浙江省中医药研究院中医文献信息研究所

主　　任 江凌圳

副主任 庄爱文　李晓寅

《浙派中医丛书》编委会

总　序

　　浙江位居我国东南沿海，地灵人杰，人文荟萃，文化底蕴十分深厚，素有"文化之邦"的美誉。就拿中医中药来说，在其发展的历史长河中，历代名家辈出，著述琳琅满目，取得了极其辉煌的成就。

　　由于浙江省地域不同，中医传承脉络有异，从而形成了一批各具特色的医学流派，使中医学术呈现出百花齐放、百家争鸣的繁荣景象。其中丹溪学派、温补学派、钱塘医派、永嘉医派、绍派伤寒等最负盛名，影响遍及海内外。临床各科更是异彩纷呈，涌现出诸多颇具名望的专科流派，如宁波宋氏妇科和董氏儿科、湖州凌氏针灸、武康姚氏世医、桐乡陈木扇女科、萧山竹林寺女科、绍兴三六九伤科，等等，至今仍为当地百姓的健康保驾护航，厥功甚伟。

　　值得一提的是，古往今来，浙江省中医药界还出现了为数众多的知名品牌，如著名道地药材"浙八味"，名老药店"胡庆余堂"等，更是名驰遐迩，誉享全国。由是观之，这些宝贵的学术流派和中医药财富，很值得传承与弘扬。

　　有鉴于此，浙江省中医药学会为发扬光大浙江省中医药学术流派精华，凝练浙江中医药学术流派的区域特点和学术内涵，由对浙江中医药学术流派有深入研究的浙江中医药大学原校长范永升教授亲自领衔，凝心聚力，集思广益，最终打出了"浙派中医"这面能代表浙江省中医药特色、优势和成就的大旗。此举，得到了浙江省委省政府、浙江省卫生健康委员会和浙江省中医药管理局的热情鼓励和大力支持。

《中共浙江省委 浙江省人民政府 关于促进中医药传承创新发展的实施意见》提出要"打造'浙派中医'文化品牌，实施'浙派中医'传承创新工程，深入开展中医药文化推进行动计划。加强中医药传统文献研究，编撰'浙派中医'系列丛书"。浙江省中医药学会先后在省内各地多次举办有关"浙派中医"的巡讲和培训等学术活动，气氛热烈，形势喜人。

浙江省中医药研究院中医文献信息研究所为贯彻习近平总书记关于中医药工作的重要论述精神和《中共浙江省委 浙江省人民政府 关于促进中医药传承创新发展的实施意见》，结合该所的专业特长，组织省内有关单位和人员，主动申报并承担了浙江省中医药科技计划"《浙派中医》系列研究丛书编撰工程"，省中医药管理局将其列入中医药现代化专项。在课题实施过程中，项目组人员不辞辛劳，在广搜文献、深入调研的基础上，按《浙派中医丛书》编写计划，分原著系列、专题系列、品牌系列三大板块，殚心竭力地进行编撰出版，我感到非常欣慰。

我生在浙江，长在浙江，在浙江从事中医药事业已经五十余年，虽然年近九秩，但是继承发扬中医药的初心不改。我十分感谢为编写《浙派中医丛书》付出辛勤劳作的同志们。专著的陆续出版，必将为我省医学史的研究增添浓重一笔；必将会对我省乃至全国中医药学术流派的传承和创新起到促进作用。我更期望我省中医人努力奋斗，砥砺前行，将"浙派中医"的整理研究工作做得更好，把这张"金名片"擦得更亮，为建设浙江中医药强省做出更大的贡献。

葛琳仪

写于辛丑年孟春

注：葛琳仪，国医大师、浙江中医学院原院长

前　言

　　"浙派中医"是浙江省中医学术流派的概称，是浙江省中医药学术的一张熠熠生辉的"金名片"。近年来，在上级主管部门的支持下，浙江省中医界正在开展规模宏大的浙派中医的传承和弘扬工作，根据浙江省卫生健康委员会、浙江省文化和旅游厅、浙江省中医药管理局印发的《浙江省中医药文化推进行动计划》（2019—2025 年）的通知精神，特别是主要任务中打造"浙派中医"文化品牌——编撰中医药文化丛书，梳理浙江中医药发展源流与脉络，整理医学文献古籍，出版浙江中医药文化、"浙派中医"历代文献精华、名医学术精华、流派世家研究精华、"浙产名药"博览等丛书，全面展现浙江中医药学术与文化成就。根据这一任务，2019 年浙江省中医药研究院中医文献信息研究所策划了《浙派中医丛书》（原著、专题、品牌系列）编撰工程，总体计划出书 60 种，得到浙江省中医药现代化专项的支持，立项（项目编号 2020ZX002）启动。

　　《浙派中医丛书》原著系列指对"浙派中医"历代文献精华，特别是重要的代表性古籍，按照中华中医药学会 2012 年版《中医古籍整理规范》进行整理研究，包括作者和成书考证、版本调研、原文标点、注释、校勘、学术思想研究等，形成传世、通行点校本，陆续出版，尤其是对从未整理过的善本、孤本进行影印出版，以期进一步整理研究；专题系列指对"浙派中医"的学派、医派、中医专科流派等进行系统介绍，深入挖掘其临床经验和学术思想，切实地做好文献为临床服务；品牌系列指将名医杨继洲、朱丹溪，名店胡庆余堂，名药"浙八味"等在浙江地域甚至国内外享有较高知名度的人、物进行整理研究编纂成书，突出文化内涵和打造文化品牌。

《浙派中医丛书》从2020年启动以来，得到了浙江省人民政府、浙江省卫生健康委员会、浙江省中医药管理局的大力支持，得到了浙江省内和国内对浙派中医有长期研究的文献整理研究人员的积极参与，涉及单位逾十家，作者上百位，大家有一个共同的心愿，就是要把"浙派中医"这张"金名片"擦得更亮，进一步提高浙江中医药大省在海内外的知名度和影响力。

2020年至今，我们经历了新冠肺炎疫情，版本调研多次受阻，线下会议多次受影响，专家意见反复碰撞，尽管任务艰巨，但我们始终满怀信心，在反复沟通中摸索，在不断摸索中积累，继原著系列第一辑刊印出版后，原著系列第二辑、专题系列、品牌系列也陆续交稿，使《浙派中医丛书》三个系列均有代表著作问世。

还需要说明的是，本丛书专题系列由于各学术流派内容和特色有所不同，品牌系列亦存在类似情况，本着实事求是的原则，各书的体例不强求统一，酌情而定。

科学有险阻，苦战能过关。只要我们艰苦奋斗，协作攻关，《浙派中医丛书》的编撰工程，一定能胜利完成，殷切期望读者多提宝贵意见和建议，使我们将这项功在当代，利在千秋的大事做得更强更好。

《浙派中医丛书》编委会
2022年4月

《绍派伤寒》编委会

主　　编　沈钦荣

编　　委（以姓氏笔画为序）

王斌祥　寿越敏　劳佳宁　李凤毅

吴　捷　沈钦荣　林怡冰　赵天喜

俞　行　傅声涛

编写说明

汉代张仲景《伤寒论》出，因其理法方药齐备，临床疗效好，后人咸尊其为治外感病准绳；清代吴门叶、吴、薛氏根据当时当地外感病特点，创温病学说而自成一派。绍派伤寒可追溯到明代张景岳，《景岳全书·伤寒典》"治例"九类，为其滥觞。俞根初（1734—1799）弘扬景岳学术并确立了"绍派伤寒"，记载于《通俗伤寒论》。《通俗伤寒论》何秀山序曰："吾绍伤寒有专科，名曰绍派。"其说于伤寒、温病派有新意。2021年6月，"绍派伤寒"入选国家级非物质文化遗产代表性项目。

在绍派伤寒形成、发展的过程中，俞根初、何廉臣、徐荣斋发挥了重要作用。俞根初撰《通俗伤寒论》，提出"以六经钤百病，为确定之总诀；以三焦赅疫证，为变通之捷诀"新论，总结出望诊重观目、辨苔划六经、擅腹诊的独特诊病方法，形成疏达清宣的用药特色，留下蒿芩清胆汤、柴胡达原饮、羚角钩藤汤等一批名方，为绍派伤寒奠基者。何廉臣先著《重订广温热论》《感症宝筏》，变化《伤寒论》成法；继则给《通俗伤寒论》逐条勘证并加以发挥，使该书内容大增，从三卷扩到十二卷，可以说是绍派伤寒第一次集成；尔后，又编著《湿温时疫治疗法》《增订时病论》，校刊许叔微《伤寒百证歌注》、日本丹波氏《伤寒广要》《伤寒述义》、浅田惟常的《伤寒论识》，进一步阐发了绍派伤寒的学术观点。1908年，何氏与同人成立绍郡医药学研究社，创办《绍兴医药学报》，在1909年4

月朔日医药学社例会时，特邀绍兴福康医院美籍医生高福林参加，进行中西医之间直接学术交流。何氏积极汲取新知，学识、胆略超人，为绍派学说的发展增添了新活力。徐荣斋积十年之功，编著《重订通俗伤寒论》，在浙江中医学院（现浙江中医药大学）及《学报》编辑部任职期间，撰写并刊发了有关研究绍派伤寒的学术文章，热忱培养绍派后生力量，为扩大绍派伤寒在当今的影响，做出了重要贡献。

1980 年 9 月，我考入浙江中医学院，由于徐荣斋先生的孙子宝尔与我同班，又缘于是绍兴同乡，课外有较多向徐老请教的机会，受他老人家指引，开始了解绍派伤寒。1985 年 8 月，我被分配到绍兴市中医院工作，受陈天祥院长影响，进一步阅读有关绍派的著作及文章。1989 年 10 月，我因参加《绍兴市志·卫生篇》《绍兴市卫生志》编撰，走访了较多绍派名家的后代及学生，收集整理了绍派医家的遗稿及相关资料。1992 年，在《中国医药学报》（现改名为《中华中医药杂志》）第 6 期发表《俞根初治外感病特色》。尔后，我一面临证，一面从事越医文化的挖掘、传承及申报"非物质文化遗产"等工作。对绍派医家、绍派学说研究越深入，我对先贤的敬佩之情越深。绍派伤寒是中医药百花苑中的一枝奇葩，绍派医家是守正创新的楷模！

本书分概述和代表医家两部分，概述简要介绍了绍派伤寒形成、发展过程，主要学术观点、诊疗特色以及对后世影响，代表医家则选取张景岳、章虚谷、俞根初、何廉臣、张畹香、周伯度、赵晴初、胡宝书、邵兰荪、曹炳章、徐荣斋 11 位绍派伤寒名家的生平及代表著作、学术思想与诊治经验、原文选释、方剂选录、医案选按，书末附新中国成立后绍派伤寒研究相关论文、著作目录，以期读者通过目录阅读相关文献，对绍派伤寒的发展历史、辨证思路及用药经验，有较完整的认识，有益临证之助。需要说明的是，本书对各医家内容的编写，本着实事求是的原则，体例不强求一律，如原文选释、方剂选录、医案选按，有的医家兼具，有的则有缺如，请读者鉴谅。

衷心感谢项目组、出版社专家老师的不吝指正，感谢全体编撰人员的辛勤付出！书中不当之处，敬请诸君批评指正！

沈钦荣

2022 年 8 月

目 录

概　述

　　自汉张仲景撰《伤寒杂病论》，后人咸以其为准绳，尊其为医圣。仲景之后，能承其衣钵，卓然创立新言，吴门温病学派算一派，我越中绍派伤寒也算一派。

　　绍派伤寒，以俞根初《通俗伤寒论》而得名。《通俗伤寒论》何秀山序曰："吾绍伤寒有专科，名曰绍派。"它发端于明代，成熟于清末民初。

　　张景岳《景岳全书·伤寒典》阐述的论伤寒之汗法、下法、补法、慎用苦寒的学术观点，强调勘病、辨证、论治的统一，认为伤寒为外感百病之总名，将"温病""暑病"专篇，隶于伤寒名下，可谓绍派之滥觞。清乾、嘉年间的俞根初所著《通俗伤寒论》，为绍派伤寒的确立奠定了基础。稍后于俞氏的任沨波，为任越安之裔孙，任氏四代皆精伤寒。越安视柯韵伯《伤寒论翼》错讹处，去繁就简，成《伤寒法祖》二卷，沨波著有《医学心源》四卷，《任氏简易方》一卷。其后，章虚谷撰《伤寒论本旨》，对仲景原文条分义析，并撰"伤寒热病辨"，提出先分病类，后辨病症，详析伤寒、温热，而对叶氏《温热论》、薛氏《湿热条辨》的解释，颇有新意。高学山的《伤寒尚论辨似》，能辨喻嘉言之似是而非处。何秀山在俞氏《通俗伤寒论》的三卷抄本上，每条每段各加按语，或作阐发，或作补正，使"俞氏一生辨证用药之卓识雄心，昭然若发蒙"（何秀山前序），其功不可没。

　　在绍派伤寒形成过程中，何廉臣作出了重要贡献。他先著《重订广温热论》《感症宝筏》，变化《伤寒论》成法；继则给《通俗伤寒论》逐条勘证并加以发挥，使该书内容大增，从三卷扩到十二卷，可以说是绍派伤寒第一次集成；尔后，又编著《湿温时疫治疗法》《增订时病论》，校刊许叔微《伤寒百证歌注》、日本丹波氏《伤寒广要》《伤寒述义》、浅田惟常的《伤寒论识》，进一步阐发了绍派伤寒的学术观点。赵晴初《存存斋医话》、黄寿衮《梦南雷斋医话》、张鲁峰《馤塘医话》，记载各自治伤寒的临床经验及学术观点。张畹香著《暑温医旨》，书中"舌苔辨""伤寒论治"等篇，都反映了他独特的见解。周伯度在《六气感证要义》中明确指出："外感之证，不出风寒暑湿燥火六气，曰伤寒者，对杂病而言之；若对内伤而言，则伤寒亦同为外感。伤寒之方，多可施于六气，六气之病，亦可统于伤寒。是故欲明伤寒，当先详六气，六气者，伤寒之先河也。"议论透彻明朗。钱清杨汛之邵兰荪，菖蒲溇之胡宝书，治伤寒时病颇多心得，在病人中信誉甚高，日诊逾百人，为著名临床实践家，为绍派理论提供了丰富的实践素材。曹炳章著《瘟痧证治要略》《暑病证治要略》，并补何氏未竟之《增订通俗伤寒论》中卷之下及下卷，撰写《通俗伤寒论绪言》，并编《历代伤寒书目考》（包括许多手抄本），在理论研究及编辑整理绍派伤寒医著方面贡献尤殊。新中国成立初陈幼生、傅伯扬、傅再扬、陶晓兰、潘文藻、湖塘傅氏伤寒专科，亦以擅长伤寒而著称当地。徐荣斋所著《重订通俗伤寒论》及其他有关研究绍派伤寒的学术论文 [1]，培养绍派后一代，为扩大绍派伤寒在全国的影响，做出了重要贡献。1983 年，绍兴市中医学会组织召开绍派伤寒专题学术研讨会，较系统地研究了绍派伤寒的历史及学术成就，引起国内学术界的关注。2001 年，连建伟著《三订通俗伤寒论》，通过整理研究，使之成为更臻完善的版本。首届国医大师邓铁涛评"本书之出版，使浙派医学再放光彩"。2013 年，绍派伤寒列入国家中医药管理局首批中医流派传承工作室建设计划。2021 年，绍派伤寒入选第五批国家级非物质文化遗产代表性项目名录。

绍派伤寒的形成与下列因素有关：①吴中温病学说的影响。清季、民国间，越吴两地医家来往频繁，交流密切，如赵晴初与吴中医家常相往来，何廉臣崇尚叶天士之说，曾寓苏垣，与苏州名医傅星槎等切磋医术一年之久，两地医家学术思想相互研讨，相互渗透是很自然的事。②

越地卑湿温热，绍人喜酒水的气候人文环境，温疫时病频发的现状，套用仲景辛温之法临床屡遭碰壁的事实，促使医家进行反思，自创新路。③有一群传统理论功底深厚，临床实践功夫了得，思想活跃，不甘墨守成规的医家。就绍派来说，俞根初是一位重要人物，《通俗伤寒论》是一部重要著作，但仅凭一人一著，是形不成一个学派的。正是在他周围、前后有一个医家群体，他们虽无明显的师承关系，但研究的中心却是相同的，都是四时外感病，且都处于越中这个区域，他们集体的睿智卓识汇集成河，共同造就了绍派伤寒的辉煌，这在全国少有，在中医发展史上也值得书写一笔。

绍派伤寒的主要特征，一是诊病方法独特。望诊重观目，辨苔划分六经，擅长腹诊。二是用药特色鲜明。喜用质地轻清的芳香理气药，如薄荷、荆芥、橘皮、蔻仁等；鲜药如鲜鱼腥草、鲜青蒿、鲜石菖蒲、鲜紫花地丁等；药汁如石菖蒲汁、生姜汁、生藕汁、梨汁等。三是炮制方法特殊。如鳖血炒柴胡、干姜拌捣五味子、麻黄拌捣熟地、莱菔子拌捣砂仁等。四是地域特色明显，实用性强。

绍派伤寒的重要价值：一是学术创新与实用价值。绍派伤寒代表人物俞根初提出"以六经钤百病，为确定之总诀；以三焦赅疫证，为变通之捷诀"新观点，是中医外感理论的创新；其辨苔划分六经的特色，补充了《伤寒论》舌诊的不足；望诊重目，擅长腹诊，丰富了中医"四诊"的内容；辨证重湿，施治主化，喜用质地轻清的芳香药、鲜药、药汁等，创制羚角钩藤汤、蒿芩清胆汤等名方，临床疗效好，具有很高的实用与学术创新价值，为民国时期的中医写下浓重一笔，是浙派中医的杰出代表，其重要内容编入《中医各家学说》《方剂学》《中医诊断学》等教材，影响广泛，至今仍为临床医生广泛应用。二是中药特色炮制传承价值。研究其特色炮制方法，探索机理，规范方法，具有很高传承价值。三是历史文化价值。绍派伤寒因时、因地、因人而总结发明的诊疗经验及理念，体现了中医整体观念、辨证论治核心价值的精髓，具有重要的历史文化价值。四是社会经济价值。绍派伤寒自发明应用至今，挽救了无数患者的生命，治愈了无数患者的病痛，具有巨大的社会价值；

绍派名家日诊百余人，促进了当地经济的繁荣和发展，具有重要的经济价值。

当代对绍派伤寒代表方临床及实验方面的研究主要有：蒿芩清胆汤治疗的疾病涉及呼吸系统、消化系统、循环系统、泌尿系统、血液系统、内分泌与代谢系统、免疫系统、神经系统等内科疾病，以及妇科病、儿科病、外科病、皮肤科病、五官科病、肿瘤等[4]；证实蒿芩清胆汤除抗病毒、抗菌的双向作用、免疫调节作用外，诸多药效作用和"和解法"的作用相吻合；蒿芩清胆汤与当归补血汤联合应用于胃癌化疗患者，可调节胃肠激素，改善中医证候，减轻胃肠道反应，改善骨髓抑制，增强免疫功能[5][6]；与其他清热化湿方剂相比，蒿芩清胆汤清透与清泄并用，以祛邪为主，对胆胃病症效好，既有少阳胆热又兼湿热弥漫者最为适宜[7]；适合岭南地区社区获得性肺炎（湿热内蕴）的治疗，蒿芩清胆汤加味联合西药治疗比单纯西药抗感染有更好疗效，能显著减轻患者临床症状及病情严重程度，减少住院费用和住院天数，缩短退热时间，显著降低 WBC、CRP、D-二聚体等炎症或凝血异常的指标，且有良好的安全性[8]。藿香正气汤为治疗湿病应用最多、最广的方剂[9]。陷胸承气汤加减可治疗痰热壅盛急性呼吸窘迫综合征，在西医综合治疗基础上，能提升氧合、改善灌注、降低腹内压、减轻炎症反应，保护脏器功能，缩短机械通气和 ICU 停留时间，且不良反应较少[10]。

在理论拓展方面，绍派伤寒理论和经验在外感疾病、内科杂病中均有广泛应用，尤其是对当代传染病防治有着巨大价值。近三年来流行的新型冠状病毒肺炎，传染性极强，可归属为绍派伤寒中"伤寒兼疫"范畴，为伤寒兼湿之证，且据临床观察，寒湿体质者更易感染发病，临床治疗用绍派伤寒辛淡芳透、兼顾除湿、顾护阳明、瘥后调理诸法有效[11]。绍派伤寒对于江浙沿海的 H7N9 禽流感独具优势，其寒温一统、注重祛邪、强调透表、治伤寒独重阳明、用药轻灵的学术特点对 H7N9 禽流感的中医药治疗具有现实指导意义[12]。甲型 H1N1 流感为"疫疠之邪"，在不同地区流行，有夹寒、夹湿、偏寒、偏热等之异，可参考俞根初的"伤寒兼疫"诊治方法[13]。

绍派伤寒于仲景伤寒学说，一是有创新之处，二是通俗实用。正如张山雷所说："且言虽浅近，而取之无尽，用之不竭。智者见智，仁者见仁，老医宿学，得此而且以扩充见闻，即在后生小子，又何往而不一览了然，心领神会。"（《通俗伤寒论·张序》）

绍派是一个群体，本书仅收录 11 位代表医家，其他医家尚未论及，许多绍派伤寒精华有待我们进一步挖掘。我们要以习总书记"传承精华，守正创新"指示精神为方向，大力弘扬绍派伤寒，为实现中医药现代化、产业化、国际化目标，为促进健康中国建设立新功！

参考文献

[1] 徐荣斋. 仲景学说在绍兴的发展 [J]. 浙江中医杂志，1981（7）：290-292.

[2] 陈天祥，柴中元."绍派伤寒"学术思想略窥 [J]. 浙江中医学院学报，1982（2）：47-49.

[3] 沈钦荣. 绍兴医药文化 [M]. 北京：中华书局，2004：14-49.

[4] 杨涛. 蒿芩清胆汤证治规律研究 [D]. 山西中医学院，2015.

[5] 马丽娟，王锡恩，沈元良，等. 蒿芩清胆汤合当归补血汤防治胃癌化疗后胃肠道反应及骨髓抑制的临床观察 [J]. 辽宁中医杂志，2020，47（6）：141-144.

[6] 沈元良. 蒿芩清胆汤方证释义与临证心悟 [J]. 中华中医药杂志，2015，30（10）：3562-3566.

[7] 谢姗. 蒿芩清胆汤的文献及消化系统疾病临床应用研究 [D]. 南京中医药大学，2017.

[8] 李睿. 蒿芩清胆汤加味治疗社区获得性肺炎（湿热内蕴证）的临床观察 [D]. 广州中医药大学，2017.

[9] 严萍，唐森海，徐凯. 从藿香正气汤组方特色探讨俞根初论治水湿证的学术思想 [J]. 浙江中西医结合杂志，2017，27（8）：719-721.

[10] 严可风，周洁芳，诸薇薇，等. 陷胸承气汤加减在痰热壅盛型急性呼吸窘迫综合征中的应用及效果评价 [J]. 中国中医药科技，2020，27（5）：678-681.

[11] 王一萍，罗桢敏，沈钦荣，等. 从"绍派伤寒"论新型冠状病毒肺炎

的辨证论治 [J]. 浙江中西医结合杂志，2021，31（1）：87-88.

[12] 胡慧良 . 俞根初学术思想与人感染 H7N9 禽流感的治疗 [J]. 中国中医急症，2013，22（9）：1555-1556.

[13] 傅金缄，董纪林 .《重订通俗伤寒论》与甲型 H1N1 流感的治疗 [J]. 中华中医药杂志，2011，26（2）：223-224.

张景岳

一、生平与代表著作简介

张景岳（1563—1642），名介宾，字会卿，因住所为通一斋，故又号通一子。祖籍四川绵竹，明初祖上以军功起家，迁居浙江绍兴，世袭绍兴卫指挥使。

景岳自幼聪颖善悟、熟读诗书，十四岁时其父张寿峰以"定西侯客"入京，便随父前行，跟从京城名医金梦石学医。景岳曾随军出山海关、履碣石、进凤城、渡鸭绿江，解甲返京后专心致志于医学，晚年隐居山阴，时人比之仲景、东垣。

其代表著作有：

一是《类经》。景岳综合百家，剖析疑义，将《内经》进行全面整理和注释，把《素问》《灵枢》合为一书，以《灵枢》启《素问》之微，《素问》发《灵枢》之秘，相为表里，互通精义，仿皇甫谧《甲乙经》、杨上善《太素》、滑伯仁《读素问钞》例，把无序散乱的诸条文归于统一，按摄生、阴阳、藏象、脉色、经络、标本、气味、论治、疾病、针刺、运气、会通十二类重新分类编著，全书编写敢于突破旧制，理论上多有创见，发隐就明，转晦难之句为易懂之语。

二是《景岳全书》。全书六十四卷，包括传忠录、脉神章、伤寒典、杂证谟、妇人规、小儿则、痘疹诠、外科钤、本草正、新方八阵、古方八阵以及妇人、小儿、痘疹、外科古方等部分，按"人、道、须、从、性、理、明、心、必、贯、天、人、谟、烈、圣、贤、大、德、图、书、宇、宙、长、春"二十四字分集，全面而精详，又切合临床实用。其中《伤寒典》二卷，统论四时外感病的诊治，将《黄帝内经》(简称《内经》)《伤寒论》及后世诸家伤寒病新知融会一起，颇有新义，为绍派伤寒之理论渊薮。

另存《质疑录》一卷，内有医论四十五篇，多为质疑正误立新之文。

二、学术观点及诊治经验

（一）洞明医理重阴阳

《素问·阴阳应象大论》云："阴阳者，天地之道也，万物之纲纪，变化之父母，生杀之本始，神明之府也。治病必求于本。"阴阳为天地宇宙间的一般规律，为一切事物的纲纪，为万象变化的根源，为万物生长毁灭的根本；人生于天地之间，当然要遵循天地自然的规律，其生病变化机理，当然也遵循万象万物的规律，治病必求于本，这"本"就是阴阳。《景岳全书》开卷第一句即为"万事不能外乎理，而医之理为尤切；散之则理为万象，会之则理归一心"。医理散之则为万象，飘忽如浮云难求，如何又能归于一心哉？景岳云"凡诊病施治，必须先审阴阳，乃为医道之纲领。阴阳无谬，治焉有差？医道虽繁，而可以一言蔽之者，曰阴阳而已"(《景岳全书·传忠录上·阴阳篇》)，他悟透经意，认为其实一心就在于阴阳，只要心中印定阴阳二字，一切万象皆以阴阳为纲领，所有问题自然迎刃而解，医理的核心就是"阴阳"二字；诊病施治中把阴阳之理贯注于方药中，则方药也会灵活起来，把阴阳之理贯注于舌脉中，则辨舌按脉心中有底，特别是把阴阳之理贯注于病机分析中，则发病机理了然于胸，如便秘分阴结阳结，水肿分阴水阳水，黄疸分阴疸阳疸……一目了然，法随理出，治无差焉。医道虽繁，以阴阳两字为纲领，任何疾病，审明阴阳后自然医理通、方药出。"阴阳既明，则表于里对，虚于实对，寒与热对。明此六变，明此阴阳，则天下之病固不能出此八者"(《景岳全书·传忠录上·明理》)，阴阳为两纲，寒热虚实表里为六变，疾病千变万化也逃不出此两纲六变，景岳执此以治万病，"两纲六变"是他苦心孤诣研究的心血结晶，也是他学术思想的核心。

天地本是一片混沌，盘古一斧开天辟地，天地立，两仪成，此为太极一气生阴阳两仪，两仪生四象，四象又生八卦，八卦衍化生出万事万物。木、火、土、金、水五种本原物质演变组成各种有形物体，世界就这样运转起来。五行中水火又为阴阳之征兆也，为阴阳在自然界的有形表现形式，主导着木、土、金三行。水性寒而润下属阴，火性热而炎上属阳，水火分属阴阳，性若冰炭，景岳却认为"道产阴阳，原同一气。火为水之主，水即火之源，水火原不相离也"(《景岳全书·传忠录上·阴阳篇》)，金生水，非火熔金不能为水也；木生火，非水生木不能生火也，故阴阳水火虽一分为二，但阴阳之理，原自互根，彼此相须，缺一不可，无阳火则阴水无以生，无阴水则阳火无以化。景岳曰"火性本热，使火中无水，其热必极，热极则亡阴，而万物焦枯矣；水性本寒，使水中无火，其寒必极，寒极则亡阳，而万物寂灭矣"(《景岳全书·传忠录上·阴阳篇》)，生动、深入地阐发了"阴阳水火互根"的原理，认为《素问·阴阳应象大论》"水为阴，火为阳。阳为气，阴为味。味归形，形归气，气归精，精归化；精食气，形食味，化生精，气生形。味伤形，气伤精，精化为气，气伤于味"之句，说明了"精气形味互根"的道理。因为气为阳，人之火也，阳必生于阴，精为阴，人之水也，阴必生于阳，精和气与阴阳水火一般互根互生，水火之气，在人身就是元阴元阳，天一生水，水为造化之源头，万物之生，都从水中来，火为阳生之本，凡气化之物，非火不足以生，如果阴阳互根、精气互生的生理机制遭到破坏，人体内阴阳水火精气失去平衡，那就会产生疾病。景岳认为"火水得其正则为精与气，水火失其和则为寒为热"(《古今名医汇粹·张景岳虚损论》)，说明了阴阳水火失调失偏引起的病理现象，阳虚则外寒，阴虚则内热，阳盛则外热，阴盛则内寒，在人体内外产生寒热变化。景岳名句"天之大宝只此一丸红日，人之大宝只此

张景岳

一息真阳"（《类经·类经附翼·大宝论》），很好地说明了人体中阳气的重要性，但景岳并不偏重于阳气而忽视阴精，在"阴阳互根"思想指导下，从《内经》"从阴引阳""从阳引阴"方法中发展出"阴阳相济"的治法，"善补阳者，必于阴中求阳，则阳得阴助而生化无穷；善补阴者，必于阳中求阴，则阴得阳生而泉源不竭"（《景岳全书·新方八阵·新方八略引》），"善治精者，能使精中生气；善治气者，能使气中生精"（《景岳全书·传中录中·阳不足再辨》），如此经典之语，直让后辈医者惊为天人，他不仅对于阴阳虚损疾病能详辨阴阳水火精气之情而用左归、右归化裁施治，且于伤寒及其他杂病，也常注意到阴阳精气不足、相火妄动的问题，娴熟运用取效于临床。

（二）伤寒散表分温凉

伤寒为外感百病之总名，所感者自有寒、热之分，治也迥然不同，经有"寒者热之，热者寒之"义。而仲景治伤寒表证，唯麻黄、桂枝而已，不足以应付外感热病中之属温者。有鉴于此，张景岳提出了伤寒表证之治应针对病因，以温散、凉散法分治。他说："凡治伤寒，如时寒火衰，内无热邪而表不解者，宜以辛温热剂散之；时热火盛而表不解者，宜以辛甘凉剂散之，时气皆平而表不解者，宜以辛甘平剂散之。"（《景岳全书·伤寒典·治法》）温散类方如麻黄汤、桂枝汤、麻桂饮、葛根汤、五积散等，凉散类方如柴胡饮、九味羌活汤、归葛饮等，分别载入《新方八阵》与《古方八阵》中，为"绍派伤寒"治外感症创立了"见热宜寒，见寒宜热"的治病总则，并首开伤寒之辛凉解表（凉散法）、辛温解表（温散法）的先河。

（三）伤寒汗法尽其妙

汗法，又谓汗散法，即解表法也。张仲景在《伤寒论》中首创麻黄、桂枝之辛温解表法，开伤寒首用汗散法之先河。嗣后之医家则奉斯为旨，无多发明。迄明始有张景岳发皇经义，别出新意。他认为"治伤寒之法，惟汗为主""伤寒之愈，未有不从汗解者"（《景岳全书·杂证谟·瘟疫》），把汗法提高到伤寒证治的首要地位。此论不仅言伤寒之邪先客于表而频用汗法之谓。他认为伤寒证治法虽有六（指汗、补、温、清、吐、下六者），汗实统之。而汗外五法，亦无非取汗之法也。这一独特的见解，尤对清乾嘉年间崛起的绍派伤寒，有着极其深远的影响。

景岳云"夫寒邪外感无非由表而入里，由表而入里者亦必由表里出之。故凡患伤寒者，必须得汗而后解"（《景岳全书·伤寒典·伤寒三表法》），然而汗散法的运用，须因人、因地、因病之异殊而灵活变通，尤其是正胜于邪抑或是邪胜于正者，即所谓虚、实二端。诚如景岳所言"然取汗之法，又当察其元气、病气之虚实……酌而治之"（《景岳全书·杂证谟·瘟疫》），的确是至理名言。在临床上，张氏每细析病者元气的虚实、邪气的盛衰、病因之性质，而后予以议法遣药。张氏汗散法的经验，大致可归纳为四要：

一曰辛温汗散法。适宜于"寒邪外盛而内无热证，及元气无亏而气清受寒者"（《景岳全书·杂证谟·瘟疫》），张氏认为"皆可从温直散之"（《景岳全书·杂证谟·瘟疫》），新制二柴胡饮、麻桂饮颇为妥贴，他如五积散、麻黄汤、桂枝汤之类亦均可酌用。

二曰辛凉汗散法。适宜于伤寒"外热里亦热，脉证俱阳而烦渴喜冷饮者"（《景岳全书·杂证谟·瘟疫》），张氏主张"乃可兼凉兼散"（《景岳全书·杂证谟·瘟疫》），凡一柴胡饮、九味羌活汤、柴葛解肌汤、六神通解散皆可随证选用，后世如俞根初的葱豉桔梗汤、七味葱白汤及《温病条辨》中的桑菊饮等，亦属此凉散法之类方。

三曰平解汗散法。适宜于伤寒"但有外证，内无寒热而且元气无亏者"（《景岳全书·杂证谟·瘟疫》），当用平散法，"宜以正柴胡饮为主治，此外，如十神汤、参苏饮皆可酌用"（《景岳全书·杂证谟·瘟疫》）。

四曰兼补汗散法。适宜于伤寒邪在表而素体营卫不足，气血不充者，必需散中兼补，此亦极要紧者。景岳云"若寒邪在营，肝脾血少而邪热不退者，宜三柴胡饮或归柴饮""若脾胃气血不足而邪热不解者，宜五柴胡饮""若邪在半表半里，往来寒热而微见气虚者，宜小柴胡汤""若因温暑，大热大渴、津枯极涸、阴虚不能做汗者，宜归葛饮""若寒邪深入而阴中阳气不足而背恶寒者，必难散解，非理阴煎不可""若中气大虚大寒，身热恶寒或大便溏泻而表邪不能解者，非大温中饮不可"（《景岳全书·杂证谟·瘟疫》）……诸如此类皆汗散中兼以补法者。

张氏论伤寒之汗法甚详，上举其四要，乃提其纲、挈其领之谓。倘能融会贯通、死法活用，则一法之中百法备也。是故，世人都谓张景岳有大功于绍派伤寒。

（四）伤寒补法开生面

伤寒为外感百病之总名，而明代医者则以伤寒为外来感症，治宜祛邪自圄，咸持"伤寒无补法"之论。惟景岳慧眼独具，起而力辩之。他认为"伤寒千态万状，只虚实二字尽之"（《质疑录》），并进一步指出："故凡（伤寒）气实而病者，但去其邪，攻之无难。所可虑者，惟伤寒挟虚为难耳"（《质疑录》），对那些偏执一端，以"伤寒无补法"为定律，而因此贻误病情的俗工庸医，痛加驳斥。他说"最可恨者，有曰'伤寒无补法'，惑乱人心，莫此为甚""故力辩之，欲以救时弊，非好补也"（《质疑录》），景岳详考仲景之学及诸前贤之成法，通过实践，悟得患伤寒夹虚者十居七八，在临床屡以补而兼散之剂，每获显效。"如万历乙巳岁，都下瘟疫盛行。凡涉年衰及内伤不足者，余即用大温大补兼散之剂，得以全活者数十余人"（《景岳全书·伤寒典·伤寒无补法辨》），前贤有以小柴胡汤、桂枝人参汤、人参白虎汤、人参败毒散及补中益气汤等，未尝不用参、术以治伤寒者。足见伤寒兼虚者，宜补宜散。

景岳认为，那些持"伤寒忌补"之说者，是"不知补者所以补中，是即托里之意。亦以寒邪如盗其来在外，元气如民其守在中，足民正所以强中，强中正所以御外，保命玄机惟此一着，何为补住邪气"（《景岳全书·杂证谟·瘟疫》），为使来者不再执滞于"伤寒无补法"之说而贻误病家，张氏除专著《伤寒无补法辨》《论虚邪治法》《论伤寒无补法》

诸篇外，别列《伤寒治虚法》专篇，详举伤寒补虚法则之要，凡十二法，法法有方，方方切用。诸如"伤寒精血素弱或阴中阳气不足，脉细弱而恶寒者，必须大助真阴，则阳从阴出，而表邪自可速解""若寒邪陷入阴分，血虚不能外达而当升散者，宜补阴益气煎""凡患伤寒，有阴阳大虚，元气将败，而邪不能解者，非六味回阳饮不可"（《景岳全书·杂证谟·瘟疫》）等，皆伤寒从补治之谓。这对后世绍派伤寒名家影响很大，推崇此说而多有发挥者，实不乏其人。

（五）伤寒下法启后人

"伤寒下药宜迟，温病下不厌早"，这是绍派伤寒在外感热病中运用下法的原则和经验结晶，从学术源流上来探析，这一学术理论实际上全盘从景岳学说承袭、发展而来。景岳对下法在伤寒证治方面的运用颇多卓识，他认为风寒之邪传入于里"必阳明邪实于腑而秘结、腹满者，乃可下之"，若"阳明胃腑本无实邪，切不可妄下、妄导，以泄中气"（《景岳全书·杂证谟·瘟疫》），尤其反对伤寒证治早下、妄下，他极力推崇仲景之说，所持论点和见解，更有其很高的临床指导价值；他说"（伤寒）攻下，必须在正阳明之腑""仲景《伤寒论》有曰病发于阳而反下之，热入因作结胸；病发于阴而反下之，内虚因作痞气"，又云"阳证下之早者，为结胸；阴证下之早者，为痞气""夫结胸、痞气，因早下而成，固人人能明之。独阴阳二字，未有能确辨之者"（《质疑录》），景岳探古析经，以其博学宏识对伤寒下法加以辨论，他说"伤寒之邪，自三阳经足太阳膀胱为始，膀胱为三阳经之首，其邪在三阳经则可汗，而反下之，故成结胸。三阴足太阴脾之经，则可汗而不可下，反下之则成痞气"（《质疑录》），据此，他认为阳则指太阳膀胱经，阴则指太阴脾经，真是千古疑窦，一言道破，这对绍派伤寒的后继者有释迷指南之功。张景岳对伤寒攻下法则的阐发，不但能祖述宪章，而且对绍派伤寒的发展大有启发。

三、原文选释

（一）拘于时代，寒温未分

【原文】

近或有以温病热病谓非真伤寒者，在未达其义耳。

凡病温病热而因于外感者，皆本于寒，即今医家皆谓之为伤寒，理宜然也。近或有以温病热病谓非真伤寒者，在未达其义耳。（《景岳全书·伤寒典·伤寒总名》）

瘟疫本即伤寒，无非外邪之病，但染时气而病无少长率相似者，是即瘟疫之谓云云。（《景岳全书·杂证谟·瘟疫》）

【阐释】

景岳所处时代，对温热病病因、病机研究远未深入，先生虽各地历练，见识广泛，但终未超脱时代柳锁，认为"近或有以温病热病谓非真伤寒者，在未达其义耳"，说明当时已有一些有识之士认识到温热病非真伤寒，而景岳可能受其学派的影响颇深，崇温补，远寒凉，对刘河间、朱丹溪批判过头，置《内经》语"今夫热病者，皆伤寒之类也""人伤于寒传为热，夫寒盛则生热也"于《伤寒典》篇首，片面地认为"凡病温病热而因于外感者，皆本于寒，即今医家皆谓之为伤寒"，把所有的外感病当成"伤寒"，而且认为温病暑病之作，都是由于冬时寒毒内藏，伏寒化热，至春发为温病，至春夏发为暑病，寒毒所化，总谓"伤寒"，把外感温暑病都包在伤寒名下。不知人伤于寒，机体为恒温热性载体，外界寒肃之气入皮侵肌，顿为人体温热的大环境所同化，故寒盛生热也，但如果外界炎炎暑热之气逼肤裂肉，火上浇油，使人体温热之气升腾酷烈，煎熬津液不休，这又如何能叫"总谓伤寒"。

景岳先生《杂证谟·瘟疫》认为"瘟疫本即伤寒，无非外邪之病，但染时气而病无少长率相似者，是即瘟疫之谓"，把伤寒和瘟疫混为一谈，这是大错，瘟疫为充斥于天地之间的一股非时疫疠之气，与伤寒之寒邪根本不同，绝非本即伤寒。天地间有日有月，有山有水，有男有女，上下高低尽不同，四季交替，有阴必有阳，有寒必有暑，有冬必有夏，有寒气必有热气，有伤寒必有温热，这是必然之理。景岳一生娴熟阴阳，执阴阳两纲而辨六变，在此却为时世所拘，寒温不分，千虑一失，殊为可叹也。

（二）外感伤寒，紧脉为凭

【原文】

凡欲察表邪者，不宜单据浮沉，只当以紧数与否为辨，方为的确。

以紧数脉而兼见表证者，其为外感无疑，即当治从解散。（《景岳全书·伤寒典·论脉》）

【阐释】

景岳先生辨外感伤寒，往往以紧脉为凭，此段原文处之表邪当然为外感寒邪——伤寒，其一"紧"字，大有深意，"寒主收引"，寒邪着体透皮侵肌犯脉，顿使脉管紧缩绷直如绳，把脉指下有很紧的感觉，即"紧脉"。浮沉分表里，如浮取即得紧脉，并见表证，即为寒邪外袭皮毛卫分，在足太阳经脉，由脊背连风府，故头项痛、腰脊强、全身酸痛不已，寒闭皮表孔窍，故无汗，邪气引动人体表面太阳经界面阳气并与之相搏，故发热恶寒。脉浮紧表证现，此为外感寒邪在太阳表层无疑，故一解可散。如沉取得紧脉，往往为人体虚寒，三阳不设防，寒邪直中三阴里地，此时必现里证，直中太阴，则见腹满而痛、食不下、自利腹痛，直中少阴，脉微细，但欲寐也，直中厥阴，囊缩、利不止，此时绝非一解可散，必须用理中、四逆辈温里驱寒不可。至于寒极生热，人体内部三阴界面之阳气与直中入里寒邪相搏，或寒热在里混战错杂、厥热胜复，或热化，或中阴溜腑，则乌梅丸、白通汤、附子汤、真武汤、通脉四逆汤、黄连阿胶汤、白虎汤、承气汤等可一一据证选用，而其沉紧之脉象当然也随证而变。

（三）因机察变，原始要终

【原文】

伤寒传变，不可以日数为拘，亦不可以次序为拘。

真知其表邪未解，则当汗之，真知其胃邪已实，方可下之；真知其阴寒邪胜，自宜温之；真知其邪实正虚，客主不敌，必须补之。但能因机察变，原始要终而纤悉无遗者，方是活人高手。（《景岳全书·伤寒典·传经辨》）

【阐释】

景岳先生认为"伤寒传变，不可以日数为拘，亦不可以次序为拘"，此言不但适用于外感伤寒病，同样也适用于外感热邪——温病。人体比如一棵参天大树，卫气皮肉及太阳、少阳、阳明经界面在外为枝叶，营血筋骨脏腑及太阴、少阴、厥阴经界面在内为根本，在多年外感热病实践中，我们深刻地体会到仲景的六经辨证与叶氏卫气营血理论并不矛盾，可以整合在一起，我绍派伤寒诸贤结合越地卑湿、寒温互融，已经走在时代前列。还有，由于伤寒入体阳气化热后，从症状和舌脉上往往已经很难分辨出初感之邪为寒邪还是热邪，所以把六经理论和卫气营血理论结合起来分析病情非常科学。临床上太阳经表证往往都在卫分，阳明经证俱在气分，少阳经证往往皆在卫气之间也；营分血分证往往都已经进入到三阴经热化阶段，特别是在少阴经厥阴经证热化、厥热胜复中出现，而太阴经证热化往往很早就能转出三阴经界面到阳明经气分或阴阳经之间气营两燔。所以凡是外感病，不论其初感邪气病理性质为寒邪还是热邪，都不能拘于日数，日数虽多，但见表证而脉浮者，即当解表，日数虽少，但见里证而脉沉者，即当治里，因证辨经，随经施治，才是良法。亦不能拘于先后次序，邪气伤人，无论寒邪热邪，皆无定体，且往往中人无常，受天时环境、个人体质影响甚多，或自太阳经界面卫分开始，日传一经一层，或自少阳界面卫气之间、阳明界面气分而入，或三阳不设防直入三阴界面，或越经传，或间经而传，或始终在一经不移，或阴阳表里二经两感传，或两经或三经一起合病，如太少合病、少阳阳明合病、三阳合病等，或从阳明经气分界面直入少阴、厥阴经营、血分界面。总之，变证蜂起，繁杂异常。景岳先生云"真知其表邪未解，则当汗之，真知其胃邪已实，方可下之；真知其阴寒邪胜，自宜温之；真知其邪实正虚，客主不敌，必须补之"，又云"但能因机察变，原始要终，而纤悉无遗者，方是活人高手"，所以不论伤寒、温病，我们要根据病机，并认真观察其传变，随其证、其经、其脉、其层面而用方，如能够"因机察变，原始要终"，识其源，辨其变，精心用药，方不负司命人间。

（四）伤寒纲领，阴阳为最

【原文】

伤寒纲领，惟阴阳为最，此而有误，必致杀人。（《景岳全书·伤寒典·阳证阴证辨》）

【阐释】

治伤寒，必须先辨阳证、阴证。有发热、恶寒、头痛等，往往为寒邪开始从太阳表卫分循经、越经层层传入，人体强壮，三阳经防御，阳气旺盛，阳气与寒邪剧烈斗争，在太阳寒邪最盛，在少阳寒热参半，在阳明则大多化热奔腾，其脉则太阳浮紧、少阳弦、阳明洪大，寒邪从太阳→少阳→阳明，一层层逐渐传经化热，症状亦渐从太阳发热、恶寒，转为少阳寒热往来，再转为不恶寒反发热、口渴、便结。反正，伤寒见证如发热恶寒、寒热往来、但热不寒、口渴便结、面赤烦躁、唇口赤裂、揭去衣被、开目喜明、欲见人、多谈、脉浮紧、弦、洪大等俱为三阳见证，为阳证；而无发热而恶寒，脉见沉紧无力，往往为人体阳气本虚，三阳经外层无可抵挡，使寒邪直入三阴里界，故伤寒见证如无热恶寒、四肢厥冷、腹痛泻利、面唇淡白、但拥衣被取暖、闭目喜暗、不欲见人、懒于言语、脉沉紧无力等俱为直中三阴里证，为阴证。景岳先生认为"伤寒纲领，惟阴阳为最，此而有误，必致杀人"，邪在三阳呈现阳证，邪入三阴呈现阴证，阳证诸症状群以发热恶寒为首，阴证症状群以无热恶寒为首，实际上就是发热恶寒为阳证纲领，寒邪在三阳经必见，无热恶寒为阴证纲领，寒邪入三阴经必见，阴阳经诸症状群但以此二条最能体现和反映病情实质，所以伤寒之纲领，就在于发热恶寒还是无热恶寒。仲景先师总结在前，景岳先生启示在后，死生消长，全在此阴阳两纲里，照此分析伤寒病情，才心中有底。如病入少阴脉沉者，应该为无热恶寒，而反发热者为外有阳证耳，四逆、理中纯温里之剂绝不能应用，宜用麻黄附子细辛汤表里阴阳兼顾，以麻黄散寒于表，同为伤寒少阴病，其发热不发热，用药有天渊之别，阴阳两纲领，可不重视乎。

（五）邪入于胃，无所复传

【原文】

以胃本属土，为万物所归，邪入于胃，则无所复传，郁而为热，此由耗亡津液，胃中干燥，或三阳热邪不解，自经而腑，热结所成，故邪入胃腑者，谓之实邪。（《景岳全书·伤寒典·三阳阳明证》）

【阐释】

阳明胃不仅仅为解剖学上的胃，其实包括了一大段消化管道、消化腺，为水谷之海、后天之本。人身气血津液皆为入胃饮食物所化生，胃居中间，四旁脏腑经脉及皮肌筋骨皆受其所养，故四周外邪入侵，当然也容易传入胃。由于阳明胃肠系为空心通路，不但饮食糟粕从此下达肛门而出，外邪到达阳明胃以后，往往混杂在饮食物中，在小肠中分清泌液；邪气重浊，故往往随糟粕杂物顺流而下至大肠，排出体外，更不复传。无论伤寒、温病，莫不如此。如病邪初犯皮毛太阳经卫分界面，或循经传入卫气分之间少阳经界面，或越经传入阳明经界面，或先传入太阳经界面再传入少阳经界面再传入阳明经界面，或病邪直中三阴经界面再溜腑外出转到阳明经界面；其邪自太阳经界面入里传入于胃，小便数、大便硬，为太阳阳明，脾约是也；邪从阳明经界面传入于胃，为正阳阳明，胃家实是也；邪从少阳经界面传入于胃，为少阳阳明，胃燥烦实，大便难是也。而三阴溜腑之证，皆为急下之候。反正病邪传至阳明胃，如腑证毕见，则用承气汤类方顺流导下，邪气往往最后都随粪便排出体外，不会再行传变；正如景岳先生所言"胃本属土，为万物所归，邪入于胃，则无所复传"，尘归尘，土归土，诚哉斯言。

（六）知由救本，此言最切

【原文】

少阴先溃于内，而太阳继之于外者，即纵情肆欲之两感也；太阴受伤于里，而阳明重感于表者，即劳倦竭力，饮食失调之两感也；厥阴气逆于脏，少阳复病于腑者，必七情不慎，疲筋败血之两感也；人知两感为伤寒，而不知伤寒之两感，内外俱困，病斯剧矣。

其于治法，亦在乎知其由而救其本也。（《景岳全书·伤寒典·两感》）

【阐释】

其实无论伤寒、温病皆有两感，天地间无形寒、热邪气在风力吹持之下透窍钻孔，人身坚实正气充旺，则从六经卫气营血界面层层设防，邪不可干。一旦劳倦、饮食、酒色、七情内伤于肝脾肾，致身体内部精气亏乏，三阴经空虚，相应三阳经邪气表里相传，发为两感之病，所以两感外内俱伤之病必有缘由，或酒色淘肾，或饮食、劳倦伤脾，或七情伐肝，千里之堤，虫蚁日噬其内，使里面空洞，大水一冲往往溃于一时。两感病实际上为先伤于内，再感于邪，外邪引动内伤，其病的根本还是在内，治法当以补益肝、脾、肾三脏为主。现代人工作紧张繁重，身在劳役名利之场，嗜酒色以竭其真，七情动而脏腑伤，内里空虚致外邪破表而入，表里同病，所以现在两感病很是多见。我们知其发病缘由，立健脾、补肾、滋肝为法，先救其本，保其正气，正如景岳先生所云"其于治法，亦在乎知其由而救其本也"，知由救本，此言最是切合两感之病，诚发人之未发也。

（七）有力之脉，即为得神

【原文】

力者，元气也。（《景岳全书·传忠录上·表证》）

夫有力者，非强健之谓，谓中和之力也。大抵有力中不失和缓，柔软中不失有力，此方是脉中之神。若其不及，即微弱脱绝之无力也。（《景岳全书·传忠录·神气存亡论》）

【阐释】

景岳认为"力者，元气也"，只此一句，便点醒梦中人。元气者，为水谷精微、外界清新空气与体内先天禀赋之气相合而成，五脏六腑、四肢百骸功能活动全凭此气推动，贯注于腕表寸口之脉便出现脉象，脉有力便是有元气，脉无力便是无元气。如伤寒病脉紧而无力，紧为寒邪伤人收引之脉，无力为元气不足也，紧而无力为寒邪有余而元气不足也。元气不足，便难以驱逐入体的寒邪，用扶正培元之剂使元气渐充，则脉渐有力，自小而大，自虚而实，渐至洪滑，元气充足，自然达邪外出矣。若但以祛散外邪之药服之，元气更损，日见脉无力而紧数日进，则危亡之兆也。脉之力道实为人体元气之根本也，可不重视乎？有力之脉，脉体气血充盈，元气满满，和和缓缓，从从容容，如春风拂面，脉中有力，即为有神，得神者昌，体内元气充足，脉现有力，形症见目光精彩、言语清亮、神思不乱、肌肉不削、气息如常、二便不脱，虽病而无险也；失神者亡，体内元气消散，诊脉无力，形症见目暗睛迷、形羸色败、喘息异常、语无伦次、二便自遗等，岌岌可危也；脉贵于得神有力，而神又存于医者心手之间耳。

四、方剂选录

（一）诸柴胡饮

【原文摘录】

一柴胡饮

柴胡二、三钱　黄芩一钱半　芍药二钱　生地一钱半　陈皮一钱半
甘草八分

水一盏半，煎七八分，温服。如内热甚者，加连翘一、二钱随宜；

如外邪甚者，加防风一钱佐之；如邪结在胸而痞满者，去生地，加枳实一、二钱；如热在阳明而兼渴者，加天花粉或葛根一、二钱；热甚者，加知母、石膏亦可。

二柴胡饮

陈皮一钱半　半夏二钱　细辛一、二钱　厚朴一钱半　生姜三、五、七片　柴胡一钱半或二、三钱　甘草八分

水一盅半，煎七八分，温服。如邪盛者，可加羌活、白芷、防风、紫苏之属，择而用之；如头痛不止者，加川芎一、二钱；如多湿者，加苍术；如阴寒气胜，必加麻黄一、二钱，或兼桂枝，不必疑也。

三柴胡饮

柴胡二、三钱　芍药一钱半　炙甘草一钱　陈皮一钱　生姜三、五片　当归二钱。溏泻者，易以熟地

水一盅半，煎七八分，温服。如微寒咳呕者，加半夏一、二钱。

四柴胡饮

柴胡一、二、三钱　炙甘草一钱　生姜三、五、七片　当归二、三钱，泻者少用　人参二、三钱或五、七钱，酌而用之

水二盅，煎七八分，温服。如胸膈滞闷者，加陈皮一钱。

五柴胡饮

柴胡一、二、三钱　当归二、三钱　熟地三、五钱　白术二、三钱　芍药钱半，炒用　炙甘草一钱　陈皮酌用，或不必用

水一盅半，煎七分，食远热服。寒胜无火者，减芍药，加生姜三、五、七片，或炮干姜一、二钱，或再加桂枝一、二钱则更妙；脾滞者，减白术；气虚者，加人参随宜；腰痛者，加杜仲；头痛者，加川芎；劳倦伤脾阳虚者，加升麻一钱。

正柴胡饮

柴胡一、二、三钱　防风一钱　陈皮一钱半　芍药二钱　甘草一钱　生姜三、五片

水一盅半，煎七八分，热服。如头痛者，加川芎一钱；如热而兼渴者，加葛根一、二钱；如呕恶者，加半夏一钱五分；如湿胜者，加苍术

一钱；如胸腹有微滞者，加厚朴一钱；如寒气胜而邪不易解者，加麻黄一、二、三钱，去浮沫服之，或苏叶亦可。

柴苓饮

柴胡二、三钱　猪苓　茯苓　泽泻各二钱　白术二、三钱　肉桂一、二、三钱

水一盅半，煎服。如寒邪胜者，加生姜三、五片；如汗出热不退者，加芍药一、二钱。

（《景岳全书·新方八阵·散阵》）

【按语】

邪入少阳，上焦不通，津液不下，病在皮肉间隙、卫气之中，仲景立小柴胡汤灵活加减化裁，以应对寒热、口苦、心烦、胸满、喜呕、不食等半表半里无穷之变，然少阳层面之病最是繁杂，既有元气充盛之寒滞、化热，又有血虚气弱之邪陷、津停，非区区柴胡一剂可以万全。景岳根据临床创制诸柴胡饮六方，若体禀多热寒邪化火或温邪直接外受、热入血室，出现寒热往来、斗争如疟等证，景岳取小柴胡汤中经典药对柴胡、黄芩清透少阳之邪，陈皮温良之性随处可搭，既助柴芩疏散少阳气机之郁滞，又帮甘草调和药性，少阳半表半里寒热变化万千，稍有不慎便会到营动血，入芍药、生地凉血养液先安未受邪之地，一为水数，故名一柴胡饮；凡其人壮实、平素无火者，受四时寒邪侵袭，人体内部虽然为温热环境，亦不热化，景岳以柴胡善疏善透之性导邪出少阳地面，并用陈皮、半夏辛开温和之品化解寒气，不使津液凝结，细辛一味温里通外、交通表里，甘草调和众药合力使邪气从少阳界面排出体外，二为火数，从温而散，故名二柴胡饮；若其人先天阴液不足、肝经血少，血弱腠开使外邪长驱直入少阳界面，这时除用柴胡、陈皮、生姜温和解散邪气外，养阴补血在所必然，景岳添当归、芍药增血固腠，使邪去正复、藩篱扎紧，三为木数，从肝经血分而来，故名三柴胡饮；若其人元气不足或劳伤气散，再受外邪六脉往往紧数微细，紧为寒邪随风入体收引脉体所致，数为邪气激荡气血奔腾，微细无力是正气不足之象，此时但知散邪，不顾根本，未有不元气先败、正气先散之忧，景岳取人

参二、三钱甚则五、七钱补助真元，兼用柴胡、生姜消散邪气，当归既行血以助解散之力，又在人参统领之下气生血长，托邪外出，甘草蜜炙味甘入脾，脾气充足，邪气自无地方可留，此所谓"补托"之法也，四为金数，从气分也，故名四柴胡饮；如果中气不足、血亏又甚，当然又非区区一味当归能复，这时熟地、芍药养阴补血之品必然增入，并添白术以增健脾补气之力，陈皮散气，所以酌用或不必用，脾土为五脏之本，凡中气不足而外邪不散者，非健脾补气不可，血气相依，培气血逐寒邪尤切于时用，五为土数，从脾胃也，故名五柴胡饮；若气血平和之辈外感风寒头身痛，景岳取刘草窗痛泻要方去白术减补脾之力，加柴胡配防风、生姜以疏肝散邪，芍药、甘草酸甘化阴柔肝，于土中泻木，散后安抚，此为平散之方，故名正柴胡饮；而柴苓饮一方，为景岳在仲景五苓散基础上加柴胡一味，此为邪入半表半里少阳界面影响津液代谢，使水湿内停于其中，为少阳"蓄水证"，五苓散通阳利水渗湿为治疗伤寒太阳病之"蓄水证"也，此少阳"蓄水证"比太阳"蓄水证"更深一层，故在运用猪苓、茯苓、泽泻、白术输津四布和肉桂助膀胱气化使津液下行外，必然加少阳专药柴胡透邪外出，这样发热身痛与小水不利、中寒泄泻表里俱解，少阳蓄水之病焕然而释，世医但知太阳蓄水，独景岳知少阳亦有蓄水，不墨守于成规，作柴苓饮发仲景精义于毫端也。

（二）诸柴胡煎

【原文摘录】

柴陈煎

柴胡二、三钱　陈皮一钱半　半夏二钱　茯苓二钱　甘草一钱　生姜三、五、七片

水一盅半，煎七分，食远温服。如寒胜者，加细辛七、八分；如风胜气滞者，加苏叶一钱五分；如冬月寒甚者，加麻黄一钱五分；气逆多嗽者，加杏仁一钱；痞满气滞者，加白芥子五、七分。

柴苓煎

柴胡二、三钱　黄芩　栀子　泽泻　木通各二钱　枳壳一钱五分

张景岳

水二盅，煎八分，温服。如疟痢并行，鲜血纯血者，加芍药两钱，甘草一钱；如湿胜气陷者，加防风一钱。

柴胡白虎煎

柴胡二钱　石膏三钱　黄芩二钱　麦冬二钱　细甘草七分

水一盅半，加竹叶二十片，煎服。

（《景岳全书·新方八阵·散阵》）

柴葛煎

柴胡　干葛　芍药　黄芩　甘草　连翘

水一盅半，煎服。

（《景岳全书·新方八阵·因阵》）

【按语】

少阳层面病机错综，邪气到此可以出表入里、上蹿下跳，肌腠三焦、筋膜脏腑无处不到，变证蜂起，仲景《伤寒论》中有"但见一证便是，不必悉具"抓主证之语，从另一侧面说明了由于少阳证候群广杂而难以全面把握，故景岳先生在拟定诸柴胡饮方后，又制诸柴胡煎以作补充，其柴陈煎是在二陈汤结构上加柴胡一药而已，风寒入于少阳，使皮腠肌肉间津液遇寒化湿凝结成痰，得陈、夏、苓自然燥湿化痰于无形，但传入少阳之邪非用柴胡从来路透出不可，如此咳嗽、发热、痞满、多痰诸证同时消去。而柴芩煎则为伤寒邪在半表半里未解，从少阳界面化热侵袭小肠、膀胱，膀胱热盛使小便短黄，小肠火亢使水液不渗于前阴，后走大肠成痢，津液脱去，烦渴不已，景岳用柴胡、黄芩清透少阳之邪，并以栀子、泽泻、木通导小肠火于尿液，利小便而实大便，泻痢自然而去，此少阳热痢柴芩煎确为精妥之剂，灯心、竹叶等清淡走渗前阴之物大可据情合入。柴胡白虎煎为景岳先生治少阳阳明合病之方，邪入少阳化热传及气分，故用石膏清阳明气分实热，热邪炽盛，必致阴液耗伤，麦冬养阴生津在所必用，少阳界面余热未尽，柴、芩疏达邪气外散，并加竹叶若干引热从小便导下，二者一宣一引，均为给邪以出路，甚有妙意；邪到少阳层面化热，既可到气伤津，亦可入营伤血，到气伤津柴胡白虎煎贴合病机，用之加减出入，热清津复邪散，入营伤血景岳另制柴葛煎治疗，邪动营血，必致皮肤痘疹四起，故用芍药（应以赤芍药为好）、葛根凉血透疹，柴胡、黄芩疏解少阳余热，连翘一味，既可助芍、葛透毒，又可帮柴、芩宣邪，生甘草调和诸药，又有解毒之能，方虽简约，然配伍精准，用之少阳动血、痘疹、瘟疫之病，可谓对证。

（三）麻桂饮、大温中饮

【原文摘录】

麻桂饮

官桂一、二钱　当归三、四钱　炙甘草一钱　陈皮随宜用，或不用亦可　麻黄二、三钱，

水一盏半，加生姜五、七或十片，煎八分，去浮沫，不拘时服。若阴气不足者，加熟地黄三、五钱；若三阳并病者，加柴胡二、三钱；若元气大虚，阴邪难解者，当以大温中饮更迭为用。

大温中饮

熟地三、五、七钱　冬白术三、五钱　当归三、五钱，如泄泻者，不宜用，或以山药代之人参二、三钱，甚者一两，或不用亦可　炙甘草一钱　柴胡二、三、四钱　麻黄一、二、三钱　肉桂一、二钱　干姜炒熟，一、二钱，或用煨生姜三、五、七片亦可

水二盏，煎七分，去浮沫，温服，或略盖取微汗。如气虚，加黄芪二、三钱；如寒甚阳虚者，加制附子一、二钱；；头痛，加川芎或白芷、细辛；阳虚气陷，加升麻；如肚腹泄泻，宜少减柴胡，加防风、细辛亦可。尝见伤寒之治，惟仲景能知温散，如麻黄、桂枝等汤是也；亦知补气而散，如小柴胡之属是也。至若阳根于阴，汗化于液，从补血而散，而云腾致雨之妙，则仲景犹所未及，故予制此方，乃邪从营解第一义也，其功难悉，所当深察。

（《景岳全书·新方八阵·散阵》）

【按语】

风寒侵肌伤卫，寒邪着于经脉，病在太阳经层面，仲景有汗用桂枝汤、无汗用麻黄汤治疗，景岳认为阴寒邪气着于人体表层经脉不能散

张景岳

者，凡见脉浮紧、头身痛而恶寒者，均可用麻黄、桂枝二汤之变方——麻桂饮治疗，人但知麻、桂辛温散寒于外，不知风寒伤人全以风为向导，寒邪只是随风吹开毛孔入内而已，景岳独具慧眼，取当归行血、陈皮理气，"治风先治血，血行风自灭"，风便是气，理气风自息，以归、陈两味治风，麻、桂两味散寒，并调以甘草和诸药，不必盖被取汗，但以服麻桂饮后津津微汗为度，风寒俱去矣。如阳虚之人伤寒，六脉紧而无力，肩背寒冷头身痛，麻桂饮中必去陈皮，以其散气使虚者更虚，换柴胡虽辛散疏泄，但加人参、熟地、白术甘温之品，得柴胡之引清阳之气上升，再加干姜助麻桂一把散寒之力，风寒邪气随之而散也，方名大温中，凡劳倦寒疫阴暑阳虚触寒者，景岳大温中饮用之无不立应，气陷者加升麻，升柴相合，升陷下之清阳，寒甚者加附子，头痛者加芎、芷、辛，加减出入，全在医者圆机。

（四）四味回阳饮、六味回阳饮、理阴煎

【原文摘录】

四味回阳饮

人参一、二两，或数钱　制附子二、三钱　炙甘草一钱　炮干姜二、三钱

水二盅，武火煎七八分，温服，徐徐饮之。

六味回阳饮

人参一、二两，或数钱　制附子二、三钱　炙甘草一钱　炮干姜二、三钱　熟地五钱，或一两　当归三钱，如泄泻者，或血动者，以冬术易之，多多益善。

水二盅，武火煎七八分，温服。如肉振汗多者，加炙黄芪四、五钱或一两，或冬白术三、五钱；如泄泻者，加乌梅二枚，或北五味二十粒亦可；如虚阳上浮者，加茯苓二钱；如肝经郁滞者，加肉桂二、三钱。

理阴煎

熟地三、五、七钱，或一、二两　当归二、三钱，或五、七钱　炙甘草一、二钱　干姜炒黄色，一、二、三钱　或加肉桂一、二钱

水二盅，煎七八分，热服。此方加附子，即名附子理阴煎；再加人参，即名六味回阳饮。治命门火衰，阴中无阳等证。若风寒外感，邪未入深，但见发热身痛，脉数不洪，凡内无火证，素禀不足者，但用此汤加柴胡一钱半或二钱，连进一二服，其效如神；若寒凝阴盛而邪有难解者，必加麻黄一二钱，放心用之，或不用柴胡亦可，恐其清利也。此寒邪初感温散第一方，惟仲景独知此义。第仲景之温散，首用麻黄、桂枝二汤，余之温散，即以理阴煎及大温中饮为增减，此虽一从阳分，一从阴分，其迹若异，然一逐于外，一托于内，而用温则一也。学者当因所宜，酌而用之。若阴胜之时，外感寒邪，脉细恶寒，或背畏寒者，乃太阳少阴证也，加细辛一二钱，甚者再加附子一二钱，真神剂也。或并加柴胡以助之亦可。若阴虚火盛，其有内热不宜用温，而气血俱虚，邪不能解者，宜去姜、桂，单以三味加减与之，或只加人参亦可。若治脾肾两虚，水泛为痰，或呕或胀者，于前方加茯苓一钱半，或加白芥子五分以行之；若泄泻不止及肾泄者，少用当归，或并去之，加山药、扁豆、吴茱萸、破故纸、肉豆蔻、附子之属；若腰腹有痛，加杜仲、枸杞；若腹有胀滞疼痛，加陈皮、木香、砂仁之属。

（《景岳全书·新方八阵·热阵》）

【按语】

伤寒直中或传经入三阴，病甚者元阳虚脱，危在顷刻，景岳在仲景四逆姜附剂基础上重加人参，谓为"四味回阳饮"，急煎徐徐温服，使阳气通达十二经，或可回阳救逆于顷刻。如阳脱致阴亦欲脱，全身冰凉下反冒热汗，当在四味回阳饮中立加当归、熟地黄两味大补阴血，此为景岳六味回阳饮也，专治此阴阳将脱之证，而六味回阳饮中去参、附，其补气回阳救逆之力顿减，但以通治真阴虚弱兼有阳虚之证，故名理阴煎，理阴者，温润脾肾也，多用于素多劳倦，真阴不足又忽感寒邪，用理阴煎温补阴分，托散表邪，平稳又最切于时用，为后世绍派伤寒"脱力伤寒"之治作一表率。

（五）金水六君煎

【原文摘录】

金水六君煎

当归二钱　熟地三、五钱　陈皮一钱半　半夏二钱　茯苓二钱　炙甘草一钱

水二盅，生姜三、五、七片，煎七八分，食远温服。如大便不实而多湿者，去当归，加山药；如痰盛气滞，胸胁不快者，加白芥子七、八分；如阴寒盛而嗽不愈者，加细辛五、七分；如兼表邪寒热者，加柴胡一、二钱。

（《景岳全书·新方八阵·和阵》）

【按语】

肺为贮痰之器，生痰之源却在人体脾肾，肾精亏损，或阴血消耗，肾虚水泛于上，脾失健运，精微便化为痰浊上蓄于肺，肺失肃降，其气上逆，便发为咳、痰、喘，此时用二陈汤化痰燥湿自不待言。但生痰之本在于脾肾，其根又在于肾，痰不拔根，则去则自去，生则自生，永无断绝之时。故景岳反以当归、熟地黄滋润厚腻之品填肾充下，使肾精足阴血盈，则水不泛波，生痰之根去，此治本之举也，而已上浮肺中之痰，得二陈之燥自然化去，如此标本兼顾，上下同治，则水生金旺痰去，取金水相生之意。临床体会年高体差、气血衰弱、多痰喘咳辈，用此方多有神效，并以痰有咸味者更好，咸为肾之本味也，景岳谓"老年、气血不足者，当以六安煎、金水六君煎参用"，自有深意。

五、医案选按

（一）七旬衰翁伤寒战汗案

余尝治一衰翁，年逾七旬，陡患伤寒，初起即用温补调理，到十日之外，正气将复，忽尔作战，自旦到辰，不能得汗，寒栗危甚，告急于

余。余用六味回阳饮，入人参一两，姜、附各三钱，使之煎服。下咽少顷，即大汗如浴，时将及午，而浸汗不收，身冷如脱，鼻息几无，复以告余。余令以前药，复药与之。告者曰，先服此药，已大汗不堪，今又服此，尚堪再汗乎？余笑谓曰：此中有神，非尔所知也。急令再进，遂汗收神复，不旬日而起矣。呜呼！发汗用此，而收汗复用此，无怪乎人之疑之也。而不知汗之出与汗之收，皆元气为之枢机耳。故余纪此，欲人知合辟之权，不在乎能放能收，而在乎所以主之者。

（《景岳全书·伤寒典·战汗》）

【按】伤寒战汗，为本虚而正邪交争之象。景岳尝曰："伤寒欲解，将汗之时，若其人本虚，邪与正争，微则为振，甚则为战，正胜邪则战而汗解矣。"此案高年阳衰，寒邪外感，战而不汗，进六味回阳饮，旨在助正敌邪。药后当以周身汗出，四肢转温为佳，反见大汗如洗，身冷如脱，良由元气本衰，正气不续，景岳复授原方，回阳救逆，实本壮元。先后两授，一以治阳逐邪，一以温阳救急，把握"元气"这一开阖枢机，能放能收，运用自如，不可与见汗治汗者同日而语。

（二）水药并投救治阴虚伤寒案

余在燕都，尝治一王生，患阴虚伤寒，年出三旬，而舌黑之甚，其芒刺干裂，焦黑如炭，身热便结，大渴喜冷，而脉则无力，神则昏沉。群医谓阳证阴脉，必死无疑。余察其形气未脱，遂以甘温壮水等药，大剂进之以救其本，仍间用凉水以滋其标。盖水为天一之精，凉能解热，甘可助阴，非若苦寒伤气者之比，故于津液干燥，阴虚便结，而热渴火盛之证，亦所不忌。由是水药并进，前后凡用人参、熟地辈各一二斤，附子、肉桂各数两，冷水亦一二斗，然后诸证渐退，饮食渐进，神气俱复矣。但察其舌黑则分毫不减，余甚疑之，莫得其解。再后数日，忽舌上脱一黑壳，而内则新肉灿然，始知其肤膜焦枯，死而复活。使非大为滋补，安望再生？

（《景岳全书·伤寒典·舌色辨》）

【按】本案挽病起伤寒，已见身热便结，大渴喜冷，舌苔炭黑、焦裂起刺，乃属邪入阳明，里热内实。景岳竟以人参、熟地黄、附桂重剂投之，全从"脉则无力，神则昏沉"着眼，认定阴津枯竭，精气濒绝之本，因此参附累至数两数斤，不惮其害，反借以活人。间与凉水，意在救急润枯滋其标，白虎、承气诸苦寒伤气之品则丝毫不犯，苟非认证明晰，洞察病机，不能为之。

参考文献

[1] 张介宾.景岳全书 [M].太原：山西科学技术出版社，2006.

俞根初

一、生平与代表著作简介

俞根初（1734—1799），名肇源，根初为其字，以字行，因在兄弟中排行第三，乡间咸称俞三先生。生于清雍正十二年（1734），卒于清嘉庆四年（1799），享年 65 岁（据《山阴陶里俞氏宗谱》）。

俞氏世居山阴（今绍兴市）陶里村。其先世祖俞亨宗，曾为宋代隆兴进士。据《绍兴府志》记载："仕至秘阁修撰，后为刑部尚书。"明洪武年间，由亨宗后裔俞日新迁居陶里，始操岐黄业，遂世代沿袭，迄根初已历十数代。

俞氏行医近半个世纪，擅伤寒时证，日诊百数十人；其断病，若者七日愈，若者十四愈，若者二十一日愈，十有九验，就诊者奉之如神，一时大名鼎鼎，妇孺皆知。其哲嗣赓香先生亦负盛名。家资渐富，乃培植子孙读书，或入政界，或从幕道，而俞氏医道遂绝（《绍兴医药月报》1924 年第 1 卷第 2 期）。俞氏师承治学虽无名师指点，亦无广深的游历可炫，但他靠勤奋、务实、谦逊的精神去治学，去实践，持之以恒，终成一代名家。

俞氏之勤奋，首先表现在其读书之勤上。何秀山《通俗伤寒论·前序》曰"其学识折衷仲景，参用朱氏南阳、方氏中行、陶氏节庵、吴氏又可、张氏景岳"[1]，而从《通俗伤寒论》中俞氏所引用的书看，有《内经》《千金方》《伤寒总病论》《医学心悟》《顾松园医镜》《世医得效方》《张氏医通》《医门法律》《太平惠民和剂局方》《医方集解》《伤寒全生集》等，其读书之广，学习之勤，可见一斑。另一方面，俞氏之勤奋还表现在其临证之勤上。俞氏谓"谚云'熟读王叔和，不如临证多'，非谓临证多者不必读书也，亦谓临证多者乃为读书耳"(《三订通俗伤寒论·伤寒要义》)。把临证比作读书，颇有深意。俞氏非常赏识喻嘉言"读书无眼，病人无命"之谓，主张书宜活读，方宜活用，故每能悟前人之奥旨，发前人之未发，非皓首穷经、死而不化者可比。

俞氏为医，特重务实。其诊病，必先观目察舌，用两手按其胸脘全小腹，有无痛处，再问其口渴与否，大小便通与不通，服过何药，然后切脉辨证，查明其病源，审定其现象，心中了了，毫无疑似，方始处方。常谓"慎毋相对斯须，便处方药"(《三订通俗伤寒论·伤寒诊法》)。"若不将病源症候，一一明辨在先，遽为舌苔之征实，不比脉象之蹈虚。而以探试幸中之药品，妄事表彰，断定草药可治某舌，亦多误人之弊。后之学者，必小心谨慎之"(《三订通俗伤寒论·心法提要》)。俞氏从其四十多年的临证实践中，深深体会到，要真正治好伤寒，必须要有治疗杂病的扎实根基。他说："故前哲善治伤寒者，其致力虽在杂病未研之先，而得心转在杂病悉通之后，不亲历者不知也，临证不博者更不知也。"(《三订通俗伤寒论·伤寒夹证》) 俞氏于他医疏忽处，亦能用心研习，如专设瘥后调理法一节，示病家以调理方法，亦为医家治伤寒多一条思格。

俞氏一生虚怀若谷，敬同道，重医德，对已在他医处诊过的患者，必问其所服何药，某药稍效，某药不效，明其有否药误，以便核前之因，酌己之见，默为挽救，从不吹毛求疵，信口雌黄，并告诫，"如果病已垂危，无可挽救，慎勿贪功奏技，而违众处方，以招铄金之谤"(《三订通俗伤寒论·查旧方》)。对病家专好议药以责问医者、医家专好议方以伤残同道、议药不议病的陋俗深恶痛绝。

另外，俞氏还以为"勘伤寒症，全凭胆识。望形察色，辨舌诊脉，在乎识；选药制方，定量减味，在乎胆。必先有定识于平时，乃能有定见于俄顷。然临证断病，必须眼到、手到、心到，三者俱到，活泼泼地，而治病始能无误，熟能生巧，非笨伯所能模仿也"(《三订通俗伤寒论·何秀山序》），诚心得之言。

俞氏代表作《通俗伤寒论》，具体成书年代不详。是书原系俞根初手稿，凡三卷，其著作体裁，一曰勘伤寒要诀，二曰伤寒本证，三曰伤寒兼证，四曰伤寒夹证，五曰伤寒坏证，六曰伤寒复证，七曰瘥后调理法。后经同邑何秀山整理加按，何廉臣再予勘订，于1916年首次在裘吉生主编之《绍兴医药学报》上陆续刊出。全书印至中卷之中停编停印，其中卷之下及下卷，未刊中止，后因何廉臣于1929年8月谢世，致使是书功亏一篑。廉臣哲嗣幼廉，不忍先人未竟之志湮没不彰，力请曹炳章助其整理完全。曹氏乃将前印之稿，分编分章分节，重为编定，卷册匀分为十二卷。其原文不删一字，原书之中下未成二册，悉照何廉臣预定目录编次，整理残稿，依次编述，其原稿有缺失者，根据平时与何氏朝夕讨论之经验学识，为其撰补，之间有实验心得，另列"廉勘"之后，附入发明之，历时二载，始告竣工。1932年，由上海六也堂书局出版。全书增为4编20卷12章：第一章伤寒要义，第二章六经方药，第三章表里寒热，第四章气血虚实，第五章伤寒诊法，第六章伤寒脉舌，第七章伤寒本证，第八章伤寒兼证，第九章伤寒夹证，第十章伤寒坏证，第十一章伤寒复证，第十二章瘥后调理法。如此，斯书得以完璧，但因前后数人易稿，文中不无疵瑕。故徐荣斋于1944年起，历时11年，予以潜心研究，系统整理，俾去芜存菁，益臻完美，而成《重订通俗伤寒论》。徐氏每节根据自己体会，进行补充加注。如第十二章中的"病中调护法"一节，就是徐氏增补的内容。另外，还补充了陈逊斋的"六经病理"、姜白鸥的"脉理新解"，对原书亦作了一定的删减和修订。全书的编书体例为，各部均先列俞氏著文和俞氏经验方；次附何秀山的按语和何廉臣之勘补内容，最后附徐氏的按语。是书1955年由杭州新医书局出版，1956年上海卫生出版社再版。

《通俗伤寒论》为一部论述四时感证的专著，集中代表了俞氏论治伤寒的学术思想和临床经验。俞氏认为中风自是中风，伤寒自是伤寒，湿温自是湿温，温热自是温热，然皆列入伤寒门中，因张仲景著《伤寒杂病论》，当时不传于世，晋·王叔和以断简残篇，补方造论，混名曰

《伤寒论》，而不名曰四时感证论，从此一切感证，通称伤寒，从古亦从俗，俞氏亦从俗，故是书名曰《通俗伤寒论》。

第一章"伤寒要义"，是一个纲领，贯串着后面的11章，分述六经形层、六经病理、六经病证、六经脉象、六经舌苔，并设六经、三焦用药法、六淫病用药法、用药配制法，最后为六经总诀，论述六经治则。

第二章"六经方药"，按经审证，对证立方，设发汗剂、和解剂、攻下剂、温热剂、清凉剂、滋补剂，附方101首。

第三章"表里寒热"，分述表寒、里寒、表里皆寒、表热、里热、表里皆热、表寒里热、表热里寒、里真热表假寒、里真寒表假热诸证。

第四章"气血虚实"，分述气虚证、气实证、血虚证、血实证、气血皆虚证、气血皆实证、气虚血实证、气实血虚证、气真虚而血假实证、血真实而气假虚证诸证。

第五章"伤寒诊法"，分述观两目法、看口齿法、看舌苔法、按胸腹、问渴否、询二便、查旧方、察新久，其中观目法及按胸腹，更为俞氏之发明。

第六章"伤寒脉舌"，详述伤寒脉舌之诊法，以补总论中"六经脉舌"之未备。

第七章"伤寒本证"。所谓本证者，谓受寒而致病者也。分小伤寒、大伤寒、两感伤寒、伏气伤寒、阴证伤寒5端。

第八章"伤寒兼证"。所谓兼证者，或寒邪兼他邪，或他邪兼寒邪，二邪兼发者也。有伤寒兼风、伤寒兼湿、伤寒兼痧、伤寒兼疟、伤寒兼疫、风温伤寒、风湿伤寒、湿温伤寒、春温伤寒、热证伤寒、暑湿伤寒、伏暑伤寒、秋燥伤寒、冬温伤寒、大头伤寒、黄耳伤寒、赤膈伤寒、发斑伤寒、发狂伤寒、漏底伤寒、脱脚伤寒21证。

第九章"伤寒夹证"。俞氏谓伤寒最多夹证，其病内外夹发，较兼证尤为难治，分夹食伤寒、夹痰伤寒、夹饮伤寒、夹血伤寒、夹阴伤寒、夹哮伤寒、夹痞伤寒、夹痛伤寒、夹胀伤寒、夹泻伤寒、夹痢伤寒、夹疝伤寒、夹痨伤寒、临经伤寒、妊娠伤寒、产后伤寒16证。

第十章"伤寒坏证"，论述伤寒转痉、转厥、转闭、转脱四大重证的证治。

第十一章"伤寒复证"，论述伤寒劳复、食复、房复、感复、怒复五大难证的证治。

第十二章"瘥后调理法"，分述病中调护法，瘥后药物调理法、食物调理法、气候调理法、起居调理法，示人调理诸法，颇有新意。

《通俗伤寒论》版本，有1916年《绍兴医药学报》连载本，1932年上海六也堂书局本，1934年上海千顷堂书局本，1948年重庆中西医药图书社本，1955年杭州新医书局本，1956年上海卫生出版社本等。

何秀山《通俗伤寒论·序》评："直截了当，简明朴实。"

何廉臣《通俗伤寒论·序》评："其辨析诸证，颇为明晰，其条列治法，温寒互用，补泻兼施，亦无偏主一格之弊，方方切用，法法灵通，其定方宗旨，谓古方不能尽中后人之病，后人不得尽泥古人之法，全在一片灵机，对证发药，庶病伤寒者其有豸乎？……俞氏此著，勤求古训，博采众法，加以临证多年，经验丰富，故能别开生面，独树一帜，多发前人所未发，一洗阴阳五行之繁文，真苦海之慈航，昏衢之巨烛也。学者诚能从此书切实研求，广为探索，则历代伤寒名家，皆堪尚友矣。"

曹炳章《通俗伤寒论·绪言》评："可谓方法美备，学理新颖，不但四季时病无一不备而，而重要杂证，亦无遗漏矣。得俞、何及末学三人之经验，成伤寒独一无二之大观，为当今改进国医之先锋，可为后学登堂入室之锁钥，亦无不可。"

曹炳章《重订通俗伤寒论题辞》评："何廉臣先生之《通俗伤寒论》，自1932年出版以来，医学界公认为四时感证之诊疗全书。"

张山雷《增订通俗伤寒论·序》（1934年上海千顷堂书局版）评："且言虽浅近，而取之不尽，用之不竭，智者见智，仁者见仁，老医宿学，得此而且以扩充见闻，即在后生小子，又何往而不一览了解，心领神会。"

徐荣斋评："内容都是诊疗伤寒的临床经验，简明切要，完全系当时传道受业之口诀，浮泛语少，实用价值高。"［浙江中医杂志，1981

俞根初

（7）：290.]

邓铁涛《三订通俗伤寒论》序："本书原作者俞根初先生为浙江名医，'专治伤寒（外感热病）四十余年，有胆有识，日诊百数十人，大名鼎鼎，妇孺皆知。'可见俞根初先生临床实践之功底丰厚，在丰富的临床基础上写成《通俗伤寒论》，足证此书是一本从实践中来又能指导临床实践之专著。

书名《通俗伤寒论》，其通俗之处在于发展了仲景的《伤寒论》，书中的'伤寒兼证'，很多内容今天来看已属于温病的范围了。温病学说的发生是有清一代之重大成就，这是历史发展的必然结果。若以'寒温统一论'观点看，则俞根初先生可以说是先行者。

本书另一特色是诊断上的发挥，重视舌诊，补充了《伤寒论》之不足。在辨证方面，除了六经辨证论治之外，对表、里、寒、热、虚、实、真、假及气血辨证加以详论，则在诊断上发挥了仲景之论，为'八纲'辨证论添砖加瓦。

在方剂方面收录了不少俞氏的经验方，有些已成为名方，则方剂上又发挥了仲景矣。

书名曰《通俗伤寒论》，实在是继承仲景《伤寒论》又加以发展与创新，'通俗'者，谦辞耳。今天科学发展快，特别强调创新，如何在继承的基础上创新，俞根初先生及其后继者的《通俗伤寒论》给我们以正确的启示，树立了榜样。"

二、学术观点及诊治经验

（一）崇六经、参三焦，倡外感新论

俞氏辨证外感时病，遵张仲景之旨，兼参温病学说，结合六淫致病理论，以六经统摄三焦、气血辨证，从表里寒热论治外感病，既不同于伤寒学派，又异于温病学派，探微索奥，自成一家，对后世辨证外感病有较大影响。

1. 形层说解六经

张仲景《伤寒论》中提出的六经辨证，丰富了《素问·热论》的六经分证理论，并为辨证论治奠定了基础，对《内经》运用汗、下法治疗热病的思想有较大的发展，其创制的栀子豉汤、黄芩汤、白虎汤、竹叶石膏汤、麻杏甘石汤、大小柴胡汤及三承气汤等，为后人所推崇。因此，《伤寒论》被后世医家称为统治外感病的专书，六经辨证也被誉为统治百病的辨证纲领。然而，至清代吴中叶、吴温病学派兴起，却对此提出异议。他们认为《伤寒论》"专为伤寒而设，未尝遍及于六淫也"（《温病条辨·朱序》），"仲景之书专论伤寒，此六气中之一气耳……其余五气，概未之及"（《温病条辨·汪序》），认为以伤寒之法，疗六气之疴，无异御风以绨，指鹿为马。所以，叶天士创卫气营血辨证，吴鞠通倡三焦辨证，以别于伤寒之六经辨证。吴鞠通谓："若真知确见其为伤寒，无论何时，自当仍宗仲景；若真知六气中为何气，非伤寒者，则于本论中求之。"（《温病条辨·自序》）由此而引发了伤寒派与温病派之争。俞氏认为要解决他们之间的纷争，首先应该对《伤寒论》中提出的"六经"实质有清晰的认识。

六经辨证是《伤寒论》辨证论治思想的集中体现，历代医家对六经实质进行了不断探讨，然众说纷纭，各执一端，莫衷一是。俞氏遵《内经》《伤寒论》之旨，重温热病病变之实，结合临床，提出以形层说解六经理论，别有新意。其内容有二：

一是内外形层。俞氏说："太阳经主皮毛，阳明经主肌肉，少阳经主腠理，太阴经主肢末，少阴经主血脉，厥阴经主筋膜。"（《三订通俗伤寒论·伤寒要义·六经形层》）

二是上下形层。俞氏说："太阳内部主胸中，少阳内部主膈中，阳明内部主脘中，太阴内部主大腹，少阴内部主小腹，厥阴内部主少腹。"（《三订通俗伤寒论·伤寒要义·六经形层》）俞氏还以上述观点对《伤寒论》的条文做了合理的解释。如太阳经的桂枝汤证、麻黄汤证，不仅在外有恶寒发热的皮毛病状，而且还有胸闷、咳喘的胸部症状。言简意赅，明白透彻。何氏祖孙的注释更有利于我们理解俞氏的观点。何秀山

俞根初

说:"此即六经分主三焦之部分也。《内经》云:上焦心肺主之,中焦脾胃主之,下焦肝肾主之,乃略言三焦内脏之部分。合而观之,六经为感证传变之路径,三焦为感证传变之归宿也。"何廉臣谓:"张长沙治伤寒法,虽分六经,亦不外三焦。言六经者,明邪所从入之门,经行之径,病之所由起、所由传也;不外三焦者,以有形之痰涎水饮、瘀血渣滓,为邪之搏结,病之所由成、所由变也。窃谓病在躯壳,当分六经形层;病入内脏,当辨三焦部分,详审其所夹何邪,分际清析,庶免颠顶之弊。"俞氏形层说解六经理论,为阐发仲景六经学说精蕴,另辟蹊径,亦为其寒温一统理论奠定了基础。

2. 八纲辨析六经

俞氏除以形层说解六经外,还以八纲结合六经加以辨析。俞氏说:"凡勘伤寒,必先明表里寒热。有表寒,有里寒,有表里皆寒;有表热,有里热,有表里皆热;有表寒里热,有表热里寒,有里真热而表假寒,有里真寒而表假热。"(《三订通俗伤寒论·表里寒热》)并告诫说:"发现于表者易明,隐伏于里者难辨;真寒真热者易明,假寒假热者难辨。"(同上)俞氏又谓:"凡勘伤寒,既明病所之表里,病状之寒热,尤必明病人之气血,病体之虚实。"(《三订通俗伤寒论·气血虚实》)立有气虚、气实、血虚、血实、气血皆虚、气血皆实、气虚血实、气实血虚、气真虚而血假实、血真实而气假虚等证。俞氏以八纲学说析六经,立足临床,不囿于《伤寒论》条文,俞氏还以其丰富的临床经验进行提要,更具深意。"吾四十余年阅历以来,凡病之属阳明、少阳、厥阴而宜凉泻清滋者,十有七八;如太阳、太阴、少阴之宜温散温补者,十仅三四,表里双解,三焦并治,温凉合用,通补兼施者,最居多数"(《三订通俗伤寒论·六经治法》)。"六经实热,总清阳明;六经虚寒,总温太阴;六经实寒,总散太阳;六经虚热,总滋厥阴"(《三订通俗伤寒论·六经总诀》)。由博返约,提纲挈领,堪为后学师法。俞氏以八纲辨析六经,从另一侧面为我们理解六经实质提供了一条思路。

3. 寒温一统成新论

俞氏以为伤寒派与温病派的两种理论,本不是水火不相容的,只是由于两派各执一端，使之人为对立罢了。因此，俞氏提出寒温一统新论。

首先，俞氏在病名概念上加以澄清。俞氏谓："伤寒，外感百病之总名也。"（《三订通俗伤寒论·伤寒要义》）指出中风、伤寒、湿温、热病、温病，皆列入伤寒门中者，"因后汉张仲景著《伤寒杂病论》，当时不传于世，至晋·王叔和以断简残编，补方造论，混名曰'伤寒论'，而不名曰'四时感证论'，从此一切感证，通称伤寒。"（同上）"后汉张仲景著《伤寒杂病论》，以伤寒二字统括四时六气之外感证"（《三订通俗伤寒论·伤寒夹证》）。故俞氏在病名上统称伤寒温热，如风温伤寒、湿温伤寒、秋燥伤寒、冬温伤寒等。

其二，俞氏在辨证上提出"以六经钤百病，为确定之总诀；以三焦赅疫证，为变通之捷诀"（《三订通俗伤寒论·六经总诀》）。俞氏认为《伤寒论》虽为诊疗外感时病之全书，但毕竟详于伤寒而略于温热，且仲景居于湖南高燥多寒之地，与江浙卑湿温热之地不同，不能照搬硬套，故俞氏根据温热病致病的特点，在六经辨证大纲指导下，参以六淫、新感伏邪致病说（其中对六淫中湿之为病辨之尤详），使三焦辨证、八纲辨证与之有机结合，既丰富了仲景六经辨证理论，又补温病学派之未备。何廉臣称之曰："廉臣细参吴氏《条辨》峙立三焦，远不逮俞氏发明六经之精详，包括三焦而一无遗憾。"（《三订通俗伤寒论·六经总诀》）

其三，俞氏将这一理论应用于临床实践。在诊断上，俞氏以六经各有主脉、主舌为纲，以下细分相兼脉、相兼舌为目。治疗上，专列六经用药法、三焦用药法两节，并提出"风寒风温，治在太阳；风温风火，治在少阳；暑热燥火，治在阳明；寒湿湿温，治在太阴；中寒治在少阴，风热治在厥阴"（《三订通俗伤寒论·六经治法》）。"阳道实，故风寒实邪从太阳汗之，燥热实邪从阳明下之，邪之微者，从少阳和之；阴道虚，故寒湿虚邪从太阴温之，风热虚邪，从厥阴清之，虚之甚者，从少阴补之；阳道虽实，而少阳为邪之微，故和而兼补；阴道本虚，而少阴尤虚之极，故补之须峻"（同上）。"外寒宜汗，宜用太阳汗剂药；里寒宜温，宜用太阴温剂药，固已。惟上焦可佐生姜、蔻仁；中焦可佐川朴、草果，或佐丁香、花椒；下焦可佐小茴、沉香，或佐吴萸、乌药，随证均可酌入"（《三订通俗伤寒论·六淫病用药法·寒病药》）。使六经、三焦、八纲理论浑然一体，应用自裕。

俞根初提出的辨治感证理论源于临诊实践，遵经旨而参众家之长，俞氏以此为指导，总结了特别适宜于江浙温湿之地、喜饮酒果之人的伤寒诊法及辨脉舌法，制定了六经方药及调护法，其观两目法、看口齿法、看舌苔、按胸腹等诊法，及羚角钩藤汤、蒿芩清胆汤、加减葳蕤汤、阿胶鸡子黄汤等方剂，至今仍为广大临床医生所喜用，俞氏功不可没。

（二）重观目、擅腹诊，分六经舌苔

望、闻、问、切，历来是中医诊察疾病的重要手段，但由于各种疾病有不同的特性，故历代医家在"四诊"的基础上各有发明，叶天士辨治温病总结的辨舌、验齿、察斑疹白㾦法就是一个很好的例子。俞氏辨治伤寒，主张四诊合参，而重观目、擅腹诊、察舌分经，则是其独到之处。

1. 观目

《内经》云："五脏六腑之精皆上注于目。"目系上入于脑，脑为髓海，髓之精为瞳子。肝脉交颠入脑，由脑系而通于目，故肝开窍于目，目则受灵机于脑，脑为元神之府。神以心为宅，以囟为门，而其所出入之窍，得以外见者惟目，目于人之精神存亡息息相关。故俞氏说："凡诊伤寒时病，须先观病人两目。""凡病至危，必察两目，视其目色以知病之存亡也。故观目为诊法之首要。"（《三订通俗伤寒论·观两目法》）

俞氏观目之法，首以目开、目闭别阴阳，凡开目欲见人者阳证，闭目不欲见人者阴证。次观神之有无测重危症的吉凶。凡目有眵有泪，精采内含者，为有神气，凡病多吉；无眵无泪，白珠色蓝，乌珠色滞，精采内夺及浮光外露者，皆为无神气，凡病多凶。目清能识人者轻，睛昏不识人者重。目不了了，尚为可治之候，两目直视，则为不治之疾。瞳

神散大者元神虚散，瞳神缩小者脑系枯竭。目暗者，肾将枯。目睛不轮，舌强不语者，元神将脱。指出凡目睛正圆，及目斜视上视，目瞪目陷，皆为神气已去，病必不治。但应注意有些病人也有直视斜视上视，目睛微定，后移时即如常人，属痰闭所致，不可竟作不治论。

其次，俞氏通过观察患者目白、目眵、目泪、目胞等的变化，辨其属热属寒，为湿为风，"目白发赤者血热，目白发黄者湿热。目眵多结者，肝火上盛"。目光炯炯者燥病，燥甚则目无泪而干涩；目多昏蒙者湿病，湿甚则目珠黄而眦烂。眼胞肿如卧蚕者水气，眼胞上下黑色者痰气。怒目而视者肝气盛，横目斜视者肝风动"（以上均见《三订通俗伤寒论·观两目法》）。

俞氏发明之观目法，使医者能在纷繁的症候中抓住主要矛盾，有提纲挈领的作用，于重危病人尤为重要。感证瞬息万变，若遇一重危病人，仍按部就班，四诊合参，慢条斯理，难免贻误病情。故何廉臣谓"俞氏以观目为诊法之首要，洵得诊断学的主脑"（《三订通俗伤寒论·观两目法》），并非过誉之辞。

2. 腹诊

《内经》云："胸腹者，脏腑之郭也。"胸腹为五脏六腑之宫城，阴阳气血之发源，故俞氏谓："若欲知其脏腑何如，则莫如按胸腹，名曰腹诊。"

腹诊源于《内经》，以后历代医家各有发挥，惜论述多散在零星，惟俞氏始集先贤菁华，融个人心得而汇为专篇，并推腹诊为"诊法上第四要诀"。其诊法，俞氏谓宜按摩数次，或轻或重，或击或抑，以察胸腹之坚软，拒按与否，并察胸腹之冷热，灼手与否，以定其病之寒热虚实。若欲诊肌表之病变，则宜轻手循抚，自胸上而脐下，知皮肤之润燥，可以辨寒热；若欲诊深部之病变，则宜重手推按，察其硬否，以辨脏腑之虚实，沉积之何如；介于二者之间，宜中手寻扪，问其痛不痛，以察邪气之有无。其轻、中、重手法，犹如诊脉之浮、中、沉手法也。其具体内容可以分下面三点：

（1）虚里测吉凶。俞氏谓：按胸必先按虚里。虚里在左乳二寸下，为脉之宗气所聚处也。俞氏的经验是，按之应手，动而不紧，缓而不急者，宗气积于腹中，是为常。其病理变化，按之微动而不应者，宗气内虚；按之跃动而应衣者，宗气外泄。按之弹手，洪大而搏，或绝而不应者，皆心胃气绝，病不治。虚里无动脉者必死。虚里搏动而高者，亦为恶候。但猝惊、疾走、大怒后，或强力而动肢体者，虚里脉动虽高，移时即如平人，不忌，不得误作恶候。虚里为脉之宗气所聚，与寸口六部相应，诊虚里的优势在于"往往脉候难凭时，按虚里则确有据"。如厥脱闭证，脉多伏而不现或散乱不收，细察虚里，可明辨宗气之盛衰。浅按便得，深按不得者，气虚之候。轻按洪大，重按虚细者，血虚之候。按之有形，或三四至一止，或五六至一止，积聚之候。

按胸除诊虚里外，还可候他脏之虚实。按之胸痞者，湿阻气机或肝气上逆；按之胸痛者，水结气分或肺气上壅；胸前高起，按之气喘者，则为肺胀。肝居胁部，胆附其中，两胁候肝胆。若肝病须按两胁，两胁满实而有力者肝平。肝胆为病，不外乎气滞、热郁、血瘀所致疝瘕数端。按其胁肋胀痛者，非痰热与气互结，即蓄饮与气相搏。两胁下痛引小腹者肝郁；男子积在左胁下者属疝气，女子块在右胁下者属瘀血，两胁胀痛，手不可按者，为肝痛。两胁空虚，按之无力者为肝虚。"按其膈中气塞者，非胆火横窜包络，即伏邪盘踞膜原"。上中下三脘，"平而无涩滞者，胃中平和而无宿滞也"。以手按之痞硬者，为胃家实。

（2）冲任辨真假寒热。冲、任两脉，起于胞中，根植肝肾，皆行于脐之上下左右，冲为血海，任主胞胎，职司调节五脏阴血。俞氏认为，冲任为脐间动气之源，与虚里同为生命活动的征兆之一，诊冲任预后与虚里同功，而辨寒热真假尤为可据。脐名神阙，是神气之穴，为保生之根。其诊法，密排右三指，或左三指，以按脐之上下左右，动而和缓有力，一息二至，绕脐充实者，肾气充也。"按冲任脉动而热，热能灼手者，症虽寒战咬牙，肢厥不利，是为真热而假寒。若按腹两旁虽热，于冲任脉久按之，无热而冷，症虽面红口渴，脉数舌赤，是为真寒而假热。"并以冲任脉动之高低来推断热势轻重。动而低者热尚轻，动而高者热甚重，经治疗积热渐下，冲任脉动渐微。

（3）察有形实积。辨有形实积，虽亦可从问诊中了解一些原委，但总莫若直接触摸积块来得确切无误。俞氏的体会是："水结胸者，按之疼痛，推之辘辘。食结胸者，按之满痛，摩之暧腐。血结胸者，痛不可按，时或昏厥。因虽不同，而其结痛拒按则同。"痛不可忍者为内痈；痛在心下脐上，硬痛拒按，按之则痛益甚者为食积。痛在脐旁小腹，按之则有块应手者为血瘀。腹痛牵引两胁，按之则软，吐水则痛减者为水气。虫积则有三个特点：腹有凝结如筋而硬者，无定处；有物如蚯蚓蠢动，隐然应手；高低凹凸如畎亩状，熟按之，起伏聚散，上下往来，浮沉出没。若绕脐痛，按之磊磊者，乃燥屎结于肠中。（引文均见《三订通俗伤寒论·按胸腹》）

3. 六经分舌

舌苔在外感病中变化最多最速，俞氏专设"六经舌苔"一节，各经各有主舌，与六经用药相应，使人易得舌诊要领。俞氏的经验是，太阳表证初起，舌多无苔而润，即有，亦微白而薄，甚或苔色淡白。少阳主半表半里，偏于半表者，舌多苔色白滑，偏于半里者，舌多红而苔白。阳明居里，舌苔正黄，多主里实。太阴主湿，舌多灰苔，甚则灰黑。少阴主热，中藏君火，多属血虚，舌色多红。厥阴气化主风，风从火化，舌多焦紫。在此基础上，俞氏再论六经舌的主要变化，太阳病者，素多痰湿者，苔多白滑，舌色淡红。素禀血热者，苔虽微白，舌色反红。若传入本腑，膀胱蓄溺，苔多纯白而浓，却不干糙。膀胱蓄热，苔多白兼微黄，薄而润滑。少阳病者，若白苔多而滑，黄灰苔少者，半表证多；红舌多而白苔少，或杂黄色灰色者，半里证多。阳明病者，黄白相兼，邪犹在经。微黄而薄，邪浅中虚。黄而糙涩，邪已入腑。浅黄薄腻，胃热尚微。深黄浓腻，胃热大盛。老黄焦黄，或夹灰黑，或起芒刺，胃热已极。太阴病者，灰而滑腻，湿重兼寒。灰而淡白，脾阳大虚。灰而糙腻。湿滞热结。灰而干燥，脾阴将涸。少阴病者，淡红浅红，血亏本色。深红紫红，血热已极。鲜红灼红，阴虚火剧。嫩红干红，阴虚水涸。厥阴病者，多见火化，但亦有寒化，舌多青滑。对一些特殊舌苔，俞氏特意予以提醒，如少阳病见白苔粗如积粉，两边色红或紫者，温疫伏于膜原也。苔白如碱者，膜原伏有浊秽也。若阳明病见黄而垢腻，湿热食滞。黄起黑点，温毒夹秽。黄厚不燥，舌色青紫，多夹冷酒，或夹冷食。黄而晦黯，多夹痰饮，或夹寒瘀。太阴病见舌苔或灰或黑，或灰黑相兼，病多危笃，切勿藐视。厥阴病舌见青紫，其病必凶。深紫而赤，肝热络瘀，或阳热酒毒。淡紫带青，寒中肝肾，或酒后伤冷。真舌诊宝鉴！

俞氏的观目法、腹诊、六经辨舌法，丰富了温热病诊断学。何廉臣说："俞氏按胸以诊虚里，按腹以诊冲任，较诊太溪、趺阳，尤为可据。故腹诊之法，亦诊断上之必要。"徐荣斋生前亦曾说：俞氏之腹诊法，能补中医诊法之未逮，可法可传。

（三）先开郁、善透达，为邪留出路

俞氏说："医必求其所伤何邪先去其病。病去则虚者亦生，病留则实者亦死。虽在气血素虚者，既受邪气，如酷暑严寒，即为虚中夹实，但清其暑、散其寒以去邪，邪去则正自安。"（《三订通俗伤寒论·气血虚实》）。故俞氏治感证总以祛邪为首务。这与伤寒派之重视扶阳、温病派之重视救阴，强调的侧重点有所不同。

1. 凡伤寒病均以开郁为先

俞氏认为，伤寒为病虽千变万化，但究其因不过是一气之通塞耳，塞则病，通则安。故提出"凡伤寒病，均以开郁为先"（《三订通俗伤寒论·六经治法》），并指出，"如表郁而汗，里郁而下，寒湿而温，火燥而清，皆所以通其气之郁也"（同上）。将这一观点验之于临床，俞氏认为风邪自外而入，必先郁肺气，故治风宜宣气泄卫药，轻则薄荷、荆芥，重则羌活、防风，而杏、蔻、橘、桔尤为宣气之通用。寒邪为犯，除外寒宜汗，里寒宜温外，视其病变部位之不同，上焦佐生姜、蔻仁，中焦佐川朴、草果，或丁香、花椒，下焦佐小茴、沉香或吴萸、乌药，以辛香开郁。张凤逵《伤暑全书》曰："暑病首用辛凉，继用甘寒，终用酸泄敛津。"俞氏的经验是，辛凉宣上药，轻则薄荷、连翘、竹叶、荷叶，重则香薷、青蒿，而芦根、细辛尤为辛凉疏达之能品。俞氏谓：

"浙绍卑湿,凡伤寒恒多夹湿。"(《三订通俗伤寒论·六经方药》)辨证重湿,施治主化,为俞氏治伤寒一大特色。如治风湿,常以温散之品以微汗,通用羌、防、白芷,重则二术、麻、桂,以取"风能胜湿"之意。湿热以芳淡之品宜化之,通用如蔻、藿、佩、滑、通、二苓、茵、泽之类,重则五苓、三石,亦可暂用,取其辛香疏气,甘淡渗湿之义。燥邪为病,虽有凉燥、温燥之分,治有温润、凉润之异,但俞氏以为达郁宣气则一。郁火为患则宜发,发则火散而热泄,轻扬如葱、豉、荷、翘,升达如升、葛、柴、芎以发散之。

俗医治温病热证,往往急于清火,而忽于里滞。不知胃主肌肉,胃不宣化,即极力谅解,反成冰伏。俞氏之枳实导滞汤,用小承气合连、槟为君,苦降辛通,善导里滞,再佐以楂、曲疏中,翘、柴宣上,木通导下,开者开,降者降,不透发而自透发。治心包气郁之证,俞氏以连翘栀豉汤清宣包络,疏畅气机。方中以清芬轻宣心包气分主药连翘,及善清虚烦之山栀、豆豉为君,臣以辛夷仁拌捣郁金,专开心包气郁,佐以轻剂枳、桔,宣畅心包气闷,以达归于肺,使以橘络疏包络之气,蔻末开心包之郁。若光清热而不开郁,无异扬汤止沸,难以为功。又如香苏葱豉汤疏郁达表,柴胡达原饮开达三焦之气机,使膜原伏邪外解等,亦为疏气达郁之良剂。

另外,俞氏重开郁的观点,我们还可从其反面——使用补法中得到佐证。如治凉燥后期,阳损及阴,肝血肾阴两亏,俞氏用当归、苁蓉、熟地、枸杞子、鹿胶、菟丝子等,甘温滋润以补阴,丝毫无阴凝阳滞之弊,其重疏达之意可见一斑。

2. 给邪以出路

俞氏治时病祛邪的思路是给邪以出路,具体方法是发表、攻里。"邪去正乃安,故逐邪以发表、攻里为先"(《三订通俗伤寒论·六经总诀》)。对发表、攻里的含义,俞氏有独特理解:"余谓发表不但一汗法,凡发疹、发斑、发瘄、发痘,使邪从表而出者,皆谓之发表;攻里亦不仅一下法,凡导痰、蠲饮、消食、去积、通瘀、杀虫、利小便、逐败精,使邪从里而出者,皆谓之攻里。"(《三订通俗伤寒论·六经总诀》)

俞根初

并指出发表法中发汗、发斑、发疹之不同，由其病位深浅而异。"邪留气分，每易疏透，轻则自汗而解，重而解以战汗、狂汗；邪留血分，恒多胶滞，轻则发疹而解，重则解以发斑发疮。"其具体方法还有，外风宜散，内风宜熄，表寒宜汗，里寒宜温，伤暑宜清，中暑宜开，伏暑宜下，风湿寒湿，宜汗宜温，暑湿芳淡，湿火苦泄，寒燥温润，热燥凉润，郁火宜发，实火宜泻，阴火宜引。何秀山对此极为赞赏，说："此语极为明通，凡邪从外来，必从外去，发表固为外解，攻里亦为外解，总之使邪有出路而已，使邪早有出路而已。……邪早退一日，正即早安一日，此为治一切感证之总诀。"（《三订通俗伤寒论·六经总诀》）

俞氏在组方遣药时，充分体现了这一特点。如治邪热内陷心包之玳瑁郁金汤，方中除用介类通灵之玳瑁、幽香通窍之郁金为君外；使以山栀、木通引上焦之郁火屈曲下行，从下焦小便而泄；野菰根、竹叶、灯心、带心翘，轻清透络，使火热、痰邪外达而神清。加减小柴胡汤，方中使以益元散滑窍导瘀，俾邪从前阴而出。导赤清心汤，方中以茯苓、益元、木通、竹叶引其热从小便而泄，以童便、莲心咸苦达下，交济心肾而速降其热。何秀山在该方的按语中说："是以小便清通者，包络心经之热，悉从下降，神气清矣。"又如蠲饮万灵汤，方中用芫花、甘遂、茯苓、大戟峻下逐水，使胸及胁腹之饮，皆从二便而出。由临床验之，给邪以出路，诚不失为一种治时病的好方法。

3. 分步逐邪法

俞氏认为当认证确切后，下水结则甘遂、大戟，下瘀结则醋炒生军，下寒结则巴豆霜，下热结则主生军，"应用则用，别无他药可代，切忽以稳药塞责，药稳定而病反不稳定也"（《三订通俗伤寒论·六经用药法》）。故俞氏治吐泻不得、腹痛昏闷、病势险急之干霍乱，急用涌吐法，川椒五七粒和食盐拌炒微黄，开水泡汤，调入飞马金丹十四五粒，作速灌肠，使其上吐下泻，祛其邪以安正。但若寒热互现，虚实错杂，新感宿疾并见而病情繁复者，当视其轻重缓急，分步治之，而难度亦更大。俞氏谓："人皆谓百病莫难于伤寒，予谓治伤寒何难？治伤寒兼证稍难，治伤寒夹证较难，治伤寒变证更难，治伤寒坏证最难。盖期间寒热杂感，燥湿互见，虚实混淆，阴阳疑似，非富于经验而手敏心灵，随即应变者，决不足当此重任。"（《三订通俗伤寒论·伤寒要义》）俞氏从其临证得失中体会到，"切不可一见暑病，不审其有无兼证夹证，擅用清凉也。"（《三订通俗伤寒论·六淫病用药法》）暑湿乃浊热黏腻之邪，最难愈，治之初用芳淡，继用苦辛通降方能收功。伤寒兼寒湿者，先与苏羌达表汤加苍术、川朴，使其微汗以开胃。兼湿热者，先与藿香正气汤加冬瓜皮仁、丝通草芳淡化湿以双解表里，继与增减黄连泻心汤，苦辛通降以肃清湿热，终与白术和中汤，加川斛、谷芽，温和中气以开胃。内伤血郁、外感风寒之夹血伤寒，当活血解表为先，轻则香苏葱豉汤加减，重则桂枝桃仁汤出入；次下瘀血，轻则五仁橘皮汤合抵当丸，重则桃仁承气汤，俟瘀降便黑，痛势轻减者，可用四物绛覆汤，滋血活络以善后，或用新加酒沥汤滋阴调气以荄根。

4. 通补随宜

俞氏祛邪的另一种特色为"以通为补"。治妊娠伤寒，俞氏的治则是"疏邪解表，以治其标；扶元托散，以培其本。营虚者，养血为先；卫虚者，补气为亟；营卫两虚，温补兼施"（《三订通俗伤寒论·伤寒夹证·妊娠伤寒》）。但若孕妇见里热壅闭，大便不通，脉洪数者，俞氏主张治以三黄解毒汤（黄连、黄芩、黄柏、栀子、大黄）。若妊娠而见热郁阳明，热极而发紫黑斑，脉洪数者，若不急治，胎陨在即，主以青黛石膏汤（青黛、鲜生地、生石膏、升麻、黄芩、焦栀子、葱头）。俞氏的经验是，"如用血分滋腻之药不效，又当审察应下则下，惟中病则止，不可固执成法"（同上）。治产后伤寒身热，恶露为热搏不下，烦闷胀喘狂言者，抵当汤及桃仁承气汤主之。伤寒小产，恶露下行，腹胀烦闷欲死，大黄桃仁汤（朴硝、大黄、桃仁）主之。俞氏谓："以通为补，此皆庞安常之法也。"（《三订通俗伤寒论·产后伤寒》）

俞根初治时病重祛邪的观点，与张子和很相似，但俞氏之祛邪法纯由伤寒出发，更切于时病之治，亦更灵活实用。可以说，俞氏注重祛邪，强调透达的经验，是张子和祛邪理论在时病治疗中的活用，也为张子和攻邪理论增添了新内容。

（四）治伤寒独重阳明

俞氏谓："伤寒证治，全藉阳明。"（《三订通俗伤寒论·六经治法》）"凡勘伤寒病，必先能治阳明。"（《三订通俗伤寒论·六经总诀》）俞氏这一观点源于张仲景顾护胃气的学术思想，较陆九芝在《伤寒阳明病释》中提出的"阳明为成温之薮"的思想，更为完善，更切实用。

1. 六法全藉阳明

俞根初说："邪在太阳，须藉胃汁以汗之；邪结阳明，须藉胃汁以下之；邪郁少阳，须藉胃汁以和之；太阴以温为主，救胃阳也；厥阴以清为主，救胃阴也；由太阴湿胜而伤及肾阳者，救胃阳以护肾阳；由厥阴风胜而伤及肾阴者，救胃阴以滋肾阴，皆不离阳明治也。"（《三订通俗伤寒论·六经治法》）"伤寒多伤阳，故末路以扶阳为急务；温热多伤阴，故末路以滋阴为要法。扶阳滋阴，均宜侧重阳明。"（《三订通俗伤寒论·六经总诀》）何秀山对此做了很好阐发："伤寒虽分六经，而三阳为要，三阳则又以阳明为尤要，以胃主生阳故也。若三阴不过阳明甲里事耳，未有胃阳不虚而见太阴证者，亦未有胃阴不虚而见厥阴证者；至于少阴，尤为阳明之底板，惟阳明告竭，方致少阴底板外露，若阳明充盛，必无病及少阴之理。盖少阴有温清二法，其宜温者，则由胃阳偏虚，太阴湿土偏胜所致；其宜清者，则由胃阴偏虚，厥阴风木偏胜所致。阳明偏虚，则见太阴厥阴；阳明中竭，则露少阴底板。故阳明固三阴之外护，亦三阳之同赖也。如太阳宜发汗，少阳宜养汗，汗非阳明之津液乎？"故此，俞氏设九味仓廪汤以益气发汗，此方妙在参、苓、仓米益气和胃，协济羌、防、薄、前、桔、甘，各走其经以散寒，又能鼓舞胃中津液，上输于肺以化汗，即所谓"藉胃汁以汗之"之意。设调胃承气汤缓下胃府结热，其药较仲景调胃承气汤多姜、枣二味，以助胃中升发之气，秉"藉胃汁以下之"之意。又借仲景小柴胡汤和解益气，俞氏特别欣赏方中参、夏、姜、枣、草和胃阴壮里气之用，"盖里气虚则不能御表，表邪反乘虚而入，识透此诀，始识仲景用参之精义。盖上焦得通，精液得下，胃气因和，不强通其汗，而自能微汗以解"。俞氏以为治法虽千变万化，但健脾胃必须时时放在首位，脾胃若不健，药又岂能收功？俞氏治阴虚火旺，心阴虚者，以阿胶黄连汤为主药；肝阴虚者，丹地四物汤为主药；脾阴虚者，黑归脾汤为主药；肺阴虚者，清燥救肺汤为主药；肾阴虚者，知柏地黄丸为主药；冲任阴虚者，滋任益阴煎为主药。但若胃未健者，则以先养胃阴为首要，洋参、燕窝、银耳、白毛石斛、麦冬等品为主药。在制方时，俞氏常顾及阳明，如清燥养营汤，方中以陈皮运气疏中，妨碍胃滞气，梨汁醒胃以增汁。在瘥后调理时更重脾胃，俞氏认为瘥后遗症的药物调理，当分补虚、清热两项。补虚有两法，一补脾，一补胃，可以六君子汤、黄芪建中汤、叶氏养胃汤加减；清热亦有两法，初病时之热为实热，宜苦寒药清之，大病后之热为虚热，宜用甘寒药清之，二者有霄壤之殊。凡人身天真之气，全在胃口，津液不足，即是虚，生津液即是补虚。故以生津之药合甘寒泄热之药治感后虚热，如麦冬、生地、丹皮、北沙参、西洋参、鲜石斛、梨汁、蔗浆、竹沥、鲜茅根之类，皆为合法，丝毫无苦寒之弊，其重阳明之意昭然若揭。

2. 阳明多火化症、重危症

风寒暑湿，悉能化火，故火病独多；火必就燥，阳明专主燥气，故久必归阳明。风寒、暑湿、湿热，一经传到阳明，皆成燥火重症。故俞氏谓，"阳明之为病，实证多属火"（《三订通俗伤寒论·六经总诀》）。"六经实热，总清阳明"（同上）。阳明又多兼证，重危症。胃热冲肺，则咳逆痰多，冲心包络，则神昏发厥；冲心则神昏谵语，或但笑而不语；下烁肝肾，则风动发痉，阴竭阳越，其变证由于失清失下者多。阳明之邪，失表失清，以致陷入太阴，故阳明又多中湿证（俞氏分阳明标证、本证、中见证、兼证）。当辨湿重而热轻者，失于汗解，或汗不得法，湿气内留，或其人素多脾湿，湿与热合，最为浊热黏腻。热重而湿轻者，往往内郁成斑，斑不得透，毒不得解，尤为危候，急宜提透，不使毒邪陷入少厥二阴。邪入阳明，热结燥实者固多，气结湿滞者亦不少见。故俞氏在治疗阳明时，先将其分上、中、下三脘现证，以别其浅深轻重之不同。俞氏谓："阳明本证，在上脘病尚浅，咽干口苦，气上冲喉，胸满而喘，心中懊恼；在中脘病已重，大烦大渴，胃实满，手足汗，发潮热，不大便，小便不利；在下脘，由幽门直逼小肠，且于大肠相表里，病尤深重。日晡发热，谵语发狂，目睛不知，腹胀满，绕脐痛，喘冒不得卧，腹中转矢气，大便胶闭，或自利纯清水，昏不识人，甚则循衣摸床，撮空理气"（《三订通俗伤寒论·六经总诀》）。俞氏治阳明之法虽多，然总以健运胃气，或清或下为主。具体方药有，以大承气汤峻下大肠结热，调胃承气汤缓下胃府结热，厚朴七物汤攻里兼发表，柴芩清膈煎攻里兼和解，六磨饮子下气通便，枳实导滞汤下滞通便，加味凉膈煎下痰通便，白虎承气汤清下胃府结热，陷胸承气汤肺与大肠同治等。何秀山赞曰：阳明病"其生其死，不过浃辰之间，即日用对病真方尚恐不及，若仅视同他病，力求轻稳，缓缓延之，而病多有迫不及待者。俞氏善用凉泻，故能善治阳明，而名医之名亦由此得"（《三订通俗伤寒论·六经总诀》）。

（五）方方切用法轻灵

俞氏治感证，宗仲景六经理论，旁参三焦学说、六淫致病说，故其专设六经用药法、三焦用药法、六淫病用药法，列方剂101首，分汗、和、下、温、清、补六法，以应六经之治。综观俞氏用药，以轻灵见长，所制汤方，每出新意，何廉臣称其"方方切用，法法通灵"（《三订通俗伤寒论·后序》）。

1. 六经用药，纲举目张

为使医者能正确、全面掌握感证的治疗大法，俞氏在《通俗伤寒论》中开明宗义第一章，即设六经、三焦、六淫病用药法，论述其主要用药规律，让医者有规可循、有章可依，起到纲举目张的作用。俞氏的经验是，六经者，太阳宜汗，轻则杏、苏、橘红，重则麻、桂、薄荷，而葱头尤为发汗之通用。少阳宜和，轻则生姜、绿茶，重则柴胡、黄芩，浅则木贼、青皮，深则青蒿、鳖甲。阳明宜下，轻则枳实、槟榔，重则大黄、芒硝，滑则桃、杏、五仁，润则当归、苁蓉。太阴宜温，轻则藿、朴、橘、半，重则附、桂、姜、萸，而香、砂尤为温运之和药。

少阴宜补，滋阴轻则归、芍、生地，重则阿胶、鸡黄，而石斛、麦冬尤为生津之良药；补阳刚则附子、肉桂，柔则鹿胶、虎骨，而黄连、官桂为交阴阳之良品。厥阴宜清，清宣心包，轻则栀、翘、菖蒲，重则犀、羚、牛黄，而竹叶、灯心尤为清宣包络之轻品；清泄肝阳，轻则桑、菊、丹皮，重则龙胆、芦荟，而条芩、竹茹，尤为清泄肝阳之轻品。

三焦者，上焦主胸中、膈中，橘红、蔻仁是宣畅胸中主药，枳壳、桔梗是宣畅膈中主药。中焦主脘中、大腹，半夏、陈皮是疏畅脘中主药，川朴、腹皮是疏畅大腹主药。下焦主小腹、少腹，乌药、官桂是温运小腹主药，小茴、橘核是辛通少腹主药，而绵芪皮为疏达三焦外膜之主药，焦山栀为清宣三焦内膜之主药，制香附为疏达三焦气分之主药，全当归为辛润三焦络脉之主药。

俞氏谓："风寒暑湿燥火，为六淫之正病，亦属四时之常病，选药制方，分际最宜清析。"（《三订通俗伤寒论·六淫病用药法》）俞氏把六淫病用药法归纳为：风病以宣气泄卫为先，轻则薄荷、荆芥，重则羌活、防风，通用为杏、蔻、橘、桔。风郁久变热生痰，宜蜜炙陈皮、瓜蒌、川贝、胆星、竺黄、蛤粉、枳实、荆沥之属。若风热日久烁液耗津，则宜用润燥药，轻则梨汁、花露，重则知母、花粉，而鲜生地、鲜石斛尤为生津增液之良药。寒邪为病，外寒宜汗，太阳汗剂药主之；里寒宜温，太阴温剂药主之。暑邪为患，当察其有所兼夹，分别治之。暑湿宜藿梗、佩兰、米仁、通草、苍术、石膏、草果、蔻仁、滑石、炒香枇杷叶、鲜冬瓜皮瓤芳淡清泄为先，暑秽宜葱、豉、菖蒲、紫金片锭、青蒿、鲜银花、鲜薄荷主之，暑瘵宜西瓜汁和童便热服，或鲜茅根汤磨犀角汁。湿邪为病，宜淡渗为主法，二苓、米、滑为主药。伤脾阳者宜香砂、理中汤，伤及肾阳者以真武汤正本清源。风湿宜羌、防、白芷、二术、麻、桂以温散，寒湿宜二蔻、砂、朴、姜、附、丁、桂以燥之，湿热宜蔻、藿、佩兰、滑、通、二苓、茵陈以芳淡宣化，若湿火盘踞肝络，血瘀而热，应苦寒泻火为君，佐辛香以通里，如栀、芩、连、柏、龙荟、清麟丸等，略参冰、麝、归须、泽泻。燥病治当首分温凉，凉燥温润，宜紫菀、杏仁、桔梗、橘红之属；温燥凉润，宜鲜桑叶、杏仁、

俞根初

瓜蒌皮、川贝之类。火病则别虚实，郁火宜发，葱、豉、荷、翘、升、葛、柴、芎施之；虚火宜补，补中益气汤主之，即甘温除大热是也。

2. 相须相恶，各得其宜

组方遣药，难在配伍上。若配伍得当，则诸药共力；若配伍失宜，则药力无存，病安能愈？俞氏深谙个中三昧，每能将两味普通药合用一起而使全方顿生灵气。如同为发汗，麻黄配桂枝为重剂发汗，苏叶合葱、豉为轻剂发汗。同为和解，由于配伍不同，其侧重点亦各有异。黄芩配柴胡，为和解少阳，蝉、蚕配生军，为升降和解，茹、橘合苏梗，是旁达和解。同为泻下，困邪之轻重、患者体质之强弱、食积水积痰积之不同，故配伍亦各异。元明粉配白蜜为急性润下，陈海蜇合地栗为慢性润下，楂、曲配制军是下食滞，桃、红合醋军为下瘀积，礞、沉配制军是下痰火，遂、戟合制军是下水积，黄芪配归、苁蓉是润下老人气秘，桃仁合松、柏二仁是润下产妇血秘。同为消食积，则有谷积、肉积、酒积、水积之不同。神曲配谷麦芽则消谷食，山楂合萝卜子则消肉食，乌梅配蔗浆、葛花则消酒积，商陆合千金霜则消水积。其他经验还有，杏、蔻配姜、橘是辛温开上，香、砂合二陈是辛温和中，附、桂配丁、沉是辛温暖下，葱、豉配栀、芩是辛凉解肌，杏、橘合栀、翘是轻清宣上，芩、连配姜、半是苦辛清中，五苓合三石是质重导下，芦笋配灯心是轻清宣气，桑叶合丹皮是轻清凉血，知母配石、甘是甘寒清气，犀、羚合鲜地是咸寒清血，橘、半配茯苓则消湿痰，蒌、贝合竹沥则消燥痰，姜、附配荆沥则消寒痰，海粉合梨汁则消火痰，燕窝配冰糖是补津液，枣仁合茯神是补心神，熟地配杞子是补肾精，杜仲合川断是补筋节。俞氏自谓："此皆配制之要略，开后学之悟机。"（《三订通俗伤寒论·用药配制法》）

又如鳖血炒柴胡、干姜拌捣五味子、麻黄拌捣熟地、生姜拌抄食盐、桂枝拌捣滑石，用肉桂泡汁渗入茯苓片内晒干入药，取其温阳化饮之效等特殊炮制方法，相反相成，更具妙思。

3. 质轻力胜，药贵中病

俞氏治感证多选用质轻的草木花类药，质重之介类药及血肉有情之品不常用，药之用量亦较轻，并喜欢用鲜品及汁，而正是这些不起眼的药物，经俞氏精心配伍，合理应用，屡起重病危症。以轻取胜，亦俞氏用药之一大特色。

俞氏之柴胡陷胸汤，方中柴胡一钱，姜半夏三钱，小川连八分，苦桔梗一钱，黄芩钱半，瓜蒌仁五钱，小枳实钱半，生姜汁四滴分冲，其用药之轻清，剂量之小，由此可见。又如苏羌达表汤，俞氏对方中之剂量有特别说明，苏叶钱半至三钱，防风一钱至钱半，光杏仁二钱至三钱，羌活一钱至钱半，白芷一钱至钱半，鲜生姜八分至一钱，浙苓皮二钱至三钱，广橘红八分至一钱。从俞氏一般经验来说，药量多在三钱之内。俞氏常用之鲜品，有鲜生姜、鲜竹茹、鲜葱白、鲜石斛、鲜枇杷叶、鲜茉莉花、鲜荷叶、鲜冬瓜皮、鲜银花、鲜薄荷、鲜茅根等，取其药鲜力专、透发力强之故。俞氏常用取汁的药，有菖蒲汁、生姜汁、生藕汁、竹沥、沉香汁等。如五汁一枝煎，方中鲜生地汁、鲜茅根汁、鲜生耦汁、鲜淡竹沥、鲜生姜汁、紫苏旁枝，俞氏还在方后特别注明其服法：先将紫苏旁枝煎十余沸，取清汤盛盖碗中，和入五汁，重汤炖温服。何秀山氏称五汁一枝煎为"清润心包、濡血增液"之良方。

俞氏治病在肌表之感证，多用轻宣药，即使治疗危笃沉疴，亦以轻奏效。俞氏治妇人温病热结血室证，症见昼日明了，夜则谵语，甚则昏厥，舌干口臭，便闭溺短等危象，俞氏以柴胡羚角汤主之，和解偏重破结。方中有鳖血柴胡二钱，归尾二钱，杜红花一钱，碧玉散三钱，羚角片三钱（先煎），桃仁九粒，小青皮钱半，炒川甲一钱，吉林人参一钱，醋炒生锦纹三钱，药量不大，药物亦为轻清之品，而病者服之霍然若愈。因此，俞氏认为治病贵在对症下药，只要药证相符，轻剂可愈重病，若药证不投，药愈重而病愈深。

4. 因地因人，随宜而治

俞氏治感证已达出神入化之境地，于临床瞬息万变之病证，莫不成竹在胸，信手拈来，即成妙方。

俞氏在苏羌达表汤后注释云："浙绍卑湿，凡伤寒恒多挟湿，故予于辛温中佐以淡渗者，防其停湿也。湖南高燥，凡伤寒最易化燥，仲景予辛温中佐以甘润者，防其化燥也。辛温发汗法虽同，而佐使之法则异。"（《三订通俗伤寒论·六经方药·发汗剂》）俞氏由患者所处地域不同，从仲景方中悟出玄机，而新制苏羌达表汤，非精于临证、敏于心思者难能做到。俞氏谓"病变不常，气血有素，穷不常之病变，须门门透彻，葆有素之气血，要息息通灵，斯可言医治之方药矣"（《三订通俗伤寒论·六经方药》）。

为此，俞氏治感证，并非只着眼于外来之邪，十分重视患者之气血盛衰。如俞氏治阴虚体质感冒风温及冬温咳嗽、咽干痰结之证，设加减葳蕤汤以滋阴发汗，方以生玉竹滋阴润燥为君，臣以葱、豉、薄、桔，疏风清热，佐以白薇苦咸降泄，使以甘草、红枣甘润增液，以助玉竹之滋阴润燥。若纯用表药全然无汗，而得此阴气外溢则汗自出，病亦随之而解，可谓是活用汗法能自出新意者。俞氏还善于化裁古方，如新加三拗汤，为《局方》三拗汤基础上加荆、薄疏风，桔、甘宣上，使以橘饼、蜜枣辛甘微散，变峻剂为平剂，以治风伤肺，寒伤太阳，头痛恶寒，无汗而喘，咳嗽白痰等症，效如桴鼓。何秀山称之为"屡用达药，善于化裁者矣"（《三订通俗伤寒论·发汗剂》）。又如柴胡达原饮和解三焦法，以柴、芩为君，臣以枳、桔开上，朴、果疏中，青、槟达下，以开达三焦之气机，使膜原伏邪尽从三焦而外达肌膜，佐以荷梗透之，使以甘草和之，较之吴又可之原方又有新意。此外，俞氏以仲景三承气汤为基础，化裁出三仁承气汤、陷胸承气汤、犀黄承气汤、白虎承气汤、桃仁承气汤、解毒承气汤、养营承气汤等，于临床运用颇为合拍，足堪师法。

（六）传变要诀是"三化"

俞根初认为虽然伤寒一证传变颇多，然不越乎火化、水化、水火合化三端。从火化者，多少阳相火证、阳明燥实证、厥阴风热证；从水化者，多阳明水结证、太阴寒湿证、少阴虚寒证；从水火合化者，多太阴湿热证、少阴厥阴寒热错杂证。又说，大抵吾绍患伤寒者，火化证多于水化，水火合化者亦不鲜。其意义有三：一是明确了伤寒传变的三大途径——火化、水化、水火合化；二是分析了其传变的原因与邪的性质、受邪脏腑的特性、人体禀赋、气候时令等因素有关；三是言简意明，切于实用。根初自谓："就予所验，凡太阳伤寒，其邪有但传少阳阳明而止者；有不传少阳阳明越传三阴者，各随其人之体质阴阳，脏腑寒热。从火化者为热证，从水化者为寒证，从水火合化者，则为寒热错杂之证。医者能审其阴阳盛衰、寒热虚实，为之温凉补泻于其间，对证发药，随机应变，心灵手敏，庶可以治伤寒变证矣。"（《三订通俗伤寒论·伤寒本证·大伤寒》）

何秀山按："此节论伤寒传变证，抉择原论之精华，补助仲景之缺略，发明火化、水化、水火合化三端，独出心裁，非经验宏富者不能道，学人当奉为准绳。"（《三订通俗伤寒论·伤寒本证·大伤寒》）

何廉臣谓："俞氏特立火化、水化、水火合化三端，已握传变之主脑。然后审定各人之特性素因，再将气候风土、寒热燥湿、老幼男女等之各异及其体质强弱、脏性阴阳，与夫生活状态、旧病有无等关系，辨其经络脏腑之外候，断其寒热虚实之真相，以决方剂。虽多引用成方，略为加减，而信手拈来，适中病情。细绎其诊察之法，大抵以头、项、背、腰之变化察表，以面目、九窍之变化察里，以血脉、睛、舌之变化察其病势之安危，断其病机之吉凶。"（《三订通俗伤寒论·伤寒本证·大伤寒》）

其火化、水化、水火合化三证辨证及处理方法简介如下。

1. 火化

邪传少阳经证，和解兼表，柴胡枳桔汤主之。邪传少阳腑证（偏于半里证），和解兼清，蒿芩清胆汤主之。小结胸者，和解兼开降法，柴胡陷胸汤主之。少阳上焦之邪渐结于中焦阳明，和解兼轻下法，大柴胡汤去姜半夏加川朴、风化硝治之。

邪热传入胃经，尚为散漫无形之燥热，未曾结实，宜清透而不宜攻下之阳明外证，辛凉泄热为君，佐以甘寒救液，新加白虎汤主之。若顺证则一剂知，二剂即已。若见逆证，则人参白虎汤，或孙氏生脉散参许氏二加龙蛎汤法力图急救，希冀侥幸于什一。

俞根初

邪传阳明胃腑，则病有太阳阳明、正阳阳明、少阳阳明、太阴阳明、少阴阳明、厥阴阳明。其证有热结、痰结、水结、气结、发黄、蓄血、液枯、正虚之各异。

太阳阳明，为太阳转属阳明之热结也。宜以攻里兼解法，厚朴七物汤治之。

正阳阳明，有轻、重、危三证。轻者，热已结胃，胃腑不和也，法当泻热润燥，佐以和胃，调胃承气汤微下之。重者，胃中热结移入小肠，法当苦寒泻火，佐以辛通，小承气汤缓下之（微和胃气，勿令大泄下）。危者，胃小肠热结，上蒸心脑，下移大肠，急急峻下存阴为君，佐以息风开窍，大承气汤加犀角（二钱）、羚角（三钱）、紫雪（八分至一钱）急救之。脉弦者生，涩者死，此要诀，切记之。

少阳阳明，即仲景所谓误发汗而利小便，胃中燥烦而实，大便难是也。轻则和解兼攻下法，大柴胡汤主之，重则攻里兼和解法，柴芩清膈煎主之。

太阴阳明，其证有二：一为肺胃合病，肺中痰火与胃中热结，而成下证，法当肺与大肠并治。开降肺气以通大便，陷胸承气汤主之。若水与郁热互结在胸脘、胁、肺胃之间，法当急下停饮，蠲饮万灵汤主之。一为脾胃合病，脾中湿浊与胃中热结而成下证，急急开泄下夺，承接未亡之阴气于一线，小承气汤加川连一钱、至宝丹两颗急救之。若再失下，其脾必约，仲景麻仁脾约丸，缓不济急，速投三仁承气汤加硝蜜煎（风化硝三钱、净白蜜一两）润下之，庶可转危为安。

少阴阳明，有轻、重、危三证。轻者，外邪初陷于心胃之间，乃包络热郁之闷证也，法当微苦微辛，轻清开透，连翘栀豉汤主之。重者，少阴邪从火化合阳明燥化而成下证，法当急下存阴，大承气汤加犀角一钱、鲜生地一两峻下泻之。危者，少阴少火悉成壮火合并阳明燥热而成下证，亟亟开泄下夺，泻燎原之邪火，以救垂竭之真阴，犀连承气汤加西黄五分、麝香五厘急拯之。

厥阴阳明，有轻、重、危三证。轻者，厥阴气结合阳明热结而成下证，仲景所谓厥应下之是也。法当苦辛通降，下气散结，六磨饮子去木香加广郁金三钱磨汁主之。重者，此厥阴火亢合阳明热结而成下证，仲景所谓脉滑而厥，厥深热亦深也。法当清燥泻火，散结泄热，四逆散缓不济急，白虎承气汤加广郁金三钱磨汁冲润下之。危者，此由厥阴郁火，深伏于肝脏血络之中，而不发露于大经大络，直透胃肠而外发也。往往气闭闷毙，顷刻亡。治宜先刺要穴出血（如少商、中冲、舌下紫筋、曲池、委中等穴）以开泄其血毒，再灌以紫雪五分、品飞龙夺命丹二分以开清窍而透伏邪。

俞氏谓："太少两阳与阳明合病，仲景已有明文。三阴与阳明合病，仲景《伤寒论》虽未指出，而细阅其书，亦未尝无是证，及临证实验，尤为数见不鲜。爰将病状、脉舌、疗法、药方，一一标明，以补仲景原书之不逮，从岐伯中阴溜腑之义，悟出三阴实而邪不能容，邪正互争，还而并入胃腑以成下证也。"（《三订通俗伤寒论·伤寒本证·大伤寒》）

发黄、蓄血，本阳明常见之变证。最难治者，阳明病应下失下，邪盛正虚之坏病。若见发黄，为瘀热在里，热不得越而成阳黄也。轻则清利小便为君，荡涤黄液佐之，茵陈蒿汤调下矾硫丸，使黄从小便去。重则荡涤黄液为君，清利小便佐之，栀子大黄汤调下矾硫丸，使黄从大便去。

若见蓄血，此为瘀热在里，《内经》所谓蓄血在下，其人如狂是也。轻则凉血化瘀，犀角地黄汤加光桃仁、广郁金、白薇、归须、青糖拌炒活䗪虫等清消之，重则破血逐瘀，桃仁承气汤急攻之，极重用抵当汤去虻虫（光桃仁二十颗、酒醋炒生川军二钱、盐炒水蛭三支研细）加夜明砂（三钱，包煎）、蜜炙延胡（钱半）、炒穿甲（一钱）、杜牛膝（四钱）、麝香（五厘，冲）等峻攻之。

邪热传入厥阴经证，为阳经热邪传入足厥阴经标病也。法当清泄肝热，清肝达郁汤主之，或用四逆散加制香附、小川连、霜桑叶、童桑枝、广郁金等疏通之。

邪热传入厥阴脏证，为阳经热邪传入足厥阴脏本病也，法当大泻肝火，龙胆泻肝汤去柴胡加白头翁、胡连主之。若火旺生风，肝风上翔，邪陷包络，厥深热亦深，法当息风开窍，羚角钩藤汤加紫雪五分或八分

俞根初

· 057 ·

急救之。若吐蛔而昏厥者，此为蛔厥，小儿最多，妇人亦有，速投连梅安蛔汤，调下妙香丸，清肝驱虫以救之，羚角钩藤汤不可与也。

以上少阳、阳明、厥阴三经脏腑变证，皆伤寒邪从火化之传变也。

2. 水化

太阳表证未罢顺传阳明，此仲景所谓胃中虚寒，水谷不别故也。先以桂枝橘皮汤解其表，表解即以香砂二陈汤温其里，以白术和中汤温脾和胃而痊。

太阳表寒虽解而阳明中有水气，此由胃阳素虚，猝为表寒所侵，触动里结之水气，累及脾胃不能健运所致。呕多者，先与吴茱萸汤止其呕，利多者，与胃苓汤，温中化水，继以香砂理中汤温健脾阳，升发胃气，其病即愈。

邪传太阴经证，为太阳经邪越传足太阴标病，法当芳淡温化，藿香正气汤主之。若湿流肌肉，发为阴黄，前方送下矾硫丸，燥湿除疸以退之。

邪传太阴脏证，此太阴寒邪，直入足太阴脏证也。法当温健脾阳，香砂理中汤主之，重则热壮脾肾，附子理中汤主之。

太阳寒邪内陷少阴经证，此太阳未解，少阴先溃，必其人肾阳素虚，邪从太阳中络直入足少阴肾经也。温调营血为君，佐以扶阳，桂枝加附子汤治之。仲景麻附细辛峻汗法，究嫌冒险，不可轻与。

太阳寒邪内陷少阴脏证，此仲景所谓下焦虚寒，不能制水故也。先以附子理中汤加肉桂五分、云茯六钱壮肾阳以化水气，服药后，吐利止而手足转湿，或时自烦、欲去衣服者，水去而阳气回复也，可治。若下利虽止，反自汗大出，孤阳从外亡也，急与真武汤回阳摄阴。若下利既止，而头目晕眩，痰涌喘息，两足冰冰者，下多阴竭，孤阳从上而脱也，急与新加八味地黄汤，镇元纳阳。此二者，皆邪传少阴，生死出入之危候也。故仲景原论，少阴独见死证。

以上阳明、太阴、少阴，三经腑脏变证，皆伤寒邪从水化之传变也。

3. 水火合化分

凡阳经表邪传入太阴，往往脾湿与胃热相兼，其证有四：

（1）湿重于热，此由其人中气素虚，太阴证多而阳明证少也。辛淡温化为君，佐以芳透，藿香正气汤或大橘皮汤，二方酌用之。

（2）热重于湿，此由其人中气素实，故阳明证多而太阴证少也。苦降辛通为君，佐以凉燥，增减黄连泻心汤清解之。

（3）湿热并重，此湿遏热郁，夹痧秽或夹食滞阻闭中上二焦，俗称闷痧，实即湿热夹痧食之干霍乱也。必先挑痧放血，继即与涌吐法，又次宣畅气机，连翘栀豉汤调下红灵丹，终与枳实导滞汤缓下之。

（4）湿热俱轻，此湿热阻滞上焦清阳，胃气不舒，膈热不清之轻证也。但用轻清芳淡法，苇茎汤去桃仁，加藿香、佩兰叶、枇杷叶、淡竹叶、青箬叶等，宣畅气机，肃清三焦，自然肺胃清降，湿热去而胃开矣。

邪传少阴脏证，当分手足二经，手少阴心主热气，中含君火；足少阴肾主生阳，中藏寒水，其证有三：

（1）水为火烁，此外邪挟火而动，阴虚而水液不能上济也。治宜壮水制火，阿胶黄连汤主之。若兼下利咽痛，胸满烦闷者，此水液为虚火下迫，郁热下注而不能上升也。治宜育阴煦气，猪肤汤主之等。

（2）火为水遏，此阳气内郁，不得外达，水气上冲而下注也。治宜达郁通阳，加味四逆散主之。

（3）水火互结，此水阴随热下注，郁火反从上冲。治宜滋水泻火，猪苓汤加辰砂染灯心、童便、枇杷叶等主之。

邪传厥阴，当分手足二经，手厥阴为包络，内含胆火，主行血通脉；足厥阴为肝脏，下含肾水，主藏血活络。火性热，水性寒，故其证最多寒热错杂、阴阳疑似，约计之有四：

（1）外寒内热：此外虽厥而里有热，仲景所谓厥微热少是也。法当辛凉泄热以利溺，新加白虎汤主之。若包络夹胆火而肆虐，仲景所谓厥深热亦深，法当凉血清肝以坚肠，加味白头翁汤主之。

（2）内寒外热：此阴多阳少，肝夹肾水之寒而肆发，仲景所谓戴阳，下虚故也。急急温通回阳，通脉四逆汤主之。

（3）下寒上热：此寒格于下，热拒于上，火逆水泻之错杂证。当清上热开寒格为君，佐以益气健胃，先与生姜泻心汤去甘草，加淡竹茹、枇杷叶止其吐，继与乌梅丸止其利。

（4）上寒下热：此寒格于上，热结于下，水逆火郁之错杂证也。法当先逐其水，蠲饮万灵汤主之，继则清肝泄热，加味白头翁汤主之。

以上太阴、少阴、厥阴各脏变证，皆伤寒邪从水火合化之传变也。

（七）病后调理有专法

瘥后调理，常为一般医生所忽略，而这与患者能否痊愈关系甚大；瘥后调理不慎，常易致复发而前功尽弃。俞根初对此十分重视，专设瘥后调理一节，其内容有药物调理法、食物调理法、气候调理法、起居调理法及情志调理法。

1. 清余邪，调脾胃

俞根初认为"伤寒温热，大邪退后，余热未尽，元气已虚，胃虚少纳，脾弱不运"（《三订通俗伤寒论·调理诸法·瘥后药物调理法》），当以清余邪、调脾胃为法。

治瘥后浮肿，俞氏认为多由脾虚不能制水，治当实脾利水，焦冬术、茯苓皮、米仁、杜赤豆、扁豆、山药、木瓜、车前子、泽泻之属治之，切忌消利。瘥后咳嗽，俞氏以为这是余热恋肺，宜当归六黄汤加减，以育阴泻火，加西洋参、生地、麦冬、甘草、小麦、百合、竹叶、茯苓、莲心之类，清热养阴。瘥后发疮，乃余热淫于肌肉所致，照寻常疮症，温托妄施，或苦寒直折，断不能救，惟多服清凉解毒，兼养气血药自愈。

俞氏还认为瘥后之余邪，毕竟是强弩之末，邪虽应清，但所选药与病初之清邪大不一样。初病之热为实热，宜用苦寒清之，大而病后之为虚热，宜用甘寒。

俞氏经验得出，不欲食者病在胃，宜养以甘凉，《金匮》麦门冬汤或叶氏养胃汤主之。食不化者病在脾，治当温运，香砂理中汤、六君子汤主之。伤食者饮食自倍，肠胃乃伤，病在不及消化；停食指不论食之多少，或当食而怒，或当食时病在气结而不能化。治伤食重在食，或吐或下或消；治停食重在气，惟理气兼之以消，吐下之法不任。

2. 慎食忌，重食补

俞氏谓，伤寒温热之症，多属胃肠伏邪所致，胃肠已失其正常消化力，最宜忍饥耐饿，平卧安静，热退舌净无苔，始可渐进粥汤，渐进渐厚，不致转复。

进食之法，俞氏视舌苔渐净，即渐进谷气以扶正胜邪。其法，先用荷叶擦洗杓器，次用青竹叶带水一滚，倾去竹叶，止用净水一碗，次入嫩鲜芦根指大数寸，置汤中一滚，再去芦根，次入陈冬米研磨之粉，法以水搅和粉，澄去沉底粗者，止取上浮细者，入汤煎中，数沸后，粉糊已露，芦根、竹叶气清香入胃，能回清气退浊气，有湿化湿，有火清火，有痰清痰，如有燥粪，自能润下之。俞氏称之为"伤寒瘥后进食第一法也"。

俞氏还告诫病家，今之为父母者但狃于平昔之爱好，只记伤寒之不吃粥饭，而床头果品，枕边酸甜，一概不禁，不知此等滋味，一入胃肠，则稠黏胶结，反助胃火里邪，其害甚于谷气。患者进食后，还应慎忌口。不但油腻腥发曲糵炙煿，熏灼脏腑者固宜禁绝，即瓜果生冷，凡能冰伏脾胃者，亦不宜入口。惟萝卜汤、陈干菜汤疏导肠胃，细芽菜运其津液，服之有益。

候脉症相安，渐为减药，以谷肉果菜食养尽之。俞氏食补之法，但取其气，不取其味，如五谷之气养之，五菜之气充之，每食之间，便觉津津汗透，将身中蕴蓄之邪热，以渐运出于毛孔。若急以肥甘之味补之，则适得其反，其邪愈无外出之期。其所列食补中有，雪梨生食清火，蒸熟滋阴；米仁汤治肺热脾虚；淡莲子汤、芡实粥用于遗精泄泻；扁豆红枣汤，专补脾胃；龙眼肉汤，兼养心脾；鳇鲟鳔、线鱼胶（同猪蹄、燕窝、海参，或鸡鸭荤中煮烂，饮汁更佳），填精益髓；凤头白鸭、乌骨白鸡，补阴除热；猪肺蘸白及末，保肺止血等。

俞根初

3. 顺四时，适时宜

人生活在大自然中，与大自然息息相关。四时寒热温凉之嬗递，是万物生长的催化剂，也是人体保持健康的重要保证。若六气太过成为六淫，或人们触风露寒，冒暑忍热，不但人易患疾，而瘥后则更易复发。《太素经》云："适寒温者，寒无凄凄，暑无出汗，居处无犯人邪，则自身安矣。"故俞氏谓："前贤知摄生者，卧起在四时之早晚，兴起有至和之常规，调养筋骨，有偃仰之方法，节宣劳逸，则有予夺之要则，温凉调节合度，百病不生。"（《三订通俗伤寒论·气候调理法》）其具体方法介绍如下。

春三月，此谓发陈，天地俱生，万物以荣，病后调养，当此春日融和之际，宜处园林宽敞之处，用摅滞怀，以畅生气，不可兀坐久卧，以郁生化。天气寒暄不一，不可顿去棉衣，逐渐减服，稍寒莫强忍，即仍加衣，不可令背寒，寒即伤肺。春夜卧时，间或用热水下盐一撮，洗膝上下至足方卧，能消风邪，利脚气。

夏三月，此谓蕃秀，天地气交，万物花果。试看草枯木落，其汁液尽消竭于夏季，故一岁惟夏为疾病之生死关。夏季之病，较别季为独多，夏令调养，尤当谨慎。不论无病病后，如平居檐下，过街棚、弄堂、无窗屋内，弗纳凉夜卧，勿露卧，勿有汗当风而卧，勿使人扇风取凉，虽大热，不得吃冰水、凉粉、冰激凌、冷粥、一切生冷煎炒炙煿肥腻甜辣诸物。勿用冷水洗面，伏热在身，烈日晒热之衣，及汗透之衣，皆不可便穿。饱腹受寒，必起霍乱。莫食瓜茄生菜，腹中方受阴气，食凝滞之品，多为痞积。若患冷气痰火之人，尤宜忌之。

秋三月，谓之容平，天气以急，地气以明。不宜贪取新凉。凡人五脏俞穴，皆会于背，酷热之后，贪取风凉，此中风之源也。故背宜常暖护之。凡清晨睡醒，闭目叩齿咽津，搓手熨眼，可以明目。

冬三月，此为闭藏，天地闭藏，水冰地坼。当闭精养神，以厚敛藏。如植物培护于冬，至来春方得荣茂，此时若妆贼之，春升之际，下无根本，枯悴必矣。调理之法，有痰宜吐，心膈多热，所忌发汗，恐泄阳气。宜服药酒滋补，寒极渐加棉衣，不得频用大火烘炙，手足应心，不可以火炙手，引火入心，使人烦躁。不宜早出犯霜，勿多食葱，以防发散阳气。

俞氏的四时调摄法，不但病后之人十分适宜，即无病防病亦颇为可取。

4. 洁身体，勤摩擦

俞氏谓："吾绍之病家，一病之安危，多有责之于医，不知侍疾者对于病人，往往居处不合理，身体不清洁，寒温不适宜，卧起不定时，不但无助医家治疗之能力，实则助长病菌之孳生。"（《三订通俗伤寒论·起居调理法》）

居处宜宽敞宁静，空气流通，阳光充足。室中灯火，尤宜少燃，而绍地病家习惯，凡病伤寒时疫，素重迷信，最怕鬼祟，不但夜间红烛高烧，即日中于病室床内，亦必多燃灯火为阳光。而满屋皆侍病之人，骈肩并足，交头接耳，七口八嘴，汗雾交流，即使无病之人，久居此室，亦必头目昏晕，胸膈气闷，况患时病之人乎？口鼻之所吸受，肺胃之所浸淫，往往轻者重，重者即死。

病后之人，面要常擦，能使容颜光泽，血气流通；目常宜揩，每静时宜常闭目，能清心安神，或用两指背两相摩擦，能祛火；齿宜常洗擦，以去口秽；腹要常摩，使腹食消磨，秽浊不结；足要常搓，常搓涌泉穴，能去风湿，健步履。凡患病人之衣服，必须间日更换，卧床被褥，尤须清洁。"洁身体，勤摩擦，皆为病后调和血气法也"（《三订通俗伤寒论·起居调理法》）。

另外，应留意的还有，卧讫勿留灯烛，凡眠先卧心，后卧身，卧勿张口，食后勿就寝，夜卧勿覆其头。

最后，俞氏还告诫患者应注意情志调摄。凡费力、劳心、过喜、过怒、多言多动，皆能致复。应除思虑，节言语，戒嗔怒，静心和气，使病人目见耳闻，心悦情服，有益康复。

俞根初

三、原文选释

（一）伤寒，外感百病之总名也

【原文】

伤寒，外感百病之总名也。有小证，有大证，有新感证，有伏气证，有兼证，有夹证，有坏证，有复证。传变不测，死生反掌，非杂病比。奈扁鹊《难经》但言伤寒有五：一曰中风，二曰伤寒，三曰湿温，四曰热病，五曰温病。仅载脉候之异同，并无证治之陈列，语焉不详，后学何所依据？惟中风自是中风，伤寒自是伤寒，湿温自是湿温，温热自是温热，已可概见。然皆列入伤寒门中者，因后汉张仲景著《伤寒杂病论》，当时不传于世，至晋王叔和，以断简残编，补方造论，混名曰《伤寒论》，而不名曰《四时感证论》，从此一切感证，通称伤寒，从古亦从俗也。予亦从俗，名曰《通俗伤寒论》。人皆谓百病莫难于伤寒。予谓治伤寒何难？治伤寒兼证稍难，治伤寒夹证较难，治伤寒复证更难，治伤寒坏证最难。盖其间寒热杂感，湿燥互见，虚实混淆，阴阳疑似，非富于经验，而手敏心灵，随机应变者，决不足当此重任，日与伤寒证战。谚云：熟读王叔和，不如临证多。非谓临证多者不必读书也，亦谓临证多者乃为读书耳。国初喻嘉言尝云：读书无眼，病患无命。旨哉言乎！予业伤寒专科，四十余年矣，姑以心得者历言其要。（《三订通俗伤寒论·伤寒要义》）

【阐释】

以"从俗"名《通俗伤寒论》，不违经旨，又宜于临床；将变化无穷的伤寒病简要概括为伤寒本证、伤寒兼证、伤寒夹证、伤寒复证、伤寒坏证，足见绍派医家的智慧。

（二）伤寒证治，全藉阳明

【原文】

伤寒证治，全藉阳明。邪在太阳，须藉胃汁以汗之。邪结阳明，须藉胃汁以下之。邪郁少阳，须藉胃汁以和之。太阴以温为主，救胃阳也。厥阴以清为主，救胃阴也。由太阴湿胜而伤及肾阳者，救胃阳以护肾阳。由厥阴风胜而伤及肾阴者，救胃阴以滋肾阴，皆不离阳明治也。（《三订通俗伤寒论·伤寒要义·六经治法》）

【阐释】

治得了阳明，即治得了伤寒，这是绍派医家的心得之言。

（三）凡伤寒病，均以开郁为先

【原文】

凡伤寒病，均以开郁为先。如表郁而汗，里郁而下，寒湿而温，火燥而清，皆所以通其气之郁也。病变不同，一气之通塞耳。塞则病，通则安，无所谓补益也。补益乃服食法，非治病法，然间有因虚不能托邪者，亦须略佐补托。（《三订通俗伤寒论·伤寒要义·六经治法》）

【阐释】

邪从外来，必从外出，此治伤寒第一要诀，补益法乃助其托邪也。

（四）六经用药法

【原文】

太阳宜汗，轻则杏、苏、橘红，重则麻、桂、薄荷。而葱头尤为发汗之通用。

少阳宜和，轻则生姜、绿茶，重则柴胡、黄芩；浅则木贼、青皮，深则青蒿、鳖甲。而阴阳水尤为和解之通用。

阳明宜下，轻则枳实、槟榔，重则大黄、芒硝；滑则桃、杏、五仁，润则当归、苁蓉。下水结则甘遂、大戟，下瘀结则醋炒生军，下寒结则巴豆霜，下热结则生军。应用则用，别无他药可代。切勿以疲药

俞根初

塞责，药稳当而病反不稳当也。惟清宁丸最为缓下之通用。麻仁脾约丸，亦为滑肠之要药。

太阴宜温，轻则藿、朴、橘、半，重则附、桂、姜、萸。而香、砂尤为温运之和药。姜、枣亦为温调之常品。

少阴宜补。滋阴，轻则归、芍、生地，重则阿胶、鸡黄，而石斛、麦冬尤生津液之良药。补阳，刚则附子、肉桂，柔则鹿胶、虎骨，而黄连、官桂尤交阴阳之良品。

厥阴宜清。清宣心包，轻则栀、翘、菖蒲，重则犀、羚、牛黄，而竹叶、灯心尤为清宣包络之轻品。清泄肝阳，轻则桑、菊、丹皮，重则龙胆、芦荟，而条芩、竹茹尤为清泄肝阳之轻品。(《三订通俗伤寒论·伤寒要义·六经用药法》)

【阐释】

俞氏六经用药法，以六法为大纲，以应六经之治，遣药轻重有别，脏腑各异，治养并施，值得细细体味，反复验证。

（五）三焦用药法

【原文】

上焦主胸中、膈中。橘红、蔻仁是宣畅胸中主药；枳壳、桔梗是宣畅膈中主药。中焦主脘中、大腹，半夏、陈皮是疏畅脘中主药；川朴、腹皮是疏畅大腹主药。下焦主小腹、少腹，乌药、官桂是温运小腹主药；小茴、橘核是辛通少腹主药。而绵茵皮为疏达三焦外膜之主药，焦山栀为清宣三焦内膜之主药，制香附为疏达三焦气分之主药，全当归为辛润三焦络脉之主药。(《三订通俗伤寒论·伤寒要义·六经用药法》)

【阐释】

俞氏三焦用药法，以宣上、畅中、运下为大法，然上焦有宣畅胸中、膈中之不同，中焦有疏畅脘中、大腹之不同，下焦有温运小腹、辛通少腹之不同，又有三焦外膜、内膜，气分、络脉之各异，临床用药当细作区分。

（六）六淫病用药法

【原文】

风寒暑湿燥火，为六淫之正病，亦属四时之常病，选药制方，分际最宜清析。举其要而条列之。

风病药　风为百病之长，善行数变。自外而入，先郁肺气。肺主卫，故治风多宣气泄卫药。轻则薄荷、荆芥，重则羌活、防风。而杏、蔻、橘、桔，尤为宣气之通用。且风郁久变热，热能生痰，故又宜用化痰药。轻则蜜炙陈皮，重则瓜蒌、川贝，及胆星、竺黄、蛤粉、枳实、荆沥、海粉之属。而竹沥、姜汁，尤为化痰之通用。但风既变热，善能烁液，故又宜用润燥药。轻则梨汁、花露，重则知母、花粉。而鲜地、鲜斛，尤为生津增液之良药。至主治各经风药，如肺经主用薄荷，心经主用桂枝，脾经主用升麻，肝经主用天麻、川芎，肾经主用独活、细辛，胃经主用白芷，小肠经主用藁本，大肠经主用防风，三焦经主用柴胡，膀胱经主用羌活，前哲虽有此分别，其实不必拘执也。

寒病药　外寒宜汗，宜用太阳汗剂药；里寒宜温，宜用太阴温剂药，固已。惟上焦可佐生姜、蔻仁；中焦可佐川朴、草果，或佐丁香、花椒；下焦可佐小茴、沉香，或佐吴萸、乌药，随症均可酌入。

暑病药　张凤逵《伤暑全书》曰：暑病首用辛凉，继用甘寒，终用酸泄敛津。虽已得治暑之要，而暑必夹湿，名曰暑湿；亦多夹秽，名曰暑秽，俗曰热痧；炎风如箭，名曰暑风；病多晕厥，名曰暑厥；亦多咳血，名曰暑瘵。至于外生暑疖热疮，内则霍乱吐利，尤数见不鲜者也。故喻西昌谓夏月病最繁苛，洵不诬焉。用药极宜慎重，切不可一见暑病，不审其有无兼症夹症，擅用清凉也。以予所验，辛凉宣上药，轻则薄荷、连翘、竹叶、荷叶，重则香薷、青蒿。而芦根、细辛，尤为辛凉疏达之能品。甘寒清中药，轻则茅根、菰根、梨汁、竹沥，重则石膏、知母、西参、生甘。而西瓜汁、绿豆清，尤为甘寒清暑之良品。酸泄敛津药，轻则梅干、冰糖，重则五味、沙参、麦冬。而梅浆泡汤，尤为敛津固气之常品。若暑湿乃浊热黏腻之邪，最难骤愈。初用芳淡，轻

俞根初

则藿梗、佩兰、苡仁、通草，重则苍术、石膏、草果、知母、蔻仁、滑石。而炒香枇杷叶、鲜冬瓜皮瓤，尤为芳淡清泄之良药。继用苦辛通降，轻则栀、芩、橘、半，重则连、朴、香、楝，佐以芦根、灯草，而五苓配三石，尤为辛通清泄之重剂。暑秽尤为繁重，辄致闷乱烦躁，呕恶肢冷，甚则耳聋神昏，急用芳香辟秽药。轻则葱、豉、菖蒲、紫金片锭，重则蒜头、绛雪。而鲜青蒿、鲜薄荷、鲜佩兰、鲜银花，尤为清芬辟秽之良药。外用通关取嚏，执痧挑痧诸法。急救得法，庶能速愈。暑风多夹秽浊，先郁肺气，首用辛凉轻清宣解，如芥穗、薄荷、栀皮、香豉、连翘、牛蒡、瓜蒌皮、鲜茅根、绿豆皮、鲜竹叶等品，均可随证选用。身痛肢软者，佐络石、秦艽、桑枝、蜈蚣草、淡竹茹等一二味可也。继用清凉芳烈药泄热辟秽，如青蒿、茵陈、桑叶、池菊、山栀、郁金、芦根、菰根、芽茶、青萍、灯心等品。秽毒重者，如金汁、甘中黄、大青叶、鲜石菖蒲等，亦可随加。如识蒙窍阻，神昏苔腻者，轻则紫金锭片，重则至宝丹等，尤宜急进。暑厥乃中暑之至急证，其人面垢肢冷，神识昏厥，急用芳香开窍药，如行军散、紫雪等最效。神苏后，宜辨兼证夹证，随证用药。暑瘵，乃热劫络伤之暴证，急用甘凉咸降药，西瓜汁和热童便服，历验如神。鲜茅根煎汤磨犀角汁，投无不效。暑疖，乃热袭皮肤之轻证，但用天荷叶、满天星杵汁，调糊生军末搽上，屡多奏效。惟热霍乱最为夏月之急证，急进调剂阴阳药，阴阳水磨紫金锭汁一二锭，和中气以辟暑秽。继用分利清浊药，地浆水澄清，调来复丹灌服一二钱，解暑毒以定淆乱最良。次辨其有否夹食夹气。食滞者消滞，如神曲、查炭、枳实、青皮、陈佛手、陈香橼皮、焦鸡金、嫩桑枝等选用。气郁者疏气，如香附、郁金、陈皮、枳壳、白蔻仁、青木香等选用。若干霍乱证，其人吐泻不得，腹痛昏闷，俗名绞肠痧，病虽险急而易愈。急用涌吐法，川椒五七粒和食盐拌炒微黄，开水泡汤，调入飞马金丹十四五粒，作速灌服，使其上吐下泻，急祛其邪以定正，历验如神。

湿病药 《内经》云：脾恶湿。湿宜淡渗，二苓、苡、滑，是其主药。湿重者脾阳必虚，香砂理中是其主方。湿着者肾阳亦亏，真武汤是正本清源之要药。他如风湿宜温散以微汗之，通用羌、防、白芷，重则二术、麻、桂，所谓风能胜湿也。寒湿宜辛热以干燥之，轻则二蔻、砂、朴，重则姜、附、丁、桂，所谓湿者燥之也。湿热宜芳淡以宣化之，通用如蔻、藿、佩兰、滑、通、二苓、茵、泽之类，重则五苓、三石，亦可暂用以通泄之，所谓辛香疏气，甘淡渗湿也。惟湿火盘踞肝络，胆火内炽，血瘀而热，与湿热但在肺脾胃气分者迥异，宜用苦寒泻火为君，佐辛香以通里窍，如栀、芩、连、柏、龙荟、清麟丸等，略参冰、麝、归须、泽兰，仿当归龙荟丸法，始能奏效。

燥病药 《内经》云：燥热在上。故秋燥一症，先伤肺津，次伤胃液，终伤肝血肾阴。故《内经》云：燥者润之。首必辨其凉燥、温燥。

凉燥温润，宜用紫菀、杏仁、桔梗、蜜炙橘红等，开达气机为君。恶风怕冷者，加葱白、生姜，辛润以解表。咳嗽胸满者，加蜜炙苏子、百部，通润以利肺。夹湿者，加蔻仁四分拌研滑石，辛滑淡渗以祛湿。痰多者，加瓜蒌仁、半夏、姜汁、荆沥等，辛滑流利以豁痰。里气抑郁，大便不爽，或竟不通而腹痛者，加春砂仁三分拌捣郁李净仁、松仁、光桃仁、柏子仁、蒌皮、酒捣薤白等，辛滑以流利气机，气机一通，大便自解。后如胃液不足，肝逆干呕者，用甜酱油、蔗浆、姜汁等，甘咸辛润，以滋液而止呕。阳损及阴，肝血肾阴两亏者，用当归、苁蓉、熟地、杞子、鹿胶、菟丝子等，甘温滋润以补阴，且无阴凝阳滞之弊。

温燥凉润，宜用鲜桑叶、甜杏仁、瓜蒌皮、川贝等，清润轻宣为君。热盛者，如花粉、知母、芦根、菰根、银花、池菊、梨皮、蔗皮等，酌加三四味以泄热。热泄则肺气自清，肺清则气机流利，每多化津微汗而解。如咳痰不爽，甚则带血者，酌加竹沥、梨汁、藕汁、茅根汁、童便等，甘润咸降，以活痰而止血。若痰活而仍带血者，加犀角汁、鲜地汁等，重剂清营以止血。胃阴虚燥者，酌加鲜石斛、鲜生地、蔗浆、麦冬等，以养胃阴。便艰或秘者，酌加海蜇、荸荠、白蜜和姜汁一二滴，甘咸辛润，滋液润肠以通便。总之，上燥则咳，嘉言清燥救肺汤为主药。中燥则渴，仲景人参白虎汤为主药。下燥则结，景岳济川煎

俞根初

·069·

为主药。肠燥则隔食，五仁橘皮汤为主药。筋燥则痉挛，阿胶鸡子黄汤为主药。阴竭阳厥，坎气潜龙汤为主药。阴虚火旺，阿胶黄连汤为主药。生津液以西参、燕窝、银耳、柿霜为主药，养血则归身、生地、阿胶、鸡血藤胶，益精则熟地、杞子、龟胶、鱼鳔、猪羊脊髓。在用者广求之。此总论凉燥、温燥、实燥、虚燥用药之要略也。

火病药　郁火宜发。发则火散而热泄，轻扬如葱、豉、荷、翘，升达如升、葛、柴、芎，对证酌加数味以发散之。《内经》所谓"身如燔炭，汗出而散"也。透疹斑如角刺、蝉衣、芦笋、西河柳叶。疹斑一透，郁火自从外溃矣。实火宜泻，轻则栀、芩、连、柏，但用苦寒以清之；重则硝、黄、龙荟，必须咸苦走下以泻之。虚火宜补。阳虚发热，宜以东垣补中益气为主药，李氏所谓甘温能除大热是也。阳浮倏热，宜以季明六神汤为主药，张氏所谓"解表已，复热；攻里热已，复热；利小便愈后，复热；养阴滋清，热亦不除；元气无所归着，保元、归脾以除虚热"是也。阴虚火旺，由心阴虚者，阿胶黄连汤为主药；由肝阴虚者，丹地四物汤为主药；由脾阴虚者，黑归脾汤为主药；由肺阴虚者，清燥救肺汤为主药；由肾阴虚者，知柏地黄汤为主药；由冲任阴虚者，滋任益阴煎为主药。若胃未健者，则以先养胃阴为首要，西参、燕窝、银耳、白毛石斛、麦冬等品，是其主药。惟阴火宜引，破阴回阳为君，附、姜、桂是其主药；或佐甘咸如炙草、童便；或佐介潜如牡蛎、龟版；或佐镇纳如黑锡丹；或佐交济如磁朱丸；或佐纳气如坎气、蚧尾；或佐敛汗如五味、麻黄根。皆前哲所谓引火归原、导龙入海之要药。(《三订通俗伤寒论·伤寒要义·六淫病用药法》)

【阐释】

三焦用药法、六淫病用药法，与六经用药法可互相参悟。

（七）用药配制法

【原文】

麻黄配桂枝，重剂发汗。苏叶合葱豉，轻剂发汗。柴胡配黄芩，固为和解。麻黄合石膏，亦为和解。蝉、蚕配生军，为升降和解。茹、橘合苏枝，是旁达和解。元明粉配白蜜，急性润下。陈海蜇合地栗，慢性润下。楂、曲配制军，是下食滞。桃、红合醋军，是下瘀积。礞、沉配制军，是下痰火。遂、戟合制军，是下水积。黄芪配当归、苁蓉，是润下老人气秘。桃仁合松柏二仁，是润下产妇血秘。莱菔汁配瓜蒂，是急吐痰涎。淡盐汤合橘红，是缓吐痰涎。杜牛膝汁，吐喉闭毒涎。制净胆矾，吐脘中毒食。杏、蔻配姜、橘，是辛温开上。香、砂合二陈，是辛温和中。附、桂配丁、沉，是辛温暖下。葱、豉配栀、芩，是辛凉解肌。杏、橘合栀、翘，是轻清宣上。芩、连配姜、半，是苦辛清中。五苓合三石，是质重导下。芦笋配灯心，是轻清宣气。桑叶合丹皮，是轻清凉血。知母配石、甘，是甘寒清气。犀、羚合鲜生地，是咸寒清血。橘、半配茯苓，则消湿痰。蒌、贝合竹沥，则消燥痰。姜、附配荆沥，则消寒痰。海粉合梨汁，则消火痰。神曲配谷芽、麦芽，则消谷食。山楂合卜子，则消肉食。乌梅配蔗浆、葛花，则消酒积。商陆合千金霜，则消水积。参、芪配术、草，是补气虚。归、地合芍、芎，是补血虚。燕窝配冰糖，是补津液。枣仁合茯神，是补心神。熟地配杞子，是补肾精。杜仲合川断，是补筋节。枳壳配桔梗，善开胸膈以疏气。桃仁合红花，善通血脉以消瘀。此皆配制之要略，足开后学之悟机。（《三订通俗伤寒论·伤寒要义·用药配制法》）

【阐释】

用药配制法是俞氏运用药对经验的精华，用药上有相须相成者，有相反相成者，如麻黄配桂枝、麻黄配石膏；辨证上条分缕析，如痰分燥、湿、寒、火，消积分谷食、肉食、酒积等，毕生经验倾囊相授。

（八）六经总诀

【原文】

以六经钤百病，为确定之总诀。以三焦概疫证，为变通之捷诀。

凡勘外感病，必先能治伤寒。凡勘伤寒病，必先能治阳明。阳明之为病，实证多属于火，虚证多属于水，暴病多属于食，久病多属于血。

凡伤寒证，恶寒自罢，汗出而热仍不解，即转属阳明之候。当此之时，无论风寒暑湿，所感不同，而同归火化。

伤寒本无定体，中阳溜经，中阴溜腑。惟入阳经气分，则太阳为首；入阴经血分，则少阴为先。

凡勘伤寒，先明六气，风寒在下，燥热在上，湿气居中，火游行其间，不病则为六元，病即为六淫。

凡勘伤寒，首辨六气，次辨阴阳虚实。阴证必目瞑嗜卧，声低息短，少气懒言，身重恶寒。阳证必张目不眠，声音响亮，口臭气粗，身轻恶热。虚证必脉细，皮寒，气少，泄利前后，饮食不入。实证必脉盛，皮热，腹胀闷瞀，前后不通。

伤寒新感，自太阳递入三阴。温热伏邪，自三阴发出三阳。惟疫邪吸自口鼻，直行中道，流布三焦，一经杂见二三经证者多，一日骤传一二经或二三经者尤多。

凡病伤寒而成温者，阳经之寒变为热，则归于气，或归于血。阴经之寒变为热，则归于血，不归于气。

病无伏气，虽感风寒暑湿之邪，病尚不重。重病皆新邪引发伏邪者也。惟所伏之邪，在膜原则水与火互结，病多湿温。在营分则血与热互结，病多温热。邪气内伏，往往屡夺屡发，因而殒命者，总由邪热炽盛，郁火熏蒸，血液胶凝，脉络窒塞，营卫不通，内闭外脱而死。

六经实热，总清阳明。六经虚寒，总温太阴。六经实寒，总散太阳。六经虚热，总滋厥阴。

外风宜散，内风宜息。表寒宜汗，里寒宜温。伤暑宜清，中暑宜开，伏暑宜下。风湿寒湿，宜汗宜温。暑湿芳淡，湿火苦泄。寒燥温润，热燥凉润，上燥救津，中燥增液，下燥滋血，久必增精。郁火宜发，实火宜泻，暑火宜补，阴火宜引。

伤寒一发汗而表寒即解，温热一发汗而里热愈炽。故伤寒以发表为先，温热以清里为主。伤寒多伤阳，故末路以扶阳为急务；温热多伤阴，故末路以滋阴为要法。扶阳滋阴，均宜侧重阳明。

邪留气分，每易疏透，轻则自汗而解，重则解以战汗狂汗。邪留血分，恒多胶滞，轻则发疹而解，重则解以发斑发疮。

《内经》治伤寒，只有汗下两法。谓未入于腑者，可汗而已。已入于腑者，可下而已。又云：发表不远热，攻里不远寒。治法何等直捷！余谓发表不但一汗法，凡发疹、发斑、发瘰、发痘，使邪从表而出者，皆谓之发表。攻里亦不仅一下法。凡导痰、蠲饮、消食、去积、通瘀、杀虫、利小便、逐败精，使邪从里而出者，皆谓之攻里。

邪去正乃安，故逐邪以发表攻里为先。正足邪自去，故扶正以滋阴补阳为主。古人去病补虚，总不外发表、攻里、滋阴、补阳四大要法。（《三订通俗伤寒论·伤寒要义·六经总诀》）

【阐释】

六经总诀为俞氏诊治伤寒的总纲，包含辨证要点、疾病转归、治疗总则，吾辈当反复学习、深刻领悟。

四、方剂选录

（一）苏羌达表汤

【原文摘录】

苏羌达表汤　辛温发汗法　俞氏经验方

苏叶（钱半至三钱）　防风（一钱至钱半）　光杏仁（二钱至三钱）羌活（一钱至钱半）　白芷（一钱至钱半）　广橘红（八分至一钱，极重钱半）　鲜生姜（八分至一钱）　浙苓皮（二钱至三钱）（《三订通俗伤寒论·六经方药·发汗剂》）

浙绍卑湿，凡伤寒恒多挟湿，故予于辛温中佐以淡渗者，防其停湿也。湖南高燥，凡伤寒最易化燥，仲景于辛温中佐以甘润者，防其化燥也。辛温发汗法虽同，而佐使之法则异。治正伤寒证，每用以代麻桂二汤，辄效。

【秀按】

人有皮肉筋骨以成躯壳，皆谓之表。其中有脏腑以实之，则谓之里。而其能入里出表，全在经络，故谓之传经。方以苏叶为君，专为辛散经络之风寒而设。臣以羌活，辛散筋骨之风寒；防风、白芷，辛散肌肉之风寒。佐以杏、橘，轻苦微辛，引领筋骨肌肉之风寒，俾其从皮毛而出。使以姜、苓，辛淡发散为阳，深恐其发汗不彻，停水为患也。立法周到，故列为发汗之首剂。

俞氏加减法　如风重于寒者，通称伤风。咳嗽痰多，原方去羌活、生姜，加仙半夏三钱，前胡二钱，苦桔梗钱半。

（二）柴胡达原饮

【原文摘录】

柴胡达原饮　和解三焦法　俞氏经验方

柴胡（钱半）　生枳壳（钱半）　川朴（钱半）　青皮（钱半）　炙草（七分）　黄芩（钱半）　苦桔梗（一钱）　草果（六分）　槟榔（二钱）　荷叶梗（五寸）（《三订通俗伤寒论·六经方药·和解剂》）

【秀按】

《内经》言邪气内薄五脏，横连膜原。膜者，横膈之膜；原者，空隙之处。外通肌腠，内近胃腑，即三焦之关键，为内外交界之地，实一身之半表半里也。凡外邪每由膜原入内，内邪每由膜原达外，此吴又可治疫邪初犯膜原所以有达原饮之作也。今俞氏以柴、芩为君者，以柴胡疏达膜原之气机，黄芩苦泄膜原之郁火也；臣以枳、桔开上，朴、果疏中，青、槟达下，以开达三焦之气机，使膜原伏邪，从三焦而外达肌腠也；佐以荷梗透之，使以甘草和之。虽云达原，实为和解三焦之良方，较之吴氏原方，奏功尤捷，然必湿重于热，阻滞膜原，始为适宜，若湿已开、热已透，相火炽盛，再投此剂，反助相火愈炽，适劫胆汁而烁肝阴，酿成火旺生风，痉厥兼臻之变矣。用此方者其审慎之。

（三）蒿芩清胆汤

【原文摘录】

蒿芩清胆汤　和解胆经法　俞氏经验方

青蒿脑（钱半至二钱）　淡竹茹（三钱）　仙半夏（钱半）　赤茯苓

（三钱）　青子芩（钱半至三钱）　生枳壳（钱半）　陈广皮（钱半）　碧玉散（包三钱）（《三订通俗伤寒论·六经方药·和解剂》）

【秀按】

足少阳胆与手少阳三焦，合为一经。其气化，一寄于胆中以化水谷，一发于三焦以行腠理。若受湿遏热郁，则三焦之气机不畅，胆中之相火乃炽，故以蒿、芩、竹茹为君，以清泄胆火。胆火炽，必犯胃而液郁为痰，故臣以枳壳、二陈，和胃化痰。然必下焦之气机通畅，斯胆中之相火清和，故又佐以碧玉，引相火下泄，使以赤苓俾湿热下出，均从膀胱而去。此为和解胆经之良方，凡胸痞作呕、寒热如疟者，投无不效。

【廉勘】

青蒿脑清芬透络，从少阳胆经领邪外出，虽较疏达腠理之柴胡力缓，而辟秽宣络之功比柴胡为尤胜，故近世喜用青蒿而畏柴胡也。

（四）陷胸承气汤

【原文摘录】

陷胸承气汤　肺与大肠并治法　俞氏经验方

瓜蒌仁（六钱，杵）　小枳实（钱半）　生川军（二钱）　仙半夏（三钱）　小川连（八分）　风化硝（钱半）（《三订通俗伤寒论·六经方药·和解剂》）

【秀按】

肺伏痰火，则胸膈痞满而痛，甚则神昏谵语。肺气失降，则大肠之气亦痹，肠痹则腹满便闭。故君以蒌仁、半夏，辛滑开降，善能宽胸启膈；臣以枳实、川连，苦辛通降，善能消痞泄满。然下既不通，必壅乎上，又必佐以硝、黄，咸苦达下，使痰火一齐通解。此为开肺通肠、痰火结闭之良方。

俞根初

（五）五仁橘皮汤

【原文摘录】

五仁橘皮汤　滑肠通便法　俞氏经验方

甜杏仁（三钱，研细）　松子仁（三钱）　郁李净仁（四钱，杵）原桃仁（二钱，杵）　柏子仁（二钱，杵）　广橘皮（钱半，蜜炙）（《三订通俗伤寒论·六经方药·攻下剂》）

【秀按】

杏仁配橘皮，以通大肠气闭；桃仁合橘皮，以通小肠血秘；气血通润，肠自滑流矣，故以为君。郁李仁得橘皮，善解气与水互结，洗涤肠中之垢腻，以滑大便，故以为臣。佐以松、柏通幽，幽通则大便自通。此为润燥滑肠，体虚便闭之良方。

若欲急下，加元明粉二钱，提净白蜜一两，煎汤代水可也。挟滞，加枳实导滞丸三钱。挟痰，加礞石滚痰丸三钱。挟饮，加控涎丹一钱。挟瘀，加代抵当丸三钱。挟火，加当归龙荟丸三钱。挟虫，加椒梅丸钱半，或吞服，或包煎，均可随证酌加。此最为世俗通行之方，时医多喜用之，取其润不滞气、下不伤饮耳。

（六）神术汤

【原文摘录】

神术汤　温中疏滞法　俞氏经验方

杜藿香（三钱）　制苍术（钱半）　新会皮（二钱，炒香）　炒楂肉（四钱）　春砂仁（一钱，杵）　薄川朴（二钱）　清炙草（五分）　焦六曲（三钱）（《三订通俗伤寒论·六经方药·温热剂》）

【秀按】

素禀湿滞，恣食生冷油腻，成湿霍乱者甚多。陡然吐泻腹痛，胸膈痞满。故君以藿、朴、橘、术温理中焦，臣以楂、曲消滞，佐以砂仁运气，使以甘草，缓其燥烈之性。此为温中导滞，平胃快脾之良方。

（七）五汁一枝煎

【原文摘录】

五汁一枝煎　清润心包血液法　俞氏经验方

鲜生地汁（四大瓢）　鲜茅根汁（两大瓢）　鲜生藕汁（两大瓢）鲜淡竹沥（两大瓢）　鲜生姜汁（两滴）　紫苏旁枝（二钱，切寸）（《三订通俗伤寒论·六经方药·清凉剂》）

上先将紫苏旁枝煎十余沸，取清汤盛盖碗中，和入五汁，重汤炖温服。

【秀按】

心包邪热，开透肃清后，血液必枯，往往血虚生烦，愦愦无奈，心中不舒，间吐黏涎，呻吟错语。故以鲜地、茅根、藕汁三味，清润心包血液为君；臣以姜、沥二汁，辛润流利，以涤络痰；妙在佐紫苏旁枝，轻清宣络，以复其旁通四本之常。此为清润心包，濡血增液之良方。

（八）羚角钩藤汤

【原文摘录】

羚角钩藤汤　凉息肝风法　俞氏经验方

羚角片（钱半，先煎）　霜桑叶（二钱）　京川贝（四钱，去心）鲜生地（五钱）　双钩藤（三钱，后入）　滁菊花（三钱）　茯神木（三钱）　生白芍（三钱）　生甘草（八分）　淡竹茹（五钱，鲜刮与羚角先煎代水）（《三订通俗伤寒论·六经方药·清凉剂》）

【秀按】

肝藏血而主筋。凡肝风上翔，症必头晕胀痛，耳鸣心悸，手足躁扰，甚则瘈疭，狂乱痉厥。与夫孕妇子痫，产后惊风，病皆危险，故以羚、藤、桑、菊息风定痉为君。臣以川贝善治风痉，茯神木专平肝风。但火旺生风，风助火势，最易劫伤血液，尤必佐以芍、甘、鲜地酸甘化阴，滋血液以缓肝急。使以竹茹，不过以竹之脉络通人之脉络耳。此为凉肝息风，增液舒筋之良方。然惟便通者，但用甘咸静镇，酸泄清通，始能奏效。若便闭者，必须犀、连、承气，急泻肝火以息风，庶可救危于俄顷。

（九）加减葳蕤汤

【原文选录】

加减葳蕤汤　滋阴发汗法　俞氏经验方

生葳蕤（二钱至三钱）　生葱白（二枚至三枚）　桔梗（一钱至钱半）　东白薇（五分至一钱）　淡豆豉（三钱至四钱）　苏薄荷（一钱至钱半）　炙草（五分）　红枣（两枚）（《三订通俗伤寒论·六经方药·发汗剂》）

【秀按】

方以生玉竹滋阴润燥为君，臣以葱、豉、薄、桔，疏风散热。佐以白薇苦咸降泄。使以甘草、红枣，甘润增液，以助玉竹之滋阴润燥。为阴虚体感冒风温，及冬温咳嗽、咽干痰结之良剂。

（十）阿胶鸡子黄汤

【原文选录】

阿胶鸡子黄汤　滋阴息风法　俞氏经验方

陈阿胶（二钱，烊冲）　生白芍（三钱）　石决明（五钱，杵）　双钩藤（二钱）　大生地（四钱）　清炙草（六分）　生牡蛎（四钱，杵）　络石藤（三钱）　茯神木（四钱）　鸡子黄（二枚）　先煎代水（《三订通俗伤寒论·六经方药·滋补剂》）

【秀按】

血虚生风者，非真有风也。实因血不养筋，筋脉拘挛，伸缩不能自如，故手足瘈疭，类似风动，故名曰内虚暗风，通称肝风。温热病末路多见此症者，以热伤血液故也。方以阿胶、鸡子黄为君，取其血肉有情，液多质重，以滋血液而息肝风。臣以芍、草、茯神木，一则酸甘化阴以柔肝，一则以木制木而息风。然心血虚者，肝阳必亢，故佐以决明、牡蛎介类潜阳。筋挛者络亦不舒，故使以钩藤、络石通络舒筋也。

此为养血滋阴，柔肝息风之良方。

【廉勘】

阿胶、鸡子黄二味，昔吾老友赵君晴初，多所发明，试述其说。曰：族孙诗卿妇患肝风证，周身筋脉拘挛，神志不昏，此肝风不直上颠脑而横窜筋脉者，余用阿胶、鸡子黄、生地、制首乌、女贞子、白芍、甘草、麦冬、茯神、牡蛎、木瓜、钩藤、络石、天仙藤、丝瓜络等出入为治，八剂愈。病患自述病发时，身体如入罗网，内外筋脉牵绊拘紧，痛苦异常。服药后辄觉渐松。迨后不时举发，觉面上肌肉蠕动，即手足筋脉抽紧，疼痛难伸，只用鸡子黄两枚，煎汤代水，溶入阿胶三钱，服下当即痛缓，筋脉放宽。不服他药，旋发旋轻，两月后竟不复发。盖两味血肉有情，质重味厚，大能育阴息风，增液润筋，故效验若斯。吴鞠通先生曰鸡子黄为定风珠，立有大定风珠、小定风珠二方，允推卓识，观此一则，足见吴与赵所见略同，宜乎后先辉映也。

参考文献

[1] 俞根初.三订通俗伤寒论[M]// 连建伟订校，徐晓东参订.北京：中医古籍出版社，2002.

章虚谷

一、生平与代表著作简介

《清史稿》载：章楠，"字虚谷，浙江会稽（绍兴）人，著《医门棒喝》。"章氏是清乾隆后期、道光年间一位很有学术成就又很有个性的医家，同时代绍兴名医田晋元称他为"夙具灵根，具大气魄，能悟天下妙理者"（《医门棒喝[1]·田晋元序》）。

章氏幼年羸弱多病，遂留意医学。曾遍游广东、河北、江苏、北京等地，读万卷书，行万里路，阅历渐丰，领悟日深，于是，对医学理论中向有争议而重要的问题，加以阐释，撰成《医门棒喝》。道光五年（1825）写成初稿，道光八年（1828）重游广东，对旧稿加以整理，并有同乡田晋元（雪帆）加以评点。次年，由浙江海宁人应秋泉、纪树馥等在广州刻版问世，是即《医门棒喝》初集。书名之意，据章氏自己说："医者既患多书，余又何述焉？特以向来未明之义，各相抵悟而滋流弊之害者，举其百中一二，论其大略；并《内经》所列六气，历来注疏有未尽当者，据理辨之，就正有道，以为保卫性命之一助，爰名为医门棒喝，聊取解黏去缚，俾洞本源之意耳。"章氏信佛，"棒喝"尚有佛教当头警示的意思。

章氏于道光十五年（1835）写成二集（一名《伤寒论本旨》或《活人新书》），由浙江山阴人陈祖望、钱昌等校刻行世。其内容以阐释《伤寒论》及发挥温病学说为主。章氏早年受叶天士、薛生白两家温病学说的影响较大，在《医门棒喝》二集中，以这两家学说为主，对温病理论做了一番整理和敷扬工作。海宁王孟英编纂的《温热经纬》，就是以这部著作为蓝本的，对温病学说创立、发展有重要作用。

　　章氏是温病大家，在医理发挥及临床实践上均有很深造诣，对研究《黄帝内经》也有重要贡献。章氏因《内经》年代久远，"其文义多古奥难解，间有脱讹"，故历经多年，在道光十四年（1834）著成《灵素节注类编》，即《医门棒喝》三集。在该书自序中，章氏谓《内经》为"圣人阐明生死之理之书"，足见其对《内经》的重视。针对当时"业医者，不肯究心圣经理法，陋习相沿，不识阴阳虚实，通套一方，混治诸病，而谓道止如是，名为仁术，不知杀人于冥冥中"的社会弊端，章氏"复将《灵》《素》要妙之文，节取注解，分类编辑，以为学者首当必读之书，略表古圣垂教之意"。《类编》全书共十卷，约三十余万字，统编为八类，例言"今体会经义而分门类：一曰禀赋源流，二曰摄养为本，三曰阴阳脏腑，四曰营卫经络，五曰四诊合参，六曰外感内伤，七曰治法准则，八曰运气要略。虽分门类，仍将各篇原题标出，以备考证。如关两门要义者，两门俱收，注于一门，可随时查阅"，每一类下分为总论与经解两部分，总论为该类别提纲挈领的概述，将经文与临床相结合，启迪后世学者从实际运用的角度理解原文。节选的经文较为丰富，正如例言："今凡深奥简古之文，悉心体会，详细辨注，必明其不易之理；其有文义明晰易解，毋须赘注者，则略之。"只要实用皆取之，并详加阐释。本书原为章氏已可刻印的清稿，后流传至会稽名医赵晴初，再传至杨质安，20世纪80年代杨氏后人杨森茂将书稿捐赠给浙江省中医药研究所。1986年，方春阳等点校后以《灵素节注类编·医门棒喝三集》在浙江科学技术出版社出版。

　　章氏的治学精神可归纳为以下几点。

1. 学医目的——尽吾心力

　　章氏自述向因多病，究心医理，曾远走粤、燕、京、苏等地，南北足迹所涉，凡同业绩学者，莫不咨访就正。他笃嗜性命之学，于医溯流穷源，力究十余年，未得其绪，而志益锐；又潜心十余年，始有左右逢源之乐。章氏学医的目的是"尽吾心力"，他把学医比作是以竹筏济人。

"譬如春雨山溪骤涨，行人趑趄，余适有竹数竿，急为作筏，虽不能济多人，亦尽吾心力而已。"（《医门棒喝·自题》）同时，他把学医看作是自己的所好，不觉其苦。章氏认为人在世上各有所好，或好声色，或好诗酒，或好琴书，或好山水，种种莫可枚举。"当其好也，无不发愤忘食，乐而忘疲，不知老之将至者，余好在此，自觉可乐，未见劳苦也"（同上）。章氏学医的目的，与仲景"上以疗君亲之疾，下以救贫贱之厄，中以保身养全"（《伤寒论·自序》），孙思邈"凡大医治病，必当安神定志，无欲无求，先发大慈恻隐之心，誓愿普救含灵之苦"（《千金要方》）有相似也有不似之处，但更实在、更能打动人。章氏以为他以医救人，能力有限，不能普救众生，有如以竹筏渡人，能渡几人算几人，但必须尽我心力；学医是很苦的事，外面的世界很精彩，诱惑也很多，但他就是喜欢学医，所以也就不以此为苦，也不为声色、诗酒、山水所惑了。用这样的观点，教育、激励今天的医生尤其是年轻医生是有深刻意义的。现在的医学生，在学校刚读几年，接下来就忙着找工作；有了工作尚要挑三拣四；眼下，医生工作责任大而辛苦，待遇不高，医疗环境不尽如人意，外面诱惑又多，立志学医的不多，已经从医的人中也有想转行的。以章氏"尽吾心力""余好在此，自觉可乐"的心态励人自励，是大有现实意义的。目前有些医学院校只关注医学知识之传授，重视就业率，不重视励志教育的现况，应引起高度重视，这关系到中医事业能否发展壮大的大问题[2]。

2. 学医方法——通医之理

章氏以为"天地之大，事物之变，莫可涯矣。究之，一理而已。见其理，则触处皆通；昧其理，则动多窒碍"（《医门棒喝·自序》）。提出"非格致诚正之功，不能通医之理"（同上）。章氏尊《灵》《素》发明天人合一之理，以卫身心性命为医经之源，认为仲景绍圣轩岐、本《灵》《素》，作《伤寒杂病论》为方书之祖，其下最服膺的是叶天士，赞美叶氏"临证之顷，随病设施，揭其理蕴而因时制宜，无法不备。如造化生物，无迹可求，各得自然之用，与千百年前之仲景心心相印而得其真传"（同上）。因此，章氏认为学医之方法，于诸家之说"要在读者因流溯源，知其理之所归”（同上），当“舍其短而用其长，随时取益，变化无方而理无不合矣”（同上）。简言之，通其理而已。欲通医之理，先需明白以下几个理：

其一，明阴阳关系之理。《易》曰：“一阴一阳之为道。”阴阳学说是中医理论的基础，当年余云岫欲废止中医就是从批阴阳学说开始的。说阴阳学说实，却是看不见摸不着；说其虚，临床上辨证处方却无处离不开它。因此，如何认识阴阳关系，是阐释中医之理、运用中医之理的基础和关键。章氏将阴阳之间的关系表述为“夫阳昌阴随，为造化自然之道。故阳能帅阴，而阴赖阳之煦通以生长；阴能和阳，而阳藉阴之翕合以固密。此阴阳自然之性能，所以经言阳强不能密，阴气乃绝；阴平阳秘，精神乃治也”（《医门棒喝·平心论》）。因此，临床所见病证，或当扶阳，或当抑阴，惟随宜而施，不能执一定之法。认为朱丹溪所言“阳常有余，阴常不足”，张景岳所言“阳常不足，阴常有余”，大失偏颇。将阴阳关系简明扼要地概括为“阳昌阴随”“阳能帅阴”“阴能和阳”，既突出了阳在阴阳关系中的主导地位，又言明了阴阳的不可分，章氏真是一位了不起的智者。

其二，治病之理，贵在辨证论治。章氏认为“理有一定，而法无定；法有定，而方无定；方有定，而病无定也”（《医门棒喝·伤寒传经论》）。赞赏仲景有是证用是药，必详辨脉证而后始立一方，又反复辨其疑似异同，则方药随宜变换。“治病制方固难，而辨证尤难也”（《医门棒喝·平心论》）。认为后世医家则不然，不详脉证，但题病名，如云伤寒者用某方，伤暑者用某方，兼某病用某方。导致后学不知辨证，记诵方歌若干，每临一病，遍试其方，如此，能幸中者鲜矣。导致的后果是，“既以诸家之书，辞义浅近而易读，则反以圣经为宜古不宜今，终身不曾寓目而亦终身称为医者”“医道如斯，亦可谓扫地矣”（同上）。故曰“方书日富，则圣道日晦”（《医门棒喝·自序》）。提倡“每临一病，胸无成竹，惟审其虚实、阴阳、表里、寒热，设法制方，求其合病而止；药虽不同，古方法度，自然合古。如叶氏医案之所以为传仲景心印者，正因其善能变化而无丝毫执滞，仍不出圣道法度故也。学者必

章虚谷

由是而学也，方为医道正宗，否则尽是旁门左道。"（《医门棒喝·平心论》）。既是当时的医门棒喝，也是今日的医门棒喝！

其三，制方之理。《内经》有七方之制，曰大、小、缓、急、奇、偶、复；徐之才推广其义，设为十剂，曰宣、通、补、泻、轻、重、滑、涩、燥、湿。章氏指出，方药治病的奥秘在于以药之偏救病之偏，以药之性适人之表里、阴阳、虚实、寒热。"要妙者，药性气味也；配合制度，实不外阴阳五行之理耳"（《医门棒喝·方制要妙论》）。"夫人禀阴阳五行之气以生，气有偏驳则病，药得阴阳五行之偏，是故以偏治偏，必归于平而后病愈。"（同上）。"无不以药性气味之阴阳，合乎人身表里阴阳虚实寒热者，是故投无不效，而七方十剂之法，亦尽具于中"（同上）。详辨感病之因、人之体质、药性气味，方药随宜变换，则制方之理得矣。

辨证论治，有是证用是药，是中医治病的特色，也是其内在规律的体现，临床上常见有老中医不识现代之病名，而唯以辨证论治，屡治疑难重症获效者。目前有摹仿西医模式流行专方治专病，设立对照组的大样本研究，作为一种探索方法，本无可非议，但若以此为尊，贬低个案的价值，这种思潮值得警惕。

3. 学医态度——知我罪我皆我师

田乐川谓"章子性恬淡，不屑奔竞形势，向游于粤，当道多折节交之，章子遇之泊如。其待人宽恕，行事磊落，未尝稍有苟且"（《医门棒喝·田鼎祚序》）。方步范谓其"性恬淡，不为利动，不为势摄"（《遂初轩医话·卷上·名医补传》）。其从医虚怀若谷，以为"医理渊微，愈辨驳则愈明显"（《医门棒喝·自序》）。自号斋名为知非轩，信孟子"尽信书不如无书"之言，敢于独立思考，发表不同意见，常谓"知我罪我，皆我师也"（《医门棒喝·自题》）。但他对别人的评述多言之有据，且长短不袒。

章氏评河间论六气皆从火化，认为止可论六气之邪，未可论病，以人体质不一，受邪虽同而病变不同，概用凉药则误矣。

认为丹溪"阳常有余，阴常不足"论，与景岳"阳常不足，阴常有余"论，不过发明一节经义，而非全经之理。因《景岳全书》影响深远，故评之尤详，批之尤深，但又谓"景岳所论阴证似阳、戴阳、格阳等证，诚有发古未发之功，学者必当参悟其理。悟理方能辨之，真自不可因其所短，而没其所长也"（《医门棒喝·平心论》）。

评吴鞠通风温、瘟疫不分，伏气一证亦不分晰论列，《素问》"秋伤于湿"之"湿"字，臆解穿凿，大乖义理，但又谓"吴鞠通先生《温病条辨》论药性气味功能，甚为精细；其卷后论泻白散之弊尤确，余亦屡见有混用桑皮反引外邪入阴，咳嗽不已者，地骨皮亦然，临证者不可不审也"（《医门棒喝·条例》）。

有延先生诊病，侍者磨黑未竟，疾书方，掷笔起，主人趋而尾其后，问病轻重及饮食所宜，匆匆数语登舆逝矣。有服先生方而效者十二三，服之不效者亦十二三，服之而危且殆，至不救者十三四。有人因之询先生，漫曰：彼本不治之证，余药冀生之命不济！（《医门棒喝·史善长序》）。其所载医案中有成功者，对不效者也详实记录。对痘证初起者诊之少，也不讳言，因痘证初起者多在儿科医处诊治，转其处所诊之小儿，多为他医治之无效者，实话实说。

章氏求真求实的学风和勇气，宽阔的胸怀，直率的个性，令人敬佩；而眼下装腔作势者有之，学术造假者有之，人云亦云、对学术权威不敢质疑者有之，真是鲜明的对照！

二、学术观点及诊治经验

（一）天人合一，阴阳五行为生死之纲

章氏认为，《内经》是"圣人阐明生死之理之书籍""明阴阳造化之源流，天人合一之至理，大无不包，细无不贯"。人生与天地万物同根，故禀天地阴阳之气以生；五脏具五行之性，五行又各有阴阳。人的一切生理活动和病理变化，皆系阴阳、五行之气在不断运动变化的结果。"详究天地阴阳、五行生化之理"，就是为了"详明所以生、所以死

之理"。能明乎此理，就能"操造化之柄，而补天地之缺失"，以"斡旋人身阴阳、气血生化之源，以救其病而保其生"[3]。

章氏在节注《内经》时，始终把握天人合一、阴阳五行这个纲，并十分明确地表示，其目的是为了探本穷源，摄生防病；斡旋造化，以保其生。这样，其立足已先高人一筹，自能深入浅出，左右逢源，还《内经》以古代医学实践的本来面目。

章氏认为《素问·阴阳应象大论》首明天人合一之道，"天以阴阳五行化生万物，气以成形。人为万物之灵，而始生之气禀于东者，所谓帝出乎震也。帝者，吾人之灵明主宰。"万物开始化生，人也相应于阴阳五行之气，化成神智、身形，"由之生化循环不息，乃为禀赋源流，天人合一之道也。"《素问·阴阳应象大论》曰："天不足西北，故西北方阴也，而人右耳目不如左明也；地不满东南，故东南方阳也，而人左手足不如右强也。"章氏以"人为一小天地"为总结，论及人"与天地同造化"，"故调治其身者，不法天地之气化，则灾害必至矣"。强调以天地变化为法，同理可以用治于人身，"精神魂魄本天地""精气津液血脉由阴阳所化"。

章氏还认为天地人身的变化，都本乎阴阳太极。自然界的六气，名虽有六，实则只是阴阳二气的进退而已。他用《周易》卦象的阴阳爻的变化，结合时令节气，成功地解释了六气流行的特性和发病机理。他解释《内经》"先夏至日为病温，后夏至日为病暑"，指出前者是有火无湿，后者是火湿相合。又如他驳斥前人关于"秋之前半截伤湿，后半截伤燥"的说法为臆说，也是从阴阳进退消长之理来分析的。他说立秋后"火力微，则水不能沸，而湿气遂收。然火力虽弱，阳焰犹存，则反化燥，故秋为燥金之令"（《素问辨疑》）。根据他的主张，秋当主燥，但立秋后，湿土司令尚有一月，因此，如按节气与六气相配则似不符，但如按阴阳进退之理，以审气候，则若合符节。

（二）从流溯源，《内经》《伤寒》为学医之本

章氏最初学医，曾不得其门。"虽从师请益，历览诸家，十年不知

端绪"，后读叶天士医案受到启发。他认为叶氏能够"熔铸百家，汇归经义，与千百年前仲景心心相印"，较完整地继承了《内经》的学术思想，而不像金元诸子及张景岳，从自己的阅历出发，或论外邪，或论内伤；或主补气，或主滋阴，发明《内经》理论的一个侧面，而非全经之旨。因此他著书的宗旨是"洞见本源，救正阙失"，主张学医的人应从流溯源，全面掌握《内经》理论，如片面强调某个方面，势必产生偏见。他认为河间论六气皆从火化，固然正确，但止可论六气之邪，其发病应根据人的体质而有变异，不能概用寒凉。例如感受暑邪，如人禀体多火，则暑随火而化燥；禀体多寒，则暑随寒而化湿，必须随病审察。关于东垣与景岳对于相火的不同看法，章氏认为这是他们看问题的角度有异所致。东垣言相火元气之贼，景岳言相火元气之本，东垣乃论其变，景岳道其常，两说皆各有理，不可偏废。至于朱丹溪的"阳常有余，阴常不足"的观点，引《内经》"一水不胜二火"为理论依据，实则《内经》是论阴阳偏胜之病，非论阴阳之理，君火相火实即火之体用。景岳非之，言"阳常不足，阴常有余"，两家各有一偏。归根结底，六气皆阴阳所化，不能执枝叶之短长，即谓根本之有余不足。

《内经》是中医的基础理论，章氏认为，"发明《内经》至理，辨别阴阳、虚实、表里、寒热精细周至者，唯仲景一人而已"。章氏注《内经》既为"防病全生"之目的，而仲景书就是"撰用《素问》《九卷》《八十一难》《阴阳大论》"等，以"演其所知"的临床医典。两者有机结合，才能相得益彰。章氏不满某些注家抛开《内经》研究仲景的做法："是仲景又为方脉祖圣，而传轩岐之道者。故《内经》立七方之剂，而仲景因方以广其法。……后世注《内经》者少，为其难解也。仲景《金匮要略》已明大纲。"故此，章氏在注释中，每以仲景论著来印证经义，发挥经旨。兹略举一例于下：在《热病论》"伤寒一日，巨阳受之……"一段经文后，注文有曰："然经止明其常理如此，而邪之传变无定，因不可执日数而治。所以仲景著论，要必先辨脉证，知其邪在何经何腑，或虚或实，随宜施治。"由于倡导理论结合临床实践，必然就能扬弃玄虚空洞之见，大有助于真理的发现和澄清。

章虚谷

（三）正气为本，邪正虚实乃辨病首务

章氏认为："人之寿夭不齐者，由禀赋之厚薄。"其所以致病者，则由外感六气，内伤七情。如能避外来之邪，免七情之害，则一身阴阳气血，和平调达，自鲜患病之苦。然"一身气血，随心所使，心定神安，气血自固，虽有外邪，亦莫能伤。故经曰：'恬淡虚无，真气从之；精神内守，病安从来？'虚者，虚其心，则神自清；无者，无其欲，则精自固。天真之气，从之生长，而精神固守于内，何病之有？"强调了"正气内存，邪不可干"之理。至于内伤杂证"凡七情妄动而伤本元者，为虚；饮食不调而有积滞者，为实。阴阳根于肾元，气血生自脾胃，其伤气血者填补脾胃尚易，伤阴阳者培其肾元为难。其有阴阳虽伤而脾胃尚强者，调理得宜，犹可带病延年；而脾胃先败者，则终归不起。故曰"有胃气则生，无胃气则死"，从这里可以看出，章氏强调正气为本，其先天，落实在禀赋上，于解释生理有指导作用；在后天，突出了"精神内守"和"脾胃为本"的思想，对病理、治则有现实意义。

章氏在论"虚实病证"的"虚实之要"一节内，就虚实的治则问题，有更进一步的发扬，节录于下：

《通评虚实论》邪气盛则实，精气夺则虚，此两句，为治之大纲。其辞似显，其义甚微，而辨之最难也。盖言邪气实则泻；正气虚宜补。凡邪正相搏而为病，则邪实正虚皆可言也。主泻者曰：邪盛当泻。主补者曰：精气当补。各执一见，借口文饰，以至精之训，酿莫大之害。不知理之所在，有必不可移易者，察虚实之缓急有无也。无虚者，急在邪气，去之不速，留则生变也；多虚者，急在正气，培之不早，临期不济也；微虚微实者，亦治其实，可一扫而除也；甚虚甚实者，所畏在虚，但固根本，以先为己之不可胜，则邪无不退也；二虚一实者，兼其实，开其一面也；二实一虚者，兼其虚，防生不测也。总之，实而误补，固必增邪，犹可解救，其祸小；虚而误攻，元气忽去，莫可挽回，其祸大。此虚实之缓急，不可不察也。所谓有无者，察邪气之有无也。凡风、寒、暑、湿、燥、火皆为邪。邪之在表在里，在腑在脏，必有所

居，求得其本，则直取之，此所谓有，有则邪之实也。若无六气之邪，而病出三阴，则唯情欲以伤内，劳倦以伤外，非邪似邪，非实似实，此所谓无，无则病在元气也。不明此义，必致以逆为从，以标作本，绝人长命耳！"注解之精详务实，于此亦可略见。

　　章氏曰"以人体质不一，受邪虽同而病变不同""六气之邪，有阴阳不同，其伤人也，又随人身阴阳强弱变化而为病"。这对体质学说中的体质与病邪从化贡献较大。实践中，他重视体质因素对疾病发生与转归的影响，认为邪气侵犯人体，其发病类型取决于体质特征。因此在探讨暑病源流时，指出"或禀质阳旺，或感受热多，则成阳暑病；或禀质阳虚，或感受湿多，则成阴暑病"，从而批判了以"人之动静"定阳暑、阴暑的错误观点。他在判断厥阴病预后时，即有"邪入之其人，阳旺则热多厥少，阳虚则热少厥多，阳胜则邪外出而愈，阴胜则邪内陷而死"等论述，认为阳气旺盛的体质，能够抗邪外出，疾病向愈；阳虚的体质，无力抗邪，邪气内陷，病深难解[4]。

　　章氏认为先天禀赋的差异、地理环境的不同、饮食习惯的区别是形成体质差异化的主要原因，他指出"人禀质各有偏胜强弱之殊""人生禀质南北不同……东南木火之方，则多热，西北金水之方，则多寒""酒客湿热内盛"，因此他强调在辨别体质时应"知天时，知地理，识人生禀赋源流、风土气化变异"。章氏在《内经》体质学说的基础，在《医门棒喝·人身阴阳体用论》中首次将人分为阳旺阴虚之质、阴阳俱盛之质、阴盛阳虚之质、阴阳两弱之质四种，不但描述了四种不同体质的四诊特点，还给出了具体的治则治法。"故人禀质，各有偏胜强弱之殊，或有阳胜阴弱者，或有阴盛于阳者，或有阴阳两弱者，或有阴阳俱盛者。如《内经》云，太阳、少阳、太阴、少阴等人，推而广之，类难悉数。以阴阳之用，变化万殊，故赋形各异，若究其体，则浑然者固无不同。以故用虽偏胜，而仍各遂生生之道也。体有厚薄，则用有强弱，而寿夭不齐；体有清浊，则用有明昧，而贤愚不一。是以变化参差，莫可穷尽也。夫医为性命所系，治病之要，首当察人体质之阴阳强弱，而后方能调之使安。察之之道，审其形气色脉而已。形气色脉，

《内经》论之详矣。然未窥其蕴者，莫得其端绪。诸家方书，但论病证方药，而察形色以辨阴阳之要者，多略而不讲。无怪后学执成方以治病，每不能合。因其病虽同而人之体质阴阳强弱各异故也。虽丹溪略举其概、叶氏医案每论其端，而散见各条，人多忽之。今述其大略，由是类推审察，则论治制方稍有准则也。假如形瘦色苍，中气足而脉多弦，目有精彩，饮食不多，却能任劳，此阳旺阴虚之质也。每病多火，须用滋阴清火。若更兼体丰肌厚，脉盛皮粗，食啖倍多，此阴阳俱盛之质。平时少病，每病多重，以邪蓄深久故也。须用重药，如大黄、芒硝、干姜、桂、附之类。寒热之药彼俱能受，以禀厚能任削伐，若用轻药，反不能效也。如体丰色白，皮嫩肌松，脉大而软，食啖虽多，每生痰涎，此阴盛阳虚之质。目有精彩，尚可无妨，如无精彩，寿多不永，或未到中年，而得中风之病。每病虽热邪，药不可过寒，更伤其阳，阳微则防其脱。热退须用温补扶阳。若更兼形瘦脉弱，食饮不多，此阴阳两弱之质。倘目有精彩，耳轮肉厚端正，其先天尚强，神清智朗者，反为大贵。若目无彩，神气昏庸，必多贫夭。凡阴阳俱弱之质，常多病，却不甚重，亦不能受大补大泻大寒大热之药。但宜和平之味，缓缓调之，此大略也。若论其变，则有阳旺阴弱之人，而损伤阳气者，宜先扶阳，而后滋阴；阴盛阳虚之人，而有伤阴者，宜先滋阴，而后助阳。斯当随时审察，不可拘执。"章氏不愧为中医体质学说的创导者。

（四）大胆创新，承前启后乃新学功臣

1.厘清温病学说相关观点

章氏对温病学说的贡献，首先体现在他厘清了温病学说相关观点，并为后世所接受。他将叶天士温病论治和薛生白湿热病辨治的著述加以整理研究，收入其《医门棒喝二集》中，名曰《叶天士温病论》《薛生白湿热条辨》，以后王孟英编入《温热经纬》中的《叶香岩外感温热篇》和《薛生白湿热病篇》，即以此为蓝本，起到承前启后的作用。章氏对叶、薛两家的观点阐发颇多，如对叶氏"温邪上受，首先犯肺，逆传心包""若论治法，则与伤寒大异"条文，注释曰："所以言温邪上

受，首先犯肺者，由卫分而入肺经也。以卫气通肺，营气通心，而邪自卫入营，故逆传心包也。""风寒先受于足经，当用辛温发汗；风温先受于手经，宜用辛凉解表。上下部异，寒温不同，故治法大异，此伤寒与温病，其初感与传变，皆不同也。"又如对叶氏所创温病卫气营血的传变次第及其治法，章氏阐发说："凡温邪初感，发热而微恶寒者，邪在卫分；不恶寒而恶热，小便色黄，已入气分矣；若脉数舌绛，邪入营分；若舌深绛，烦扰不寐，或夜有谵语，已入血分矣。邪在卫分，汗之宜辛凉轻解；清气热不可寒滞，反使邪不外达而内闭，则病重矣，故虽入营，犹可开达，转出气分而解，倘不如此细辨施治，动手便错。"既补充了卫气营血四个阶段的主要症状，又揭示了叶氏对各阶段治法的奥义。再如对薛氏"湿热证，属阳明太阴经者居多"句，章氏释之曰："胃为戊土属阳，脾为己土属阴，湿土之气，同类相召，故湿热之邪，始虽外受，终归脾胃也。"可谓要言不烦，一语破的。举凡这些，足见章氏对叶、薛两家的温热观，起到了推波助澜的作用，这对温病学说的传承与发展，有着重要意义。

其次，章氏还认为《伤寒论》中原有论治温热病各条，混入"伤寒例"中，虽经张路玉指出，而后人仍搀混不分者，遂加以指出阐明。如尤氏《贯珠集》将治温热之黄芩、白虎例入伤寒正治，实属失察。在此之前，吴又可见到伤寒温病牵混之害，撰著《瘟疫论》以辨别之。但他不辨伏气为病的道理，又混指一切温病为瘟疫。吴鞠通则将风温、瘟疫并为一类，不分轻重浅深，其冬伤寒、春病温的伏气一证，亦不分析论列。针对这种情况，章氏将温病按照春温、风温、暑温、湿温、瘟疫分列证治。对于伏气，他根据《内经》经文四时都有伏气之邪发病之说，主张有伏气，但建议改称"伏邪"，因为"气"是邪正的总称，能致病的应称为"邪"。对暑邪的性质，章氏本其用阴阳进退解释六气变化的一贯主张，提出"暑因湿火郁蒸而气浊，由口鼻吸受，蓄于膜原，流传三焦，必归脾胃，治法不独异于伤寒，亦与温热迥别"的卓论。

2. 辨证论治重切脉

张仲景是辨证论治的创导者和实践者，但明确提出"辨证论治"一词的第一人则是章虚谷。他在《医门棒喝·论景岳书》中说："竟将伤寒、瘟疫，同作一病而用补法。无怪世俗之不分邪正，但云补正即可去邪也。即此数则观之，可知景岳先生不明六气变化之理，辨证论治岂能善哉？不识六气变化，由不明阴阳至理故也。"

章氏在《类编》对四诊合参的阐释中，脉诊所占比例有十之七八，颇有心得，也从一个侧面反映了其在临床实践中的成就。其中明确提到："本门最详者脉也，脉为气血流行之象，而有升降出入，故当与营卫经络、阴阳脏腑诸门同观。必得悟其神理，指下方能明其为和、为病、为虚、为实。"脉诊是四诊中非常重要的组成部分，《内经》有关脉诊方法的论述有四种：遍诊十二经动脉法，全身三部九候法，人迎、气口脉诊法，独取寸口法。其中独取寸口法虽然在《内经》中未明确论及，但是此法也是对人迎、气口脉诊法的简化。自《难经》始，将寸口分为寸关尺三部。章氏在此提及的脉法，并不局限在独取寸口，足见其对《内经》的精熟程度，书中"诊尺肤以合色脉"的论述更是给后世以启发。"尺肤者，卫气所行者也，故脉之缓急滑涩，而尺肤亦然，脉小而尺肤减瘦，脉大则尺肤贲起，贲起者，隆厚也。至其病变，则色脉与尺肤有不相应，是营卫气血偏驳不和，必审其微甚而调之。"全面继承才能更好地发挥、创新，章氏的发挥显然是在全面继承《内经》的基础上实现的，这一点正是今人所缺如的[5]。

3. 用药妙思多奇略

温病慎用热药，人所共知，但患温病者体质属寒属热不同，化热化寒转化不一，章氏善于有是证用是药，温病不废附姜，屡起危厄。《六月感暑脾肾两伤助阳得愈案》载，丁亥六月，周小梅先生夫人感暑邪，因服疏散药热更甚，他医改用大黄、鲜生地、柴胡、厚朴等，致寒热加重。章氏初以草果、苍术、厚朴，醒脾开湿，以透膜原；柴胡转少阳之枢；青蒿、鳖甲、知母、黄柏清阴分之热。服两日不效，乃于前方去知母、黄柏，加党参。又服两日，小便稍利，诸证仍不减。章氏认为此时非用附子、干姜，大助其阳，则邪终不化。乃用附子、干姜、党参、草果、苍术、厚朴、生姜、乌梅、白芍，稍加黄连，进退而病除。当章氏用姜附时，见者莫不惊怪。其实，章氏之法乃从仲景泻心汤、乌梅丸等法变化而来。又如《风寒误作温病案》，其脉象症状，显然虚寒，用姜桂附子而大便始通，其寒凝甚矣。奈何人多不辨，犹投知、芩、大黄以寒下。伤寒温病虽不同，然辨邪之浅深，人之虚实岂有异乎？

又《暑月贪凉元阳大损案》中，服助阳大热药三十余帖，全然不觉，胃竟不开，后竟重用鹿角胶温润养阳，始得转机。以鹿角得生阳之气为最，故其功胜于桂附。桂附之热，可以胜寒，而草木无情，不及血肉有情，能助生气也。章氏的心得是，温暑之邪，虽必用凉解，但如果其人体盛色白，或不白而肌松者，本质阳虚，凡感热邪，往往凉药不效。以其阳虚，凉药入口，中气先馁，不能运药驱邪故也。此须辨舌，舌虽边黄，中必白滑，乃热邪外受，中却虚寒。须先用辛温通阳，使中阳振，舌心亦黄，再用凉药即解。如兼厚腻舌苔者，此热伏湿中，尤当先用辛温开湿。倘见其热甚，骤用大凉，遏其湿而火反伏，必淹缠难愈。或作洞泻，则湿去一半，火邪内陷，变证百出，不可不知。

又《暑温误治案》中，屡治罔效，忽记来复丹方中有灵脂，专入厥阴，以浊攻浊，善治暑湿浊邪，兼有硝、黄，直达至阴，助本元以祛邪。遂于前方去柴胡，送来复丹一钱，果然见效。章氏自谓其巧思得自仲圣治伤寒变热之邪内陷，用芩连大黄，水渍取汁以泄热，和入煎熟附子之扶阳妙法也。

三、原文选释

（一）六气皆从火化，以寒凉药主治，此理止可论邪，不可论病

【原文】

然犹必知其要者，所谓六气变化，机权在火，如君相出令，天下皆从。刘河间有见此理，故云六气皆从火化，以寒凉药主治。但此理止可论邪，不可论病。何故？盖邪气伤人，随人禀体而化。如上所云，禀体多火，暑随火而化燥；多寒，暑随寒而化湿之类，故当随病审察。或不

知此，而概施寒凉，岂不误哉！况天地六气之火固易伤人，而人身君相之火，常相因为病。故东垣曰：相火，元气之贼也，火与元气不两立。此谓人身之火也。张景岳非之，云相火元气之本也，岂可谓之贼？此两说皆各有理，不可偏废。缘君火妄动，相火炽然，即恣欲等火也。欲动火炎，元气伤耗，故谓之贼。《内经》云"壮火食气"是也。若心君安泰，相火奉令，默赞化机，阴阳和平，元气赖以生长，故为元气之本。《内经》云"少火生气"是也。东垣论其变，景岳道其常耳。是故外感之与内伤，或寒或热，必因人而变，虚实阴阳，参互错综，而治法随宜，不可偏执也。(《医门棒喝·六气阴阳论》)

【阐释】

河间论"六气皆从火化"，但章氏认为，在具体治疗中，应考察人体体质之区别，体质不同，虽受邪同而病变不同，或从寒化，或从热化，故不可概用寒凉之药。东垣言相火"元气之贼"，景岳言相火"元气之本"。章氏认为，东垣论其变，景岳论其常，后人不可偏执。

（二）治病之要，首当察人体质之阴阳强弱

【原文】

夫医为性命所系，治病之要，首当察人体质之阴阳强弱，而后方能调之使安。察之之道，审其形气色脉而已。形气色脉，《内经》论之详矣。然未窥其蕴者，莫得其端绪。诸家方书，但论病证方药，而察形色以辨阴阳之要者，多略而不讲。无怪后学执成方以治病，每不能合。因其病虽同而人之体质阴阳强弱各异故也。虽丹溪略举其概、叶氏医案每论其端，而散见各条，人多忽之。今述其大略，由是类推审察，则论治制方稍有准则也。假如形瘦色苍，中气足而脉多弦，目有精彩，饮食不多，却能任劳，此阳旺阴虚之质也。每病多火，须用滋阴清火。若更兼体丰肌厚，脉盛皮粗，食啖倍多，此阴阳俱盛之质。平时少病，每病多重，以邪蓄深久故也。须用重药，如大黄、芒硝、干姜、桂、附之类。寒热之药彼俱能受，以禀厚能任削伐，若用轻药、反不能效也。如体丰色白，皮嫩肌松，脉大而软，食啖虽多，每生痰涎，此阴盛阳虚之质。

目有精彩，尚可无妨，如无精彩，寿多不永，或未到中年，而得中风之病。每病虽热邪，药不可过寒，更伤其阳，阳微则防其脱。热退须用温补扶阳。若更兼形瘦脉弱，食饮不多，此阴阳两弱之质。倘目有精彩，耳轮肉厚端正，其先天尚强，神清智朗者，反为大贵。若目无彩，神气昏庸，必多贫夭。凡阴阳俱弱之质，常多病，却不甚重，亦不能受大补大泻大寒大热之药。但宜和平之味，缓缓调之，此大略也。若论其变，则有阳旺阴弱之人，而损伤阳气者，宜先扶阳，而后滋阴；阴盛阳虚之人，而有伤阴者，宜先滋阴，而后助阳。斯当随时审察，不可拘执。与后"虚损论"互参其理，自可类推，不能尽举也。（《医门棒喝·人体阴阳体用论》）

【阐释】

章氏临证重视根据个体体质之不同，予辨证治疗。他认为，治病之要，首当察人体质之阴阳强弱，而后方能调之使安。

（三）治虚损者，先辨阴阳，次分上下

【原文】

治虚损者，先辨阴阳，次分上下。阴虚者，最忌助气；阳虚者，大禁寒凉。上损则清金为先，下损必固肾为主，此千古不易之成法也。其有阴阳两亏，上下交损者，当权其轻重缓急而进药有先后之次序焉。但其病状变化无方，而理法通微入妙，若不明先天后天生化之源，脏腑刚柔偏胜之弊，则莫知其绪而辨证不确，投剂无功矣。夫阴阳之气，禀于肾元；生化之权操乎脾胃。故肾元亏损，禀质不足者，全赖脾胃生化以滋培。《难经》谓：上损至下，下损过中，皆不治。以脾胃既败，无法可施也。然脾胃之能生化者，实由肾中元阳之鼓舞，而元阳以固密为贵。其所以能固密者，又赖脾胃生化阴精，以涵育耳。经曰：阴平阳秘，精神乃治，即此之谓也。（《医门棒喝·虚损论》）

【阐释】

章氏认为，治疗虚损病症，当先辨明阴阳、上下，依据其轻重缓急而进药有先后次序。且虚损之中尤重先后天之脾肾。认为肾阳鼓舞脾胃

之生化，而肾阳的固密作用由脾胃化生的阴精滋育实现。

（四）阳倡阴随，为造化自然之道

【原文】

夫阳倡阴随，为造化自然之道，故阳能帅阴，而阴赖阳之煦通以生长；阴能和阳，而阳借阴之翕阖以固密，此阴阳自然之性能。所以经言：阳强不能密，阴气乃绝；阴平阳秘，精神乃治也。若病变不常，或当扶阳，或当抑阴，惟应随宜而施，安可执为一定之法乎？后学之不明圣道者，实由历来诸家驳杂之说，有以障之。杂说愈多，则圣道愈晦，而生民之厄愈重。稍具知识者，能不为之痛心哉？且《灵枢》《素问》十余万言，而三才生化之道，疾病传变之由，详晰备论。而治法，则多针砭，而少方药，以上古所宜也。（《医门棒喝·平心论》）

【阐释】

阴阳者，天地之道也，万物之纲纪，变化之父母，生杀之本始，神明之府也。阴平阳秘，精神乃治。章氏认为，学医者，首重明理明圣道。杂说愈多，则圣道愈晦，而生民之厄愈重。

（五）湿邪壅遏慎用蒌仁论

【原文】

夫湿热之邪，黏滞难化，必须芳香苦辛，开泄疏通，而后阳气得伸，邪始解散。大江以南多湿，故温暑等证，挟湿者十居八九。舌苔虽黄而必滑，此湿邪之明征也。湿邪壅遏，三焦气化不宣，多致二便不利。但用芳香开泄，三焦气行，其便自通。或见大便不解，不知开泄，而用蒌仁，欲其滑肠。岂知蒌仁甘凉油润，凉不足以去热，而油润助湿，甘更壅气，故不能退病，反碍其胃。或遇脾气虚滑之人，便虽得解，而湿热因之内陷。为其止能滑肠，不能开泄湿热，遂至清阳不振。上则胃闭不食，下则滑利不休，变证多端，或至昏沉不省人事，余盖屡见之矣。此皆由《本草备要》之误，而不考究古方之故也。（《医门棒喝·蒌仁辨》）

【阐释】

章氏在此处详述，吾绍之地多湿热，湿热病不可用瓜蒌仁的原因。因湿热病，本身黏滞难化，必须芳香苦辛，开泄疏通，而瓜蒌为甘凉滑润之品，其仁多油，油润助湿，反碍病之恢复。

四、医案选按

（一）六月感暑脾肾两伤助阳得愈案

丁亥六月，城中东桑桥，周小梅先生夫人感暑邪。身热五日，始延李先生，服疏散药一剂，次日热更甚。病者疑焉，另换别医。问得大便数日不解，即用大黄数钱，鲜生地尤重，同柴胡、厚朴等服之。便下两次，病人自觉爽快，惟晡时发冷，黄昏发热，直至天明方休，彻夜不寐。其令郎书源兄，邀余诊视。述如病由，余曰：暑为火湿合化，湿系阴邪，遏热不达。李先生用疏散，则湿开热透，并不错误，乃反误投下剂，使邪陷入阴，故夜热而昼不热，则病势重矣。邪既入阴，欲其转阳甚难。只可转其机枢，兼从阴分清其邪热。乃用草果、苍术、厚朴，醒脾开湿，以透膜原；柴胡转少阳之枢；青蒿、鳖甲、知母、黄柏清阴分之热。服两日不效。其脉虚软无力，口甚渴，饮茶不绝，腹满，大小便皆不利，粒米不进，稍饮米汤，口即作酸。此中气大伤，乃于前方去知母、黄柏，加党参。又服两日，小便稍利，诸证不减，脉软少神。余曰：不进谷食，已十二日矣，再延数日，胃气绝，则不可救。因其脾肾两伤，元气无权，三焦气化失司，邪反内闭。盖肾伤无开阖之力，则便阻；脾伤而转运不前，则腹满；阳既委顿，则津液不升，故渴甚。非用附子、干姜，大助其阳，则邪终不化。乃用党参、草果、苍术、厚朴、附子、干姜、生姜、乌梅、白芍，稍加黄连。服两日，腹满减，而便下溏粪如胶浆，略进稀粥。又服两日，腹满消，而粥食大进，小溲亦长。惟夜热如故，冷则无矣。余曰此湿已化，但有热邪。乃于前方去附子、乌梅，加知母三钱、生石膏五钱，服两日其热全退，即用清补调理而安。

当余用姜附时，见者莫不惊怪。幸病家明理，信而服之，果得向安。而不知余从仲景泻心汤、乌梅丸等法，变化而来。审证既明，其效如神，庸俗不识仲景妙旨，反以为怪。此医道之不可问，病涉疑难，鲜有不死矣。故拙集所记治案，皆疑难而非庸俗所能辨治者，余则不录也。（《医门棒喝·伤寒传经论》）

【按】此案感受暑邪后接连误治，导致邪陷阴分、脾肾两伤。病势危重，急先大补阳气，扭转大局，待病情稳定，再退其热。

（二）胃阳不振胃阴不足疑似案

丁亥仲春，有七十老人，数年前患疟，病根未除，每至夏秋则发。去冬至春，忽病呕吐战振，筋脉掣痛，愈后屡发。或见其小便黄数，大便干而少，面有红光，谓是肝郁化火，火逆犯胃作呕，胃阴不足，故小便黄赤，大便干少也。余诊脉，虚涩少神，观舌苔，白腐而厚。因言中焦虚寒，浊阴聚胃，故呕吐。是胃阳不振，非肝火作逆、胃阴不足也。病家惶惑，未知孰是，余遂辨之：经曰，膀胱者，州都之官，津液藏焉。气化，则能出矣。又曰，三焦者，决渎之官，水道出焉。是小便之行，必由三焦气化而出。三焦为少阳相火，故火盛，则小便黄赤；火衰，则小便清白，此常理也。然经又言，中气不足，溲便为之变。中气不足者，中焦虚寒也。小便反变黄赤，何也？中有妙理，若不细心体会。欲得其旨，岂不难哉！倘不辨明，或本虚寒而见小便黄赤，误认为火，而用凉药；或系火邪，混引经文中气不足之语，误用温热，其害均也。夫火炎上，水流下，自然之性也。故火有余者，必先盛于上，而后盛于下；水有余者，必先盛于下，而后盛于上，此常理也。然水激之，可使在上失其就下之性。火若以寒冒之，则屈伏在下，失其炎上之威。三焦者，相火用事，熟腐水谷而化精微，生津液而通水道，故名为焦，取火熟物之义。相火足，气化行，则水道通利，而清浊不混。故曰：上焦如雾、中焦如沤、下焦如渎也。若相火衰弱，中焦虚寒，不能化气，则胃中汤饮痰涎，浊阴凝聚。而衰弱之火，势必不能炎上，而屈伏于下，水道不畅，小便反变黄赤。此所以中气不足，溲便为变也。

其大便干而少者，仲景曰：脉沉而迟，不能食，身体重，大便反硬，名曰阴结。此谓阴寒凝结也。世俗见大便坚难，多作火治，误矣！今脉虚涩，身重，不思食，而大便干少，正仲景所云之阴结也。然则何以验之？则当辨之于舌。舌为心之苗，心为君火，色本赤。三焦为相火，脾胃为中土，火土相生，气脉相贯。是故胃中或寒或热、或清或浊，其状其色，必现于舌。舌苔厚腻者，胃中阴浊凝聚也。其色若黄，黄为土之本色，土有生气，生土者火，火与阴浊交混，而成湿热之邪，则宜辛温苦降以祛浊，佐凉以清火。若色白者，白为金色，土无生气，相火衰弱已极。必用辛热助阳化浊，甘酸培土和肝。以其土无生气，故不纳食。胃阳不振，则浊阴盘踞，浊阴已盛，断非胃阴不足矣。若胃阴不足，舌红而光无苔垢，昔人论之已详。此阴阳清浊之理，确乎不易者也。口中并不酸苦，亦非肝火上逆矣。中焦湿聚，气化不行，下焦反燥，故大便干而少也。其面有红光，因呕多肺气逆，虚火浮于经脉之故。肺气顺，其红自退。是面红便少而赤者，上下之假热。舌苔白腐者，中焦之真寒。且脉虚涩，非火可知。又兼疟病根由，膜原必有结邪，故病发呕吐。而畏寒发战，营卫不通也。遂用姜制半夏为君，佐参、苓、附子、干姜、生姜、桂枝、芍药、乌梅、草果仁。一剂，即甚效。继又去乌梅，加厚朴。连进十余剂，每剂附子用至三钱，胃口开而病愈。其大便反溏，小便反清。盖三焦气化，则水道行，而阴浊下也。

可知真假之辨，必以经义为准。若诸家之论，多似是而非，不可为据也。然白苔虽多中寒，更须参以脉证，不可固执。即如瘟疫初起，舌苔厚白如积粉，此秽浊之邪，包热在内，其人必昏愦发热。须达原饮，开泄膜原结邪，热即透发。若误作虚寒，其寒不小，以此类推，必当脉证互参。故《内经》云：有者求之，无者求之。虚者责之，实者责之。此辨别不易，未可但凭一端也。又如浊邪包热者，苔虽白，其舌本必红赤，非如虚寒之淡白也。（《医门棒喝·虚损论》）

【按】八纲辨证，首辨阴阳，阴阳误判，雪上加霜。此案即前医将胃阳不振证误认为胃阴不足，即南辕北辙。另如真寒假热证、真热假寒证，历代医家每多提醒后世，即是因为遇到这些证时，多易混淆，难辨真假。

（三）暑月贪凉元阳大损案

又如舌红而光，若不干渴，亦不可尽作胃阴不足。虽有苔垢而干枯者，浊邪既结，津液又伤，必须兼养胃阴也。余在粤时，有肖山何先生，夏月不爽，自谓受暑。食西瓜一枚，又服凉药数帖。后无所苦，惟胃不开，每日强饮薄粥一二钟，甚无味。尚行动自如，小便淡黄，大便干，多日不解。胸腹无胀闷，面色如常，舌红而光无苔，酷似胃阴不足，但不喜汤饮。脉则浮中皆无，按之至骨，萦萦如蛛丝而已。医者犹言有火而进凉药。余曰：此证固非火邪；舌虽光，不欲汤饮，亦非胃阴不足。脉微如是，元阳大亏。幸而小便淡黄，大便坚固，肾气略为有根，若再服凉药必死。遂用附子理中汤，去术，加当归、桂枝以养荣。数剂后毫无效验。又去桂枝，加肉桂、吴萸、黄芪等。连服十余剂，依然如故，惟脉似成条，沉细如发，出大便些须，仍干。又进前药十余剂，共服大热药已三十余剂，仍复如此。余细思其小便通，大便干，则肾元未绝，何以胃总不开！令停药四五日以观之，亦只如是。百味烹调皆不喜，粥亦勉强而饮，行动如常。余乃屏去热药，重用鹿角胶，佐枸杞、当归、参、芪、苁蓉、广皮等，温润养阳。连服十剂，始觉脉形稍粗，饮食略加。又服十剂，其胃始开，脉亦渐充。其间二十余日，不出大便，胃开后，大便一二日即解，其人反软弱卧床，不能起坐。又养半月，始得下床。呜呼，此真奇病也！

仲景曰：脉萦萦如蛛丝者，阳气衰也。何公本面白气虚之人，年逾五旬而见此脉，阳衰已极，然服助阳大热药三十余帖，全然不觉，胃竟不开，其生气几竭矣。鹿角不须一月，即长至数尺，其得生阳之气为最，故其功胜于桂附。是桂附之热，可以胜寒，而草木无情，不及血肉有情，能助生气也。

又如温暑之邪，必用凉解。若其人体盛色白，或不白而肌松者，本质阳虚，凡感热邪，往往凉药不效。以其阳虚，凉药入口，中气先馁，不能运药驱邪故也。此须辨舌，舌虽边黄，中必白滑，乃热邪外受，中却虚寒。须先用辛温通阳，使中阳振，舌心亦黄，再用凉药即解。如兼厚腻舌苔者，此热伏湿中，尤当先用辛温开湿。倘见其热甚，骤用大凉，遏其湿而火反伏，必淹缠难愈。或作洞泻，则湿去一半，火邪内陷，变证百出，不可不知。（《医门棒喝·虚损论》）

【按】此案患者连进大热药三十余剂，诸症虽未消减，但亦无加重。反推可知当为元阳大损，若为阴虚之证，早已火上浇油，加重病势。运用桂附无效，乃用鹿角，血肉有情，取其得生阳之气为最，其功胜于桂附。

（四）暑温误治案

又有一面白体盛人，夏月患暑温，服凉解数帖而愈，以邪轻故也。旬日复感，自服苏合丸，覆被发汗，津液大泄，热邪内陷。又兼少年多欲，其脉空数无根，余告以难治。盖苏合丸中冰麝等，辛温走窜，治寒尚可，温暑大忌也。勉进甘凉薄味之药，养阴和阳。四五日，脉象稍转，而尺部甚空。身热不退，夜则谵语，天明即清。舌有薄苔，边淡黄，中白滑。每日饮粥二三碗，如是十余日病不增减。药稍疏利，则委顿不堪；稍补助，则邪热愈炽。余不能治，病家笃信，不肯更医。一日因换床起动即大汗，口开，眼闭，欲脱。余急视之，几如死状。细审脉象，虽虚数无神，尚不至于即脱。因思其二便尚通，能进粥食，胃气未绝，胸腹不胀，则腑气无碍。正气欲脱，不得不先扶本元。且因多欲肾亏，而粤东木火之地，肝风易炽，常多痉厥。故参不能用，恐助虚阳上越，则下元根脱。乃用熟地一两二钱、附子四钱、厚朴二钱，合二陈汤如数，煎一大碗。黄昏时服一半，即熟寐。二更醒后又服一半，亦无所觉。子后仍谵语，天明即清。余视之，脉稍有神而加数，舌苔中心亦黄，胸腹仍宽，能进粥食。乃用白虎汤，加细生地等，连服数日，脉渐好，粥稍加。惟身热不退，夜仍谵语，左关独滞且沉。因思昼清夜昏，为热入血室，血室厥阴所主，故左关独滞。而仲景有刺期门之法，是邪结血分也。余不知刺法，乃用归须、赤芍、新绛、青蒿、鳖甲、柴胡、黄芩、细生地之类。五六服，全然不效，此时已一月有二日矣。因病家笃信不获辞，药总不效，彻夜思之，未得其理。倦极而寐，醒后忽记来复丹方，中有灵脂，专入厥阴。暑湿浊邪，与伤寒不同，故前药不效。灵脂以浊攻浊，兼有硝、黄，直达至阴，助本元以祛邪，必当奏功。遂于前方去柴胡，送来复丹一钱，果然神效。夜即安睡至晓，而无谵语。又连进三服，身热即退，忽解小便甚长，色深碧，稠如胶浆，病家惊疑询余。余曰，此病根除矣。因其少年多欲，湿热之邪，乘虚陷入肝肾，故与伤寒之热入血室，病同而邪不同。邪不同，故药力不能胜邪，则不效。此来复丹以浊攻浊，所以神效也。所谓有是病，必用是药，此见医理幽微，难测如是。即进补剂而愈。呜呼！此证若非病家笃信专任，余虽竭尽心思，无从着力。或多延数医，乱投杂试，则万无生理矣。仲圣治伤寒变热之邪内陷，用芩连大黄，水渍取汁以泄热，和入煎熟附子之扶阳，其法妙矣！(《医门棒喝·虚损论》)

【按】不论古今，医患之间的相互信任都是提高疗效的重要前提，可不慎哉！此案若非病家绝对信任，医者恐亦不会如此竭尽努力，或已更迭数位医家而终无所获。

(五) 邪伏少阴案

城东有徐姓人，种园为业，年近五旬。丙戌夏初，患温病六七日。云医者回复不治，恳余视之。其人昏愦不省人事，大便流粪水不止。按脉寸关散漫不应，尺部摆荡下垂，轻按皮肤则凉，重按肌肉，热如火。其妻言病初起时，发热畏寒而口渴，今泄利不止，口即不渴，而神昏矣。余意必因服蒌仁等凉药，脾气滑泄，热邪陷入太阴也。并病家检方出，果系柴、薄、羚羊、知、芩、枳、半、蒌仁等药。因思贫苦人劳力，非同内伤，或可救治。随告病家曰：若服余药，必要仍然发热口渴，及有汗出，方有生机。遂用生党参三钱，加柴、葛、升麻、苏、朴、甘草、姜、葱两剂。次日视之，脉弦数，身热汗出，而口大渴。即于前方去苏、朴、姜、葱，加生石膏一两，知母五钱，又进两剂，大汗淋漓，下利止而神渐清，遂思粥食。乃减党参钱半，加鲜生地根生地，连服数剂，调理渐安。

按：是证救回后，脉弦数，左尺甚微，右尺独大，数如沸汤。此因贫苦人，力食衣单，冬受寒冷，邪伏少阴。至春阳旺，郁邪化热，劫烁肾阴，故尺脉如此，即余《温暑提纲》中所论之证也。热蕴少阴，乘春升少阳之气而动，兼外感虚风，表里俱病。故初起畏寒发热者，外感风邪也；口渴者，内热勃发也。《内经》云：火郁则发之，木郁则达之。先须辛甘微温，升散其郁，使外风解而汗出，则内热透发，然后清之可愈。若不透达，见其口渴，即透凉药，遏其内发之火。又见大便不解，以蒌仁滑之，脾气下泄不止，火邪内陷，变成坏证矣。夫热邪在经，必从汗解，既无实积腹胀，其大便不解本无妨碍，何必通之，反使外邪内陷乎。总因不究仲圣六经治法，但以吴又可《瘟疫论》为规则，不辨邪之浅深，人之虚实，谓通大便，即可退病。或不效而变坏证，未知其故，则云不治。反谓仲圣之法，止可治伤寒，不可治温病，而不思伤寒温病虽不同，其辨邪之浅深，人之虚实岂有异乎？若又可之论，偏执一隅，未达至理。余于《温暑提纲》已辨其弊，岂可师法。且仲圣麻桂、四逆、理中、真武、白通等汤，则为治伤寒之法。若黄芩、白虎、泻心、大小柴胡、承气等法，岂不可以治温热乎？而伤寒、温病皆有虚实不同。故如理中、桂枝新加、小柴胡、人参白虎、半夏泻心、复脉等汤，皆用人参，补泻兼备。又如后世之参苏饮、人参败毒散、温脾汤、黄龙汤等法，或发表，或和中，或攻里，而参、地、芩、连、大黄、姜、附，错杂并用者，不可枚举。良由正虚夹邪，不得不攻补兼施。但必审其虚之多少，邪之浅深，而使药病相当，方能奏功，不比纯虚纯实之易治耳。

今也则不然，无论体之虚实，邪之浅深，总以柴、薄、知、芩、枳、朴、杏、半、连翘、栀子、郁金、豆蔻、犀角、羚羊等为主，一闻大便不解，不论寒热，先用蒌仁，如不应，继以大黄。更不辨有无实积，总谓通便可以去病。若诸药用遍不效，反见坏证者，即言不治。凡见身热头痛之病，即用前药，名为时方。如有掺用他药者，即谓其方不时，众必哂之，而不敢服。或有风寒之邪，亦混称风温湿温，而用前药。风寒为凉药所闭，其人委顿，气化不行，大便反结，亦必用蒌仁、大黄以通之，终至不救而后已。如是受枉者，殆不可数计。嗟乎！轩岐仲圣之道，一至于斯，诚可痛也。余既浅陋，年力已衰，断不能挽狂澜于既倒矣。或因刍荛之言以发其端，引申触类，得以渐明圣道，是则望于后之君子。吾今再拜叩首，泣告当世明贤，务师轩岐仲圣，研究历来古法。审病用药，切勿揣摩时方，作医门捷径，不顾人之虚实、之浅深而致害，则积德无量，获福亦无穷尽矣，幸甚祷甚。(《医门棒喝·蒌仁辨》)

【按】临证逢大便不通者，多有医者用瓜蒌仁、大黄之属，以望通之。然下法不当，每易使外邪内陷，病变丛生。

(六) 风寒误作温病案

或曰：以时方治时证，诚有之。若风寒之邪，何至误作温病而不辨哉？

答曰，余非目击，断不敢妄言也。近处有齐姓妇人，年三十余，体盛阳虚之质。丁亥正初，卧病七八日，水米不进，邀余视之，状甚委顿，不能起坐，语声低不能闻。按脉濡迟无力，右寸关沉弦而涩。据述初起发热头痛而畏寒，服柴、薄、知、芩、栀子、连翘等一剂，即觉口干难忍，食梨、蔗等水果，遂不思粥食。胸腹满闷，大便四五日不解，头即不痛，身亦不热，但觉畏寒而已。余令人按其胸腹空软，但虚满耳，舌苔薄而微白。余曰：此本感受风寒，因凉药而邪内闭，胃肠被郁，故即口干。又食生冷，则中阳更伤。肺胃伏邪不出，须用辛温开解，乃用苏、杏、葛、防、桂枝、厚朴、甘草、姜、枣等一剂。次早胀满略减，脉仍弱涩，多日不进粥食，狼狈已极。正气既亏，伏邪难出。乃仿仲圣建中例，于前方加党参三钱、干姜一钱。服后腹中鸣响，胀满渐减。其亲戚见病势沉重，又延别医诊之。言是风温，遂用时方。闻大便多日不解，即加蒌仁五钱、大黄三钱。并云一剂大便不通，再服一剂。病家疑惑，至黄昏时，来询余可否服大黄。余又为诊脉，比前已好。询病人，云略觉安舒。余曰：此本虚寒邪伏，故服党参姜桂温补热散之药，阳气转动，腹鸣胀减。若服大黄、蒌仁以寒遇寒，如冰益水，更使凝结，大便必然不通，元气止存一线。再服苦寒攻药，元气先脱，何须两剂以通大便哉！其理如此，请自酌之。于是止而不服，次日又邀余诊，胀满已消，脉亦较好。即于前方去厚朴，加附子钱半，服后渐有微汗，随解大便些须，即思粥食。次日又诊，神气脉象均好，伏邪得汗而出。乃用温补气血，调理半月，始得下床。夫用姜、桂、附子而大便始通，其寒凝甚矣！且其脉象证状，显然虚寒，奈何全不辨别，犹投知、芩、大黄，是真以人命为儿戏也！显而易辨者如此，其假实假虚为难辨者，误治更多矣，岂余所敢妄言乎。诚以目击不忍，是故泣告当世明贤，千万留意，幸勿以人命为儿戏也。(《医门棒喝·蒌仁辨》)

【按】此案口干难忍、胸腹满闷、大便四五日不解等诸症极似热证，但细察之，则有状甚委顿，不能起坐，语声低不能闻，头即不痛，身亦不热，但觉畏寒而已，按其胸腹空软等寒象，舌苔薄而微白，按脉濡迟无力，右寸关沉弦而涩亦是虚寒佐证。差之毫厘，谬之千里。何况阴阳寒热之两端。

（七）冬伤于寒夏病温热案

是年夏令，又有城中青道桥吴姓男子，年二十余，患热病。现有医者，与吴又可达原饮两服。至第四日，邀余诊视。其身微热，头疼不甚，口渴饮不多，舌苔薄而黄，胸腹无胀满，不思食，略进稀粥，大便不解，小便黄，神色不爽，夜有谵语。余察诸证，全是热邪闭伏之象。但诊其脉，右手弦软而迟，左手寸关全无，惟尺部略见。因思营行脉中，右属气，左属血，今左脉如是，其邪闭于营，血滞甚矣。营为阴，故夜分有谵语也。且渴不多饮，内热不甚，而营血滞涩，断不宜妄投凉药以遏其邪。遂重用当归、桂枝，佐连翘、赤芍，以通其营。加知母、厚朴，以清肺胃。连进两服，左关脉稍出，寸部仍无，内热略甚，大便不解。乃于前方，加制大黄二钱，解大便二次，舌苔亦退，惟左寸依然不应，夜仍谵语。此邪干心包，恐防昏厥，即于前方去大黄，重用当归，又加柴胡，和入至宝丹五分。次日又重加桂枝，左寸始得稍应。

章虚谷

· 105 ·

如是服当归、桂枝、至宝丹等药。至六剂，左手之脉方调达，寸部始见洪象本脉，粥食渐加，谵语亦少。而小便时，阴中掣痛。此伏热流通，乃减少当归、桂枝，加元参、羚羊角、黄柏、滑石之类。小便不疼，而口仍渴。乃去滑石、黄柏，加生石膏、鲜生地之类。连服四剂，诸证皆退，调理而安。

余思此证，原系热病，何以脉象竟同阴寒，不解其故。遂询其致病之由，据述上年冬间赴山东，投亲不遇，盘费短少，奔走长途，落魄而归。余方悟冬伤寒邪，藏于肌肤之言为确，而辛苦之人尤多也。盖风伤卫而寒伤营，因其年少，元气未亏，邪不能内干，而侵入营中，与血气挽混，全然不觉。历春至夏，阳气升散，其病始发。若非余亲见，而得之传闻，亦难遽信。以是可知王叔和，当时亦曾亲验，故云辛苦之人，春夏多温热病者，由冬伤寒邪所致也。后人以叔和之言非者，殆未亲历故也。故凡病情变幻，莫可穷尽，医者虽博古通今，断不可自负自用，致伤人冥冥之中而不觉也。此证余用当归、桂枝时，有医者见而非之，乃用犀角、羚羊、芩连、牛黄丸等大凉之药。言其郁热成斑，必服此药，其斑乃出。病家询余然否。余曰，脉证如是，热邪尚轻，而营血凝滞特甚。若用凉药，血得凉则凝，而邪愈闭，虽有斑而不出矣。邪闭不出，元气日削，命不可保也。遂从余服桂枝等方至六剂之多，其脉始出，而邪始达。设病家疑贰，杂进他药，则吉凶未可知也。

呜呼！医者虽有救人之心，实亦不能操其权者，盖患病之人，有命存焉。余阅历以来，见受枉者多矣，不禁叹息流涕，而又莫与明此弊也。惟愿高明君子，虚心审填，择善而从，勿立岩墙之下为幸耳。孟子曰，行或使之，止或泥之。可知凡事皆由前定，病者幸而遇良医则愈，或虽遇而不信，及死于庸医者，不幸也，亦命也。故曰死生有命。所以君子知命，惟顺天理，修身以俟之，无所用其祷，亦无所用其药也。药者，圣人之仁术，为参赞化育而设，虽能救人疾苦，非能造人之命也。命由己立，福自己求。知君子之道者，当别有会心处矣。(《医门棒喝·萎仁辨》)

【按】《内经》云："冬伤于寒，春必病温。"冬季寒邪侵袭人体，先伏藏于体内而不即时发病，至春夏之际变为温热邪气而外发致病。本案即为实证。

参考文献

[1] 章楠 . 医门棒喝 [M]. 北京：中国医药科技出版社，2019.

[2] 沈钦荣 . 章虚谷学医心路初探 [J]. 浙江中医杂志，2011，46（5）：313-314.

[3] 杨茂森 . 章虚谷遗著《灵素节注类编》钩沉 [J]. 浙江中医学院学报，1980（03）：8-11.

[4] 宋咏梅，宋昌红 .《医门棒喝》体质学说探微 [J]. 山东中医学院学报，1996，20（2）：130-131.

[5] 杨丹，翟双庆 . 章虚谷著《灵素节注类编》学术成就 [J]. 中医药学报，2012，40（6）：142-145.

何廉臣

一、生平与代表著作简介

何廉臣（1860—1929），名炳元，廉臣为其字，别署印岩，以字行。世居浙江绍兴，出身世医家庭，祖父何秀山为绍派伤寒名家，何氏承祖业，悬壶绍城卧龙山之宣化坊，晚年自号越中老朽，同仁称为"越州翘楚"，为"绍派伤寒"之中坚，卒后葬于谢墅郑家山之牛羊岗。行医五十余年，于医学研究、医事活动贡献颇多，与裘吉生、曹炳章，并称浙江"医林三杰"而居其首[1]。

何氏幼习举子业，乡试二荐不售，遂专力于医，先与沈兰垞、严继春、沈云臣讲习古医学说，师法仲景，约三年，渐通轩岐经旨、仲景方义，更旁及刘、李四家，于丹溪之学，有所心得。继从名医樊开周临证三年，初笃守古方，意在尊经，樊则谓传世与行世迥异，江浙滨海临江，地土原湿，先贤发明疗治湿燥温暑诸法，不可偏废。何氏乃复考明清各家学说，于叶天士、王孟英诸家专集，致力颇深，但初出问世，效者固多，尤有不效者。于 1886 年，遂放弃诊务，出游访道，集思广益，寓苏垣一年，居沪上三载，遇名医，辄相讨论。与丁福保、周雪樵、蔡小香等沪上名医来往密切。庚子（1900）后，西洋医学在我国日渐传播，何氏又广购泰西医学著作译本，悉心研究，并令其子幼廉从东西医游，饱沃新知，折衷旧学，复经实地经验，感到西医学未必全可取，中医学未必尽可弃，主张以崇实黜华为原则，通过沟通新旧来改良医学。在上海游学三年，何氏积极从事各种社会医学活动。1907 年，周雪樵在上海发起组织中国医学会，何氏与丁福保担任副会长。周雪樵提出振兴中医的一系列举措，其中包括系统整理古籍、编写教材、兴办教育等。何氏与周雪樵共事期间，深受影响。1908 年，何氏返回绍兴，便开始实践周雪樵和中国医学会的宏图计划。何氏受到汇通派主张及清廷变法的影响，衷中参西。何氏的活动与主张，与傅嬾园等人不谋而合，汇聚成浙江的中西汇通派，与张锡纯、恽铁樵等，南北呼应，共为声援。何氏与名医赵晴初为忘年交，共同研讨浙绍时病之治法，常交谈至深夜而不觉倦。赵彼时已望重医林，日惟孜孜于学，性不喜与时俗交往，凡庸庸辈拜谒，即名重当时而胸无实学者，亦每拒而不见，惟何氏往访，不以长者自居，谈洽颇欢。赵谓治病不可以经、时方自限，方之切用，在洞察民情禀赋之刚柔，风土凉温之迥异而后随证酌选，方显灵活，何氏深颔之。

1908 年 6 月，何氏与裘吉生等创办的绍兴医药学研究社刊行《绍兴医药学报》，共出 80 余期。该社"拟中外并参，择优编译，以发明新学而保存国粹"，编译出版了许多医书。1916 ～ 1921 年间，先后出版了《医药丛书》《国医百家》等医书，校订刊刻古医书 110 种，名曰《绍兴医药丛书》。在 1906 至 1910 年，何氏曾任绍兴医学会会长、绍郡医药学研究社社长及绍兴中西医协会监察委员会委员长。1915 年 3 月 9 日，何氏联络胡震、裘吉生、曹炳章等，将医学研究社和医药联合会合并成立神州医学会绍兴分会。何氏因学业精深，素孚众望，连续三次被选为评议长及外埠评议员。由于其主办医刊，为众所瞩目，所发表的著作，更是博得海内诸多名家的赞善和钦佩。曹炳章、毛凤岗、严绍琪、俞修源、郑惠中皆出其门下。无锡名医周小农亦私淑其门墙。徐荣斋、史介生为其再传弟子。其子幼廉亦"笃学精诣，能传其业"，有著作传世。何氏中年以后，对先前衷中参西的某些作法，深感鲁莽从事，弊多利少。何氏晚年，当局推行强行取缔中医的反动政策，余岩之流，为消灭中医出谋划策，一时以西代中之谬论，甚嚣尘上。何氏出于强烈的民族自尊心，又鉴于汇而不通、牵强附会、反多流弊之教训，乃不复侈言衷中参西、中西汇通，而转谓继承发扬岐黄祖道重于中西汇通。简言

何廉臣

之，何氏早年主张研古而不薄今，中年致力于衷中参西（此期据其自云著作颇多，但成就颇少），晚年则悉心于继承，很少再发牵强附会的参西说中之论，这一大体过程，亦是时世使然。

何氏认为："欲保存中国国粹，必先办中医学校，欲办中医学校必先编医学讲义。"[2]1915 年 8 月，他在《绍兴医药学报》上公开发表《公编医学讲义之商榷》文章，倡议全国中医界组织起来，共同编写一整套系统的中医标准教科书。关于编写教材方法，他主张仿西体制，提出按生理、卫生、病理、诊断、疗法、辨药、制方等七个方面，系统整理中医学 [3]。为了保存当时名医鲜活的宝贵经验，何氏又在《绍兴医药月报》上刊登启事，征集全国名医验案。越医何廉臣是当时医界很有号召力的中医学术领头人。

1920 年，绍兴湿温时疫流行，患者甚多，贫病者，无钱赎药，加之求签服药之风盛行，或坐以待毙，或误药而亡，冤死载道，何氏目击心伤，亟为奔走联络，与裘吉生、胡宝书、曹炳章等发动号召开展义诊施药并上书官厅，敦促重申禁令，制止求神药签的迷信活动。1921 年，绍兴县警察所考试中医，何氏被选为主考。1929 年，何氏不顾年迈病重，仍然十分关心当时中医界争取合法地位，组织北上请愿，为主要领导者之一。何氏在繁忙诊务之余，创办医刊，传播医术，影响深远。

何氏著作颇多，在医界有很高声誉，其已刊之作，计 30 余种。

1. 著作类

由其亲自编撰之作，如《全国名医验案类编》、《通俗伤寒论》12卷、《内科证治全书》12 卷、《中风新论》、《痛风新论》（前二种各 1 卷，由"绍兴医药学报"刊出）、《湿温时疫治疗法》（先在《医学卫生报》上刊出，后有单行本印行，系何氏及陈樾樵主编）、《儿科诊断学》2 卷、《实验药物学》4 卷（均由大东书局印行）、《药学汇讲》、《肺痨汇编》（前二种在"越医汇讲医报"上刊出）、《喉痧白喉证治全书》、《廉臣医案》等。

其中《通俗伤寒论》，原书仅 3 卷，何氏尽十余年（1916—1927）之心血反复校勘，内容比原书增加 3 倍，是反映何氏学术思想的重要著作，诚如曹炳章先生序文所说："方法美备，学说新颖，不但四季时病无一不备，而重要杂症亦无遗漏。"本书是绍医派的总汇，有俞氏的经验方，樊开周的经验方，加上何氏自己的经验方，是先生学说的集成，《感症宝筏》的廉勘部分、《重订广温热论》的新增部分及《湿温时疫治疗法》的精要部分，都融在本书内，可以说是编著中的代表作。

2. 教材类

在 1917～1923 年的 7 年中，何氏常致力于编辑医学讲义，他与上海徐相宸书面讨论，曾提到："拼将老惫之精神，牺牲于编辑讲义之中。"最初订出编写大纲的为《生理学讲义》，他首先肯定"《内》《难》《甲乙》诸经是古代的解剖学"，认为"论经络之贯穿腧穴之分布，血液运行往复循环，气化神机之升降出入，实能发明人体生理之所以然"。编写的方法是，"以古医学为根本，新医学为补助，择具精粹者存之，缺少者补之，传讹者删之，参以新进科学之说明，发皇古医典籍"，方式是分篇、分章、分节，根据内容多少再分条分目。这一体例的创意，在当时推陈出新、独树一帜。1923 年，他与恽铁樵讨论编写《内经讲议》的方法，认为必须"分类编排，仿照科学体例分清目次，使学者头绪井然，不能只解释经文，堕入旧注惯例"。这类书计有《新医宗必读》4 卷（蔡元培为之序，大东书局印行）、《全体总论》（神州医学会绍兴分会印行）、《新方歌诀》1 卷（由《绍兴医药学报》刊行）、《勘病要诀》5 卷、《妇科学粹》5 卷、《药学粹言》2 卷、《内科通论》、《内经存真》（前五种均由渐东书局印行）等。

3. 重订类

重订类为对原书有适当删节和增补，主要有《广温热论》（按照陆九芝所删定的新增温热专论六篇及应用验方和医案）、《伤寒指掌》（根据吴坤安原著分段加以按语，改名《感症宝筏》）、《医学妙谛》（根据何书田原著，校订其体例，增补其内容，每证每方后均加按语，每章后附以小结，对原作有更多发挥）、《时病论》（对原著的冗字复语大加删节，增入陆晋笙的时病论方歌，在五色痢及秋暑之后附有按语）、《温病条辨》（对原文不作删节，仅补入方内散入的条辨方歌 208 首）。这五种

何廉臣

书，以前三种为最好，因其重订部分极精当，把原书缺者补之，讹者删之，更择古今名医良方为何氏验证者，相应辑入，特别选录樊开周、沈云臣的经验方，由此可窥何氏师承渊源及温热病学造诣之一斑。

4. 校按类

校正原文，不作删节，偶或加注，这类书有《增订伤寒百证歌》、《新证伤寒广要》、《鉴定伤寒论诀》、《伤寒论述义》（以上均由六也堂书局印行）、《新订温病条辨》、《吴鞠通医案按》、《叶天士医案按》等（以上均由绍兴育新书局印行）。其中关于《伤寒论》方面的：许叔微《伤寒百证歌注》（有何氏长子幼廉秉庭训每证加注）、《伤寒广要》、《伤寒论识》、《伤寒论述义》（以上三种都是日人编著，何氏根据译本校勘付印）。值得注意的是，何氏对这几部伤寒书的校勘和出版，都在1917～1928年里，可以看出何氏晚年的学术思想从时方回归经方，对中医思想有进一步的探索。

上述之外，可查得书目而未尝行世者，尚有《何氏医论》、《印岩医话》（因何氏谢世，未付梓）、《续古今医案按》（未竟稿而谢世，故亦未刊印）。尚有中年时期所写有关中西汇通著作未计在内，这些书对研究何氏学术思想，亦十分珍贵，惜十年动乱，散失殆尽。曹炳章谓《通俗伤寒论》中许多所谓何秀山按的文字，实系何氏所作，此说徐荣斋亦表同意，故何氏著作，实不止三十余种。何氏不愧为学验俱丰的中医大家。

何氏的治学精神可归纳为以下几点。

1. 师古不泥，以崇实黜华为原则

何氏治学先打好理论基础，后以实践来印证，而不亟亟于钻入理论的牛角尖。对医经典籍，首取《伤寒论》《内经》注家，推崇张景岳；以其理论印证实践，且能以实践发挥理论，真正做到"师事无隐无讳"。如他虽崇尚仲景之学，但认为"古方不能尽中今人之病，后人不得尽泥古人治法，全在一片灵机，对证发药，庶病伤寒者其有矛乎？"（《重订通俗伤寒论·后序》）他厚古而不薄今，认真研究叶天士、王孟英等后贤学说。他治伤寒虽以六经成法为宗，但于"伤寒一证，轻则用葱白香豉汤加味，重则用羌苏达表汤加减，或用麻黄汤减其用量，往往一汗即解"。既不为经方所限，也不轻易抛弃古人已效之方。又如其论疟，指出"前哲谓疟不离乎少阳，故治疟皆遵仲景法，多用小柴胡汤加减，执死法以治活病"，谓治疟须分清正疟时疟，"正疟小柴胡汤可治，时疟岂可以小柴胡正疟法治之？"这种酌古斟今、食古能化之治学方法，值得我们借鉴。

他对"四诊"的运用，着重于望色、闻声、问病史等，以切脉为合参。他认为："吾国诊断学以切脉居其末，非谓脉大可凭，谓仅恃于脉而脉无凭，徒泥乎脉而脉更无凭；必也观形色，验舌辨苔，查病源，度病所，审病状，究病变，然后参之以脉，虽脉象无定，而活法在人，自不为脉所惑矣。"(《重订通俗伤寒论·六经脉象》)用药处方，侧重疗效，不拘一格，提倡"方求其验岂判古今，药贵乎灵何分中外"。对运气学说的评议，同意董说的《运气辨正》，谓:《素问》所论运气，当时《六元正纪大论》原文久佚，故晋皇甫谧作《甲乙经》，隋全元起注《素问》，皆云亡失；唐王冰私采《阴阳大论》七篇补之，诡云秘藏旧本……其说甚辩。"他认为"现今中医前途，必须新旧沟通，进取科学的医学，改良宗教的医学，当崇实黜华之时代，正不必辨无证无据之事也"。

2. 撷采众长，学而能思融汇中西

何氏认为读书要博，要善于撷采众长，为我所用。在这方面，他也为后学树立楷模，如《通俗伤寒论》之"夹痛伤寒"节，俞氏原论甚简，乃广收众方，分列 10 法，使成洋洋大篇。在"夹胀伤寒"节，他参证学说 16 家，引用方剂 83 个，以近百位历代医家之经验，加以分析、综合，灵活运用，引证之广博，实属罕见。何氏择善采撷，读书独具只眼，不是泛泛罗列盲从。他虽曾"专从叶法"，但遇有不同看法，亦能秉笔直言，认为天士、鞠通，于卫气营血及三焦虽有发挥，但经细较，认为"远不逮俞氏发明六经之精详，包括三焦而无一遗憾"(《重订通俗伤寒论·六经总诀》)。此外，对《温病条辨》列桂枝汤为首方，提出批评。对马培之所主肺痈忌麝香之说，阐述其不同看法。对吴鞠通、程钟龄与俞根初治大头伤寒法，进行比较，认为吴、程二家，"治法尚稳，但不及俞法之约而赅，效力速"。这都说明何氏之博采常能有所折

何廉臣

衷取舍，不同于杂袭，而这正是建立在其学而能思、好古不泥的治学思想基础上的。不论是师是友，凡有不同看法，何氏都能直言不讳。在《全国名医验案类编》中，何氏请陆九芝写序，但该书中，却对陆氏某些论点提出"太绝对"之评。何氏之治学方法和学风值得提倡。

何氏对医学融汇中西的目的，是为了使相传几千年的医学获得革新。他一方面除了吸取东西医译本的学说（主要是丁福保的译作），企图革新自己的医学素养外，还非常赞同张锡纯《医学衷中参西录》的作法，也同意张生甫《医学达变》的作法，更同意通过校勘疏证来整理中医学说，如张山雷的作法。总括何氏学术主张，是采取融汇中西，以达到革新医学的愿望。他认识到这任务是迫切的，但也是艰难的，指出："中国科学之程度，以医界为最低；中外冲突之潮流，以医界为最后，而革新之希望，亦以医界为最难……虽有一二热心早智之士，昌言改革，而反对者尚居多数……岂知事有古守其常而今穷其变者，法家例，医学术其是矣。"他热心于医学之中西结合，热心于中医学术之革新，是多么恳切，徒以限于时代，以致蹙蹙无所骋，惜哉！

二、学术观点及诊治经验

（一）善创新，发展温病病因病机

1. 伏火

何氏在《重订广温热论》一书中为伏气温病学说勾画出一个全新的轮廓与系统。在病因、病机、病证、辨证体系、诊断治疗等方面，对清末以前伏气学说的成就进行了全面的总结，并有创新，使伏气温病学说具有堪与新感温病学说相媲美的系统性、广泛性与实用性，是伏气温病集大成者，是温病学在清末的一项重大发展。

（1）明确伏火为伏气温病的共同原因：旧伏气学说根据《内经》"冬伤于寒，春必病温"的论述，认为伏气温病是由于冬伤于寒，其"不即病者，寒毒藏于肌肤，至春变为温病，至夏变为暑病"。实践证明这种理论是不正确的，一方面它不符合临床温热病流行与发病的实际情况，因为冬伤于寒者春未必病温，而冬不伤于寒者春也未必不病温。其次，它不能指导临床，因为在治疗春、夏所病之温热时，不需顾及其冬所伤之寒[4]。

何氏在论述伏气温病的病因时避开旧论，直截了当地指出"凡伏气温热皆是伏火"，从病理上揭示了病邪的本质。我们知道，中医的外感病因学说一方面是从季节气候立论，另一方面是从病理反应立论。前者从人与自然关系的角度来探讨疾病的成因，后者从正邪斗争的综合状态来推论病因的性质。何氏抓住病理反应——"伏火"这一特性来认识伏气的本质切中肯綮。《重订广温热论》在主伏火说的同时，对旧的伏寒说没有断然扬弃，而是以"风寒暑湿，悉能化火，气血郁蒸，无不生火"的理论来融通。这样处理虽不如吴又可、杨栗山等"温病非六气"的观点彻底，但如果考虑到伏气与六淫兼感的常见性，那么这种措置还是允当的。

由于阐明了伏火的病理本质，又从广义的郁化与兼感的角度融会了旧说，这就使伏气温病在病因上立足于一个广阔而现实的出发点，为伏火说的发展确立了正确的前提。

（2）倡"温热四时皆有"说扩充伏气温病范畴：旧伏气学说沿袭《内经》"凡病伤寒而成温者，先夏至日为病温，后夏至日为病暑"之旨，分列"春温""夏暑"二症。《温热暑疫全书》将"夏热"与"暑"对应为暑令的伏气与新感症。《温病条辨》另出"伏暑"一症。种种分类混乱不一。不但病因上局限于寒、暑二端，而且在季节上牵强于六气配属，限制了伏气学说的运用，也不能解释伏热外发的伏气症四时皆可发生的临床事实。

何氏认为："温热伏气病也……病之作往往因新感而发，所谓新感引动伏邪也。因风邪引动而发者，曰风温，或曰风火。因寒邪引动而发者，曰冷温，或曰客寒包火。因暑邪引动而发者，曰暑温，或曰暑热。因湿邪引动而发者，曰湿温，或曰湿遏热伏。若兼秽毒者，曰温毒……。此以兼症别其病名也。其发于春者曰春温，或曰春时晚发。发

何廉臣

于夏者曰夏温，或曰热病。发于秋者曰秋温，或曰秋时晚发，或曰伏暑。发于冬者曰冬温，或曰伏暑冬发。此以时令别其病名也。"（《重订广温热论·论温热四时皆有》）上述论点建立在温热皆伏火的病因理论之上，所以顺理成章地将伏气温病推而及于四时。因为"风寒暑湿，悉能化火，气血郁蒸，无不生火"，所以无论何时皆可有伏火为病的伏气温病发生。唯其随六气之兼感不同则有风温、冷温、暑温、湿温之异，而按四季立名则有春温、夏温、秋温、冬温之分称而已。

"温热四时皆有"说，突破了旧伏气学说的狭隘框框，说明了临床以内热炽盛由里出表为特征的伏气温病四时皆可出现的实际情况，使伏气温病具有与新感温病相同的广泛性，大大扩展了伏气温病的范畴，也使伏气温病的分类更为系统、灵活与实用。

（3）阐明新感温病与伏气温病的本质区别：《重订广温热论》论述伏气与新感的不同，着重从病机区分，认为"新感温热邪从上受，必先由气分陷入血分，里证皆表证侵入于内也；伏气温热邪从里发，必先由血分转入气分，表证皆里证浮越于外也"。这一理论主要从气分血分的先后传变、表证里证的标本重心两方面来阐明新感与伏气的区别。引申上述理论，可以表述为"伏气温病的重心是表现为里证，其表证由里证浮越于外所致"。我们知道，大多数感染性疾病都有它固有的表现规律，或仅现卫分证，或始终在气，或主要表现在营血。如水痘主要表现在卫、气；麻疹初起即可卫营相兼；湿温伤寒主要表现在气分，而流行性出血热主要表现在营血，等等。这种区别主要决定于病原的不同，正如吴又可所说是"各随其气而为诸病"。所谓"必先由气分陷入血分，里证皆表证侵入于内"的新感温病，即表证、气分证为其表现重心的一类温病。解表法或清气法可以中断其病程，而里证、血分证皆表证、气分证延误失治的结果。反之，"必先由血分转入气分，表证皆里证浮越于外"的伏气温病，即里证、血分证为其表现重心的另一类温病，清里法、凉血法可以中断其病程。而病程中可能出现的表证乃其非本质的标象，解表法非但不能改变其病程，而"先表后里、先气后血"之诫反足以贻误病机。这就是新感、伏气两类温病的根本区别所在，这种区别正是全部伏气温病的实践基础，也是《重订广温热论》一书的立论基石。

当然，病原决定疾病的表现这仅仅是事物的一个方面，另一方面，治疗当否也能改变疾病的传变过程。如一般是气分病的肺炎、肠伤寒，可以因治疗不当而转入血分；一般是血分病的流行性出血热，可以因治疗得法而使血分证平息而仅现气分证（这就是所谓转入气分）。此外病邪的微盛、正气的强弱亦能影响疾病的表现和转归。

（4）创伏气温病辨证论治完整体系：如何辨治伏气温病？何氏提出了一个较为完整的体系，可以概括为"一因、二纲、四目"。一因即伏火这一共同病因；二纲即燥火、湿火两大纲领；四目即兼、夹、复、遗四个子目。盖"温热皆伏火"，书中"论温热五种辨法"一节即首先辨明伏火这一主因，但"同一伏火而湿火与燥火判然不同"。为此，《重订广温热论》详述"湿火之症治"与"燥火之症治"以为大纲，但燥、湿之辨尚不能尽伏气温病治法之全貌，须进而纬之以兼、夹、复、遗四目。尽管临床所见的伏气温病变化万千，其要却不外乎外感之邪与内夹之邪不同，以及致复之因、所遗之症各异而已。《重订广温热论》在这些方面都作了详尽的探讨。其论伏邪与兼邪的关系谓"治法以伏邪为重，他邪为轻，故略治他邪而新病即解"。论伏邪与夹邪的关系，则主张"以夹邪为先，伏邪为后，盖清其夹邪而伏邪始能透发，透发方能传变，传变乃可解利"。论复症则赅食复、劳复、自复、怒复、四损、四不足之变。论遗症则详列二十二症之异治。如此则纲举目张，使伏气温病的辨治重点突出，兼赅无遗，形成了一个完整的体系。

（5）倡"握机于病象之先"的诊疗思想："医者必识得伏气，方不致见病治病，能握机于病象之先"，这是《重订广温热论》一个震聋发聩的主张。这一观点的提出，有其深刻的时代背景。自叶天士创卫气营血辨证以来，为温热医家奉为规范。但这种看法，一则过分强调透表而忽视清里，二则仅从横断面来概括各种疾病的共性，对各别温热病的表现特征认识不具体。这些缺陷易使医者仅执卫、气、营、血为简单的模式套用于各种温热病，而不去深究不同疾病的不同传变规律，使"辨证论治"变为被动地"见病治病""随证设治"。何氏认为伏气学说是避

何廉臣

免"见病治病"的盲目性、达到主动"握机于病象之先"的根本途径，主张以邪气的所伏、所溃、所发、所传来贯穿认识疾病的全过程，使医者能预识病机，先机治病。他说："医者必先明九传之理，而后能治伏邪。"其意图即在于此。这种积极主动的诊疗思想，反映了其温病学说不满足于叶、吴学派的旧论，欲继续前进发展的愿望与趋势。

如伏暑一证，叶氏在《临证指南医案》暑门中虽有所论及，如范案、池案、张案、某案等，但过于简略，难窥全豹。何氏则对叶氏的经验进行总结，并加以阐发。叶氏认为伏暑"皆夏秋间暑湿热气内郁，新凉引动内伏之邪"，何氏则进一步指出"由夏令吸收之暑气与湿气蕴伏膜原，至秋后而发"；病发于处暑以后者尚浅而易治，发于霜降后、冬至前者为"晚发"，最深而难治；且其病缠绵难愈，临床所见到的往往比《临证指南医案》所论及的更为严重，只能用"轻清灵通之品，缓缓拨醒其气机，疏通其血络"。同时提供了一套完整的理法方药，具有较高的实用价值。至于伏暑的解期，何氏更有独到的经验，他说："每五日为一候，非若伤寒温邪之七日为期也。如第九日有凉汗，则第十日热解，第十四日有凉汗，则第十五日解，如无凉汗，又须一候矣。以热解之先一日，必有凉汗，此余所历验不爽者也。"（《重订通俗伤寒论·伏暑伤寒》）

2. 温毒

（1）毒属有形，其类有二：何氏有感于《广瘟疫论》将温热病"或称疫病，或称时疫，或单称疫"，恐名杂害义，于是将书中凡称为时行疫病者，悉改之曰温热，或曰伏邪。在论《温热四时皆有》一篇中，若兼秽毒者，则曰温毒。其症有二：一为风温时毒，一为湿温时毒。其所致病计有疼腮、发颐、发斑、喉痧、天花等。此类病变，皆由温毒从外而入，发病具有明显的红肿热痛外象体征。故何氏有言："人在气交之中，一身生气，终日与秽气相争战，实则与微生物相争战……"可见秽毒所指，即是相应的病原物质。

接着他引魏柳洲、嘉约翰之言，谓"壮火为万病之贼""炎症为百病之源"，说明伏火就是壮火，有湿火、燥火之别。而湿火、燥火病变之重者，亦常称为"毒火"。尤其值得一提的是，何氏认为秽毒致病，外发斑、疹，其症易见，而"内发于肠胃咽膈之间，肌肤间不得见者曰内斑"。内斑、外斑皆温毒所为，湿火、燥火病变重而凶险者属毒患。

要言之，凡温热病外见红肿热痛症，及外虽无所见而其热高、变速、火炎、证凶者，皆由温毒病因所致。温毒属有形之邪，相当于现代医学的病原微生物。根据临床证候兼湿与否，分为温毒、湿毒两大类。

（2）毒侵机体，首入血脉："温热从血络而发""温热发疹……系孙络中血热之病""系经络血热之毒""皆里热血毒也"。何氏认为温毒侵入人体，必先进入血络，假于血液，导致血热、血毒、血闭、血溢、血瘀等病理变化，然后循经流行或外发于肌表，或内注于脏腑而出现各种病证。

血热发斑，症见面红赤、汗出津津、口燥大渴、热盛胸闷，斑纯红深红等；毒邪逼血，症见忽然吐衄、上下出血、烦热燥渴等，此乃温热病之常态。毒邪凝血，以舌甚灰黑、神识不清、脉似沉缓等为见证。毒火煎血，务须防其伤阴亡阳。从上述可知，毒邪致病，首入血脉，壮火蒸腾，血随之热，毒火煎熬则血中之阴液有欲枯之危；毒邪逼迫血液，则上下出血，毒邪凝血，内闭而不得宣泄，则多成败血险证。

（3）毒血肆溢，见证多凶：毒邪凝血致瘀名曰瘀毒；毒邪锢气门关格则成溺毒；肠腑不降燥结化毒则曰粪毒，此皆毒血锢气蔽血，脏腑功能不调，水谷、津液不得宣化，遂与温毒相挟而成猖獗之势。

毒邪败血，肆溢脏腑，种种恶候随之出现。毒火烁肺则鼻煽衄血，咽痛声哑，咳喘咯血；淫于大肠则燥实痞满，或暴泻如注，或脓血杂下；血毒攻心则神志昏迷，烦躁谵妄；肝经血热则肋痛呕恶，动风痉厥，乘犯胆腑则肌肤金黄等。

毒血肆溢，锢血蔽气，损伤脏腑形质，扰乱气机升降出入，瘀血、痰浊、水湿、糟粕等不能运化、输泻，遂与毒血互成胶结之势，内毒、外毒夹杂，则病变更形复杂，从而陷入恶性循环。然血中之火毒为本，其余内化之邪为标，不可不察。

何廉臣

（二）精辨证，四诊入微经验独特

1. 辨湿温之轻重

何氏论治湿温，总以湿、热之偏重为纲，辨证犹重舌苔之变化，治疗多取轻清辛淡以泄热导湿，若确有里夹实邪，则以祛夹邪为先。

（1）湿重于热：其病多发于太阴肺脾，其舌苔必白腻，或白滑而厚，或白苔带灰兼黏腻浮滑，或白带黑点而黏腻，或兼黑纹而黏腻，甚或舌苔满布，厚如积粉，板贴不松。脉息模糊不清，或沉细似伏，断续不匀。神多沉困嗜睡，症必凛凛恶寒；甚而足冷，头目胀痛昏重，如裹如蒙；身痛不能屈伸，身痛不能转侧，肢节肌肉疼而且烦，腿足痛而且酸；胸膈痞闷，渴不引饮，或竟不渴；午后寒热，状若阴虚；小便短涩黄热，大便溏而不爽，甚或水泻。治法以清开肺气为主。肺主一身之气，肺气化，则脾湿自化，即有兼邪，亦与之具化。宜用藿朴夏苓汤，体轻而味辛淡者治之，启上闸，开支河，导湿下行，以为出路，湿去气通，布津于外，自然汗解。若兼神烦而昏者，此由湿热郁蒸过极，内蒙清窍，前辛淡法去蔻仁、厚朴，加细辛二三分，白芥子钱许，辛润行水开闭；再加芦根一二两，滑石四五钱，轻清甘淡，泄热导湿，蒙闭即开，屡验不爽。若兼大便不利者，此由湿阻气滞，或兼痰涎，前辛淡法去藿朴、豆豉，重用瓜蒌仁、薤白、小枳实等味，或重用紫菀、苏子（捣）、郁李仁等品。

（2）热重于湿：其病多发于阳明胃肠，热结在里，由中蒸上，此时气分邪热，郁遏灼津，尚未郁结血分。其舌苔必黄腻，舌之边尖红紫欠津，或底白罩白、混浊不清，或纯黄少白，或黄色燥刺，或苔白底绛，或黄中带黑、浮滑黏腻，或白苔渐黄而灰黑。伏邪重者，苔亦厚而且满，板贴不松，脉息数滞不调；症必神烦口渴，渴不引饮，甚则耳聋干呕，面色红黄黑混，口气秽浊。余则前论诸症，或现或不现，但必胸腹热满，按之灼手，甚或按之作痛。宜用枳实、栀、豉合小陷胸汤，加连翘、茵陈之清芬，青子芩（姜水炒）、木通之苦辛，内通外达，表里两彻，使伏邪从汗利而双解。渐欲化燥，渴甚脉大，气粗而逆者，重加石膏、知母，清肺气而滋化源；惟芦根、灯心宜多用（煎汤代水），轻清甘淡，邪热化湿，下行从膀胱而解，外达从白痦解，或斑疹齐发而解。

此外，何氏论治湿温，除了强调首先要辨明湿与温之孰轻孰重外，还要求要辨明是否夹有痰、水、食、气、瘀等邪，若有，则一般要以治夹邪为先。何氏说："盖清其夹邪，而伏邪始得透发，透发方能传变，传变乃可解利也。"

2. 特色辨证

何氏临床诊病，有一整套可法可师的经验，他根据古人散在各书的辨证方法，通过实践中的加工整理，形成系统，便于掌握。

（1）关于"虚"的辨证：分析气虚当补的证候是面色痿白，言语轻微，四肢无力，动则气高而喘，或痞满痰多，或饮食难化作酸，或头晕自汗，大便泄泻，或咳嗽气促，舌苔白嫩或淡红而润；血虚当补的证候是面白唇淡，头晕目眩，睡眠不安，五心烦热作渴，津液枯竭，健忘怔忡，肠燥便坚，口干舌燥，或口舌生疮，舌嫩红而干，或绛底浮白，或舌绛而燥。接着再分出"阴虚""阳虚"等证候。"实"的辨证，也是同样细致。他分析出大实应急下的证候，已实当下的证候，初实应微下的证候，并分列痰火壅肺的证候，湿火夹食蕴结胃肠的证候，毒火内灼三焦的证候，温热证蓄水夹结粪的证候及蓄血化火的证候。其他应解表、应和解、应清凉、应温补的证候，也都辨析详明，有条不紊。

（2）察舌辨苔：首先举出"看舌十法"，察舌质的老嫩、干润、荣枯、胀瘪、软硬、歪碎、舒缩、战痿、凸凹、深淡。其次"辨苔十法"，辨舌苔的有无、厚薄、松腻、偏全、糙黏、纹点、瓣晕、真假、常变、苔色。"察色八法"，于吴坤安《察舌辨证歌》有阐发，最后指出"验舌决死症法"20条，更是对舌诊的经验结晶。

（3）痿躄有虚实："原因有六：一气虚痿，二血虚痿，三阴虚痿，四湿疾痿，五血瘀痿，六食积痿。设不细审致痿之因，未有不偾事者矣。"这虽然是李惺庵《证治汇补》的旧说，但当时李书所传不广，通过何氏转述，促使我们注意到痿症也有瘀血和食积导致的。

（4）燥证与火证虚实不同："火为实证，热盛阳亢，身热多汗，法

何廉臣

· 121 ·

宜苦寒夺其实而泻其热；燥为虚证、阴亏失润、肌肤干燥，法宜甘寒养其阴而润其燥。"这一观点渊源于喻嘉言、吴鞠通、石芾南三家，但主要是叶天士法，何氏心印香岩，诚不虚谬。

（三）巧施治，完善温病治法方药

1. 治温毒之要，凉解攻下

毒火之治，何氏谓："实热者，宣发壅滞以逐毒外出，虚热者，清补气血以逐毒外出；上焦则透而逐之，中焦则疏而逐之，下焦则攻而逐之，总以速祛其毒火有出路而已。"逐毒之法，不外苦寒清解，通里攻下。如对温毒发斑的证治，主张红斑宜以凉血透热，轻剂如五味消毒饮加紫草、连翘，重剂用加味犀羚白虎汤；紫斑主凉血解毒，用犀角大青汤，小剂清瘟败毒饮等；黑斑主凉血攻毒，宜拔萃犀角地黄汤、十全苦寒补救汤；伏斑内斑主宣气凉血，解毒透斑，急投清瘟败毒饮加紫草、升麻或用解毒活血汤。毒属有形之邪，有温毒、湿毒二类；侵入人体，必先假于血分，毒血肆溢，扰乱脏腑，溺、瘀、粪、水等毒亦伴随而生。治毒之要，重用苦寒解毒、攻下逐毒。

2. 肃肺清胃是治疗湿温的要则

治湿温者，一般多知化湿清热，而较少研究肃肺清胃的原理。所谓化湿清热究竟具体从何入手？初学者颇难掌握。何氏在复杂的病理现象中抓住主要矛盾，提出"肃肺清胃"的治疗原则，可谓提纲挈领。因为肺主宣降，主"通调水道"，肺经受邪，水液代谢往往因之发生障碍。吴鞠通《温病条辨》用三仁汤治湿温初起、湿重于热者，即是通过轻开肺气的治疗手段以达到清利湿热的目的。对此，何氏进一层阐述："肺主一身之气，肺气化则脾湿自化，即有兼邪与之俱化。"（《广温热论》）由此可见，所谓"肃肺"乃指调整肺的整个宣降功能而言。至于他何以首选藿朴夏苓汤，想必当时的湿温患者表证较明显之故。对于湿温证热重湿轻的患者，何氏认为其病变中心在"胃"。脾主湿而胃主燥，故胃经受邪多从热化。治法以苦寒清热为主，一般多用王氏连朴饮加减。而何氏则用枳实栀豉合小陷胸汤加连翘、茵陈、黄芩、木通等（《广温热论》）。二者比较，何氏的处方比连朴饮多黄芩、连翘、茵陈、木通、瓜蒌而无菖蒲。根据现代药理实验，黄芩、连翘、茵陈有抗菌、抗病毒作用，木通和瓜蒌也有抗菌作用，故此方清热、抗菌之功更优。治疗湿温证，王氏之连朴饮固不可废，而何氏之枳实栀豉合小陷胸汤加减，更应重视。

3. 治疗温热病八法

何氏在《重订广温热论》中认为，虽然辛凉解表、苦寒清里、甘寒救液是温热本症初中末三大基本治法，但在临床上病情往往多有兼夹，即感邪有兼风、兼寒、兼湿、兼毒之异；入里有夹食、夹痰、夹瘀、夹虫之别。因此，何氏与其师樊开周先生在长期的临床实践中，共同探索总结出《验方妙用》即治温八法，虽主要为温热病而设，但也不废辛温、温燥、补阳等法。八法紧扣临床实际，全面而有主次，深刻而别开生面，充满辨证思维，对治疗外感热病颇有指导和启迪作用。因此，蒲辅周先生曾将其推为中医辨证治疗急性传染病的基本大法。

（1）发表法：凡能发汗、发瘄、发疹、发斑、发丹、发痧、发瘰、发痘等方，皆谓之发表法。温热病，首贵透解其伏邪，而伏邪初发，必有着落，着落在皮肉肌腠时，非发表则邪无出路。其大要不专在乎发汗，而在乎开其郁闭，宣其气血。郁闭在表，辛凉芳淡以发之；郁闭在半表半里，苦辛和解以发之。阳亢者，饮水以济其液；阴虚者，生津以润其燥；气虚者，宣其气机；血凝者，通其络瘀。必察其表无一毫阻滞，始为发表法之完善。

（2）攻里法：攻里法者，解其在里之结邪也。结邪为病，所关甚大，病之为瘄为满，为喘为肿，为闷为闭，为痛为胀，直无一不涉于结。《伤寒论》中，小结胸在心下，按之则痛；大结胸心下痛，按之石硬；热结在里，热结膀胱，热入血室，其血必结，及食结胸、水结胸、血结胸、寒实结胸、热实结胸者，不一而足。故里病总以解结为治，结一解而病无不去。岂但大便闭结，大肠胶闭，协热下利，热结旁流，四者之邪结在里而必须攻以解结哉！温热结邪，总属伏火，自宜苦寒泻火为正治，但必须辨其为毒火宜急下，如紫草承气汤等；风火宜疏下，如局方凉膈散等；燥火宜润下，如《千金》生地黄汤、《温疫论》养荣承气汤等；痰火宜降下，如承气陷胸汤等；食积化火宜清下，如枳实导滞汤等；瘀血化火宜通下，如桃仁承气汤、下瘀血汤等；水火互结宜导下，如大陷胸汤、控涎丹等；若气虚失下者，宜润下兼补气，如《金匮翼》黄芪汤等；血虚失下者，宜润下兼益血，如《金鉴》玉烛散等；气血两亏而又不得不下者，宜陶氏黄龙汤等。

（3）和解法：凡属表里双解、温凉并用、苦辛分消、补泻兼施、平其复遗、调其气血等方，皆谓之和解法。和法者，双方并用，分解其兼症夹症之复方，及调理复症遗症之小方、缓方也。温热伏邪，初起自内出外，每多因新感风寒暑湿而发。惟温病之发，因风寒者居多；热病之发，兼暑湿者为甚。兼风兼暑，伏邪反因而易溃；兼寒兼湿，伏邪每滞而难达。故一宜表里双解，一宜温凉并用。其病每多夹并而传变，如夹食、夹痰、夹水、夹瘀之类，与伏邪互并，结于胸胁脘腹膜络中，致伏邪因之郁结不得透发，不透发安能外解？凡用双解法不效，即当察其所夹为何物，而于双解法中，加入消食、消痰、消水、消瘀等药，效始能捷，病始能去，故治宜苦辛分消。更有气血两虚，阴阳两亏，如吴又可所谓四损、四不足者，复受温热伏邪，往往有正气内溃而邪愈深入者，亦有阴气先伤而阴气独发者，《内经》所云"温病虚甚死"，即此类也。故治宜补泻兼施。且有病人不讲卫生，病家不知看护，每见劳复、食复、自复、怒复者，亦有余邪未净，或由失于调理，或由故犯禁忌而见遗证迭出者，故治宜平其复遗，调其气血，为温热病中期末期之善后要法。凡此和解之法，实寓有汗下温清消化补益之意。

（4）开透法：凡能芳香开窍、辛凉透络、强壮心肌、兴奋神经等方，皆谓之开透法。一则去实透邪，一则补虚提陷。此为治温热伏邪、内陷神昏、蒙脱厥脱等危证之要法，急救非此不可。此等危证，虽由于心肺包络及肝肾冲督等之结邪，而无不有关于脑与脑系。因为热邪所蒸，湿痰所迷，瘀热所蔽，血毒所攻，则心灵有时而昏，甚至昏狂、昏癫、昏蒙、昏闭、昏痉、昏厥，而全不省人事。厥而不返，亦必内闭而外脱。治宜先其所因，解其所结，补其所虚，提其所陷，以复心主之神明。

①开窍透络法：即叶天士所谓清络热必兼芳香、开里窍以清神识是也。总以犀、羚、西黄、龙脑、蟾酥、玳瑁、西瓜硝等为最有效用，而麝香尤为开窍通络、壮脑提神之主药。故凡治邪热内陷，里络壅闭，堵其神气出入之窍而神识昏迷者，首推瓜霜紫雪、犀珀至宝丹（何廉臣验方）及安宫牛黄丸、新订牛黄清心丸（王孟英方）、局方紫雪丹等。然昏沉虽系热深，却有夹痰浊、夹湿秽、夹胃实、夹血结、夹毒攻、夹冲逆之分，则宜辨证治之。

②强心神法：为温热病已经汗下清透后，内伤气血精神，而其人由倦而渐昏，由昏而渐沉，乃大虚将脱之危症，急宜强壮心肌，兴奋神经，不得不于开透法中筹一特开生面之峻补提陷法，庶几九死者尚可一生。其法有四：一为强壮心脑，如参归鹿茸汤冲入葡萄酒一瓢、补中益气汤加鹿茸血片三分等；二为急救阴阳，如陶氏回阳救急汤、冯氏全真一气汤等；三为复脉振神，如复脉汤冲入参桂养容酒一瓢、千金生脉散煎汤冲入鹿茸酒一瓢等；四为开闭固脱，若内闭外脱者，予叶氏加减复脉汤加减，调入牛黄清心丸，甚则陶氏回阳急救汤调入叶氏神犀丹；外闭内脱者，多由温热病兼风兼寒之候，不先祛风散寒以解表，早用苦寒直降，致表不解而邪陷入内，治当仍以轻扬解表而外不闭，如邵氏热郁汤、五叶芦根汤之类；以撤热存阴而内不脱，如竹叶石膏汤之类。

（5）清凉法：温热郁于气分为伏热，郁于血分为伏火，通称伏邪。热与火均宜用清凉法。温热病当清凉者十之六七，故清凉法不可不细讲。凡用清凉法，必先辨其为伏热、为伏火。热属气分，为虚而无形，如盛夏酷暑炎蒸，虽挥汗淋漓，一遇凉风即解，故人身之热，气清即退。至其清热之法，首用辛凉，继用轻清者，所以肃气分之浮热，终用甘寒者，所以滋气分之燥热。火属血分，为实而有物，其所附丽者，非痰即滞，非滞即瘀，非瘀即虫，但清其火，不去其物，何以奏效，必视其所附丽者为何物，而于清火诸方，加入消痰、化滞、去瘀、杀虫等药，效始能捷。如燔柴炙炭，势若燎原，虽沃以水，犹有沸腾之恐慌，必撤去其柴炭，而火始熄。故凡清火之法，虽以苦寒直降为大宗，而历

何廉臣

代医方，往往有清火兼消痰法，清火兼导滞法，清火兼通瘀法，清火兼杀虫法者，皆所以清化火之所附丽之故。若无所附丽之火，但为血郁所化者，自以清其络热，宣其气机为第一要义。而时有苦寒复甘寒法者，甘苦化阴，以胃肠之津液，使苦寒不致化燥；苦寒复酸寒法者，酸苦泻肝，善通孙络之积血，使络热转入气分而解；苦寒复咸寒法者，咸苦达下，一则清镇冲气之上逆，一则泻壮火而坚真阴。总之，凡温热病，宜于辛凉开达者，早用苦寒直降，则为误遏，冰伏其邪而内陷；宜于苦寒直降者，但用轻清甘寒，又只能清热，不能退火。虽然火散则为热，热积则为火。热与火只在散集之间，故清热散火，可分而亦可合，但其先后缓解之间，所用方法，界限必须分清（篇中何氏详列有辛凉开达、轻清化气、甘寒救液、苦寒直降及清火兼消痰、清火兼导滞、清火兼通瘀、清火兼杀虫、清络宣气、苦寒复甘寒法、苦寒复酸寒法等11种清凉法及众多方药）。

（6）温燥法：温热为伏火证，本不当用温燥，然初起客寒包火，致伏邪不能外达，不得不暂用温燥法，如刘氏羌苏饮、局方芎苏散之类；亦有湿遏伏火，抑郁太甚，致伏邪不能外出，不得不暂用辛燥法者，如藿香正气散、九味羌活汤之类，一经寒散热越，湿开热透，即当转用他法以速清其伏邪。此即在表兼寒兼湿立温燥法之本意。更有初起夹水气证，在表则纯用辛凉发散，则表必不解，而转见沉困；有里证不可遽用苦寒，若早用苦寒，则里热内陷，必转加昏蒙，此水气郁遏伏邪，阳气受困，宜于发表清里药中加温燥之品以祛水气，如藿香、厚朴、半夏、苍术、草果、豆蔻、广皮、赤苓等品，皆可对证酌用。迨水气去，郁闭开，然后议攻议凉，则无不效。又有夹冷食伤胃，往往有脉沉肢冷者，若胸膈痞闷，舌苔白厚，益为食填膈上之明证，即当用温化燥削，如加味平胃散、沉香百消曲、绛矾丸之类；甚则用吐法以宣之，如椒梅汤、生萝卜汁等，使膈开而阳气宣达，然后伏邪外溃。但有以此等兼夹症，每用温燥药见功者，遂相讼清热泻火之非，归咎于冰伏凉遏之弊，不知温热乃其本气，兼夹乃其间气，故不可拘执兼症、夹症之用温燥法见功，遂并其温热本症之当用清凉而一概抹煞。若并无兼症夹症，而邪深入里，失于攻下，致热深厥深，反欲拥被向火，凛凛恶寒，身冷肢厥，而二三处独见火症，如目赤，舌苔黄黑燥，小便黄赤涩痛，大便稀黄极臭，或下利鲜血，此皆热深阳郁之象，当以温燥通郁为主，佐以辛凉透热，如新定达原饮、加减藿朴夏苓汤之类，使里气通而郁阳发，反大热而烦渴，即转机而用清用下，以收全功。又如湿温湿热，方伏于膜原，未经传变之时，胸膈必多痰滞，有见其躁烦而过用知、膏、芩、连者，有因其作渴而遽用生地、麦冬者，有病者自认火证而恣淡冷水、西瓜、梨、荸太早者，皆能抑郁阳气，壅闭伏火，火遏于中、下二焦，停痰滞于上焦，每见恶寒胸痞，甚则烦渴昏谵，宜先以宣导痰滞为主，如加味二陈汤、藿朴二陈汤、吴氏导痰汤、三子导痰汤之类，痰滞通则伏火之症发现，随其传变以施凉解攻利之剂乃有效也。以上温补温化之法，特救药误、食误，非治温热正病。若夫病后调理，凡属湿温湿热，当以扶阳为主法，温健胃阳，如香砂理中汤、六君子汤之类；温升脾阳，如补中益气汤、参胡三白汤之类。然亦有病后化燥，有当用甘凉濡润者，或有用酸甘化阴者，全在临证者活法机变也。

（7）消化法：消者，去其壅也；化者，导其滞也。凡人气血所以壅滞者，必有所因，先其所因，而坚是制之，此即消化之法也。并谓用宜得当，不可诛伐无过，温热伏邪，临证时每多夹食、夹痰、夹水、夹瘀、夹虫之故，必须消化之，乃得其平。

（8）补益法：温热为伏火症，本不当用补益法。然《内经》云"精气夺则虚"，虚者补之。冬不藏精，春必病温，温病虚甚死，当实其阴以补其不足。况温热诸症，每有屡经汗下清解而不退者，必待补益而始痊。此由本体素虚，或因素有内伤，或为病药所残，自当消息其气血阴阳，以施补益之法。温热虽伤阴分血液者居多，然亦有凉药太过，而伤阳气者，则补血补阴，补气补阳，又当酌其轻重，不可偏废。凡屡经汗下清和而烦热更甚者，当补阴血以济阳，所谓"寒之不寒，责其无水"者是也；若屡经汗下清和，热退而昏倦，痞利不止者，当补阳气以培元，所谓祛邪必先扶正，正足邪自去也（篇中何氏罗列了清补、温补、调补、平补、峻补、食补诸法，并详述之）。

何廉臣

4. 补充叶天士治温病方药

叶天士在《外感温热篇》中指出："吾吴湿邪害人最广……在阳旺之躯，胃湿恒多；在阴盛之体，脾湿亦不少。"《临证指南医案》中的"湿门"更有许多治疗湿证的范例。但这些宝贵的经验是分散的、零碎的，何氏则通过深入研究，分析归纳了叶氏治疗湿证的规律。

何氏指出"湿热治肺，寒湿治脾"为叶氏独得之薪传。叶氏除气分之湿，用蔻仁、滑石、杏仁、厚朴、姜半夏、瓜蒌皮为主（湿·王案），有热加竹叶、连翘、芦根之类；湿伤脾阳，腹膨尿涩，用五苓散加椒目（肿胀·某案）。一从肺治，用辛淡清化法；一从脾治，用辛淡温通法。此两法为化气利湿之正法。

何氏对叶氏治疗湿证用药总则概括为："总以苦辛温治寒湿，苦辛寒治湿热，概以淡渗佐之，甘酸腻浊，在所不用。"可谓探骊得珠，知其要者，在此基础上总结出治温热八法。

对于温病治疗，叶天士在《外感温热篇》与《三时伏气外感篇》中只作了原则的介绍，何氏则根据叶氏的原则，结合自己的经验，补充出具体方药。如春温的治疗，初起邪在卫分者，用银翘散略加麻黄，辛凉开肺以泄卫；入气分化燥者，用叶氏荷杏石甘汤加味（薄荷、杏仁、石膏、生甘草、桑叶、连翘、瓜蒌皮、焦栀皮），展气化以轻清；邪入营分者，叶氏犀地元参汤为主（犀角、鲜生地、元参、连翘、桑叶、丹皮、竹叶心、石菖蒲），透营以泄热；邪入血分者，导赤泻心汤加减（川连、犀角、鲜生地、赤芍、丹皮、黄芩、西洋参、茯神、知母、麦冬、山栀、木通、益元散、灯心），凉血以泻火；昏厥不语者，加至宝丹或王氏新定牛黄清心丸，开内闭以清神识。若用泄卫、清气、透营、凉血而邪不从外解，必然里结胃肠，可选用诸承气汤（如三承气汤、陷胸承气汤、犀连承气汤、白虎承气汤等）下之。若因伏邪，其热自内达表，表里俱热，最多三阳合病，宜用葱豉桔梗汤（葱白、豆豉、桔梗、薄荷、连翘、焦山栀、生甘草、淡竹叶）加知母、黄芩，两解表里之热；继则表热微而里热著，又宜酌用诸承气法以下之；下后表里俱虚而液燥者，重则竹叶石膏汤，轻则八仙玉液（藕汁、梨汁、芦根汁、茅根汁、蔗汁、人乳、童便、鸡子白），清虚热以生津液。

5. 特色经验方

何氏对于外感、内伤的治疗经验十分丰富，在其各部著述里俯拾即是，特别在《感症宝筏》《重订广温热论》及《通俗伤寒论》中所载的"经验方"，约计百则左右，兹择其治法之匠心独运、人们未经留意的，酌举数则如下：①温病痉厥，疫毒已直窜脑与脊髓，刺激其神经而发，吴鞠通安宫牛黄丸不如紫雪丹合厥症返魂丹清镇泄化，平其神经，以定痉厥，其效果尤为神速。②丹赤痢、赤白痢、五色痢等起病之初，属于实热性质者，是病毒充满于肠内，宜先用通利剂扫荡肠内之郁毒；然传染性赤痢，亦有不宜用硝黄荡涤者，只可清血解毒，滑以去着，如犀角地黄汤合五仁汤加醋炒芫花，重用贯仲一两，地浆水煎药，亦多奏效。③孕妇痢疾，以四制香附，带壳春砂为最良；其次白头翁、白桔梗、炒银花、炒香鲜荷叶；又次佛手片、鲜茉莉花、玫瑰花、代代花之属；凉血莫妙于芩、连、槟、芍、蒿、柏等品。④脚气病应干湿分治，湿脚气以祛湿攻毒为君，佐以活血通络，用鸡鸣杉节汤；因风而发者，羌活导滞汤合三将军法；因寒而发者，五苓加附子合半磁丸；因热而发者，八正散合木香槟榔丸。干脚气当以养血润燥、舒筋壮骨为君，加减虎潜汤主之，三物大补汤，一味活鳖汤皆可选用……唯脚气冲心症多不治，当用急症急救法；体实者泻血镇冲，加减桃仁随气汤合四磨饮子，体虚者介潜镇摄，紫石英汤加减。⑤中风乃重大急暴之症，撰有专论，分"求原""辨证""疗法""选方"四个方面来阐发。在"疗法"方面，把尤在泾的"卒中八法"增其药方，并益以"养血""活络"两法为"卒中十法"。选方：活络剂为大活络丹、活血通络丸，养血剂为大秦艽汤、四物绛复汤、驱风至宝丹、史国公酒等方，且援引当时西医程祖植之说，指出治中风宜分清虚实："虚者由脑缺血，以补中益气汤加鹿茸血片，提血上行以补脑；实者由脑积血，以调胃承气汤冲犀角汁，泻血下行以清脑。"

何廉臣

三、原文选释

（一）阴火论

【原文】

阴火者，命门中之元阳也。一名元气，又名真火。视之不见，求之不得。附于气血之内，宰乎气血之先。而其根本所在，即《道经》所谓丹田，《难经》所谓命门，《内经》所谓"七节之旁，中有小心"。阴阳合闭存乎此，呼吸出入系乎此，无火而能令百体皆温，无水而能令百体皆润。此中一线未绝，则生气一线未亡。非解剖法所能如、非显微镜所能窥。故古昔大医诊病决死生者，不视病之轻重，而视元气之存亡。元气不伤，虽病甚不死；元气或伤，虽病轻亦死。而其中又有辨焉。有先伤元气而病者，此不可治者也；有因病而伤元气者，此不可不预防者也。亦有因误治而伤及元气者，亦有元气虽伤未甚，尚可保全者。全在临证时，于四诊中细心详审也。病至阴火上升，元阳外越，有猝中证，有久病证。猝中多阳被阴逼，不走即飞；久病多阴竭阳厥，非枯则槁。药一误投，祸不旋踵。至若方药，俞氏滋补剂中，法已大备，兹不赘述。（《三订通俗伤寒论·伤寒要义·六淫病用药法》）

【阐释】

何氏身为绍派伤寒的代表医家，采集众长，汇通中西。对于阴火、元阳的观念，与火神派一致，为生机之本。

（二）虚里冲任论

【原文】

虚里冲任，皆出自《内经》。经云：胃之大络，名曰虚里。动而应衣者，宗气泄也。虚里无动脉者死。又云：冲为血海，又为气街。其脉起于少腹之内胞中，夹脐左右上行，并足阳明之脉，至胸中而散，上夹咽。任主胞胎，其脉起于少腹之内，胞室之下，出会阴之分，上毛际，循脐中央，至膻中，上喉咙，绕唇，终于唇下之承浆穴，与督脉交。李志锐所谓饮食入胃，取汁变赤，由营卫上入于心，由心分布其重浊之汁，入冲脉化血。精华之汁，入任脉化精。冲是一身之总血管。任是一身之总精管是也。俞氏按胸以诊虚里，按腹以诊冲任，较诊太溪、趺阳，尤为可据。故腹诊之法，亦诊断上之必要。(《三订通俗伤寒论·伤寒诊法·按胸腹》)

【阐释】

俞根初独创的腹诊方法是绍派伤寒特色诊法，包括按胸（虚里）、按腹、察有形实积。俞根初曰："按胸必先按虚里。"虚里为脉之宗气所聚处，按之可测吉凶。冲任为脐间动气之源，与虚里同为生命活动的征兆之一，诊冲任预后与虚里同功，而辨寒热真假尤为可据。

（三）兼湿须分寒湿、湿热论

【原文】

吾绍地居卑湿，天时温暖，人多喜饮茶酒，恣食瓜果。素禀阳旺者，胃湿恒多。素体阴盛者，脾湿亦不少。一逢夏秋之间，日间受暑，夜间贪凉，故人病伤寒兼湿为独多。俞氏区别兼寒湿、兼湿热两端，分际极清，治法方药，亦属正宗。予每宗其法，初用辛淡芳透以解表，藿香正气汤加减，最为繁用。继则观其体肥而面色白者，兼顾阳气。治用苦辛淡温法，或佐桂、苓，或佐姜、术。体瘦而面色苍者，兼顾津液，治以苦辛淡凉法，或佐芦、茅二根，或佐梨、蔗二汁。惟酒客里湿素盛，不重摄身，阴虚而挟湿热者，最为缠绵难愈。前哲善治湿证者，首推叶天士先生。其除气分之湿，用蔻仁、滑石、杏仁、川朴、姜半夏、瓜蒌皮为主，有热加竹叶、连翘、芦根等，全取轻清之品，走气道以除湿。湿伤脾阳，腹膨尿涩，用五苓散加椒目。一从肺治，用辛淡清化法；一从脾治，用辛淡温通法。此二者，皆为化气利湿之正法。湿热治肺，寒湿治脾，先生独得之薪传也。其他脘痞便溏之用苓桂术甘汤；吞酸形寒之用苓姜术桂汤；误攻寒湿成痞，变单腹胀之用真武汤加减；寒湿郁结伤阳，鸠聚为痛之用白通汤加味；酒客三焦皆闭，胸满不饥，二

何廉臣

便不通之用半硫丸；酒客脾胃受伤，腹胀肢肿，二便不爽之用小温中丸。虽皆古人成法，而信手拈来，略为加减，恰中病情，足征其服古功深。又有病中啖厚味者，肠胃腻滞虽下，而留湿未解，胃不喜食，肛门坠痛，舌上白腐，用平胃散去甘草，加人参、炮姜、炒黑生附。阳伤痿弱，阴湿麻痹，虽痔血而用姜、附、苓、术。此二条，不因酒毒痔血认作湿热血热，竟以苦辛温药通阳劫湿，尤觉高超。更有舌白身痛，足跗浮肿，太溪穴水流如注，谓湿邪伏于足少阴经，而用鹿茸、淡附子、草果仁、浙苓、菟丝，以温煦阳气。湿久脾阳消乏，肾真亦败，中年未育子，用茯苓、菟丝、苍术、韭子、大茴、鹿茸、淡附子、胡芦巴、补骨脂、赤石脂，仿安肾丸法。均非浅识所能步武。此皆寒湿传变之方法也。湿热上升清窍，头胀耳聋，呃忒鼻衄，舌色带白，咽喉欲闭，谓邪阻上窍空虚之所，非苦寒直入胃中可治，而用连翘、牛蒡、银花、马勃、射干、金汁，乃轻扬肺气，清芬达郁法。湿热内陷包络，身热神昏，四肢不暖，用犀角、元参、连翘心、石菖蒲、银花、赤豆皮，煎送至宝丹，乃清热通窍，芳香辟秽法。湿热夹秽，分布营卫，充斥三焦，头胀身痛，神识昏闭，渴不多饮，小水不通，舌苔白腻，用生苡仁、茯苓皮、大腹皮、通草、猪苓、淡竹叶、广郁金汁、石菖蒲汁，煎送牛黄丸，乃淡渗宣窍，芳香通神法。湿热阻中，气滞脘痛，大便不爽，用豆豉、枳实、川连、姜汁、苓、半，热轻则去黄连，加广郁金、橘红、苡仁、杏仁，此湿伤气痹治法；热甚则用川连、生晒术、川朴、橘皮、淡生姜渣、酒煨大黄，水法丸服，此治气阻不爽，治腑宜通法。若湿热甚而舌白目黄，口渴尿赤，用桂枝木、浙苓皮、猪苓、泽泻、寒水石、生白术、绵茵陈，此从桂苓甘露饮加减，以宣通三焦。此皆湿热传变之方法也。至其用药，总以苦辛温治寒湿，苦辛寒治湿热，概以淡渗佐之。甘酸腻浊，在所不用。湿证备此诸法，大致楚楚矣。（《三订通俗伤寒论·伤寒兼证·伤寒兼湿》）

【阐释】

绍兴地区湿重天暖，人又多喜饮茶酒、恣食瓜果，故湿热、寒湿病多犯，是绍兴地区夏季常见疾病。现今饮食习惯改变，人多饮冷贪凉、喜油腻烤炙，口味颇重，故湿热、寒湿病更为多见。何氏谨守病机，随症化裁，每获效验。

（四）湿温兼证须分治论

【原文】

湿温兼寒，有发于首夏梅雨蒸时者，有发于仲秋桂花蒸时者。一则防有春温伏热，一则防有夏暑内伏。其因虽有温暑之不同，而潜伏既久，酝酿蒸变，无一不同归火化。又加以外寒搏束，往往郁之愈甚，则发之愈暴，全在初起一二日。藿、朴、葱、豉，疏中发表，使寒湿从微汗而泄；蔻、芩、滑、通，芳透淡渗，使湿热从小便而泄。汗利兼行，表里双解，自然寒散湿开，伏热外达，易于措手。继辨其湿多热少，侧重太阴，用苦辛淡温法。热多湿少，侧重阳明，用苦辛淡凉法。湿热俱多，则太阴阳明并治，当开泄清热，两法兼用。其法已详于伤寒兼湿勘语中，兹不赘。（《三订通俗伤寒论·伤寒兼证·湿温伤寒》）

【阐释】

湿温兼寒，因有春温夏暑之别，终归火化而外感寒邪。治疗予发汗解表、清利湿热，两者兼行，表里双解，并兼顾湿与热之多少而分治之。

（五）夏月伤暑，最多兼夹之证

【原文】

夏月伤暑，最多兼夹之证。凡暑轻而寒湿重者，暑即寓于寒湿之中，为寒湿吸收而同化。故散寒即所以散暑，治湿即所以治暑。此惟阳虚多湿者为然。俞氏方法，固为正治。若其人阴虚多火，暑即寓于火之中，纵感风寒，亦为客寒包火之证。初用益元散加葱、豉、薄荷，令其微汗，以解外束之新寒。继用叶氏薷杏汤（西香薷七分，光杏仁、飞滑石、丝瓜叶各三钱，丝通草钱半，白蔻末五分冲），轻宣凉淡以清利之。余邪不解者，则以吴氏清络饮（鲜银花、鲜扁豆花、鲜丝瓜皮、鲜竹叶心、鲜荷叶边、西瓜翠衣各二钱），辛凉芳香以肃清之。若其间暑湿并

何廉臣

· 133 ·

重者，酌用张氏苍术白虎汤加减（杜苍术一钱拌研石膏六钱，蔻末五分拌研滑石六钱，知母三钱，草果仁四分，荷叶包陈仓米三钱，卷心竹叶二钱）。其他变证，可仿热证例治。至瓜果与油腻杂进，多用六和汤加减，亦不敢率投姜、附也。（《三订通俗伤寒论·伤寒兼证·暑湿伤寒》）

【阐释】

夏月伤暑，多有兼夹，何氏认为，暑轻寒湿重者，暑寓寒湿之中；阴虚多火者，暑寓火中，亦有暑湿并重者等多种变证。兼夹颇多杂，治疗随证加减，灵活多变，切中机要，疗效确切。

（六）温热虚证，少阴心肾病居多

【原文】

温热病，最怕发热不退及痉厥昏蒙，更有无端而发晕及神清而忽间以狂言者，往往变生不测。遇此等证，最能惑人，不比阳证阴脉，阳缩舌卷，撮空见鬼者，易烛其危也。要诀在辨明虚实，辨得真，方可下手。以余临证实验，温热实证，阳明胃肠病居多。温热虚证，少阴心肾病居多。前哲俞东扶颇有发明，试节述其说。曰：今之所谓伤寒者，大概皆温热病耳。惟伤寒则足经为主，温热则手经病多。如风温之咳嗽息鼽，热病之神昏谵语，或溏泻黏垢，皆手太阴肺、手厥阴心包络、手阳明大肠现证。甚者喉肿肢掣，昏蒙如醉，躁扰不宁，齿焦舌燥，发斑发颐等证，其邪分布充斥，无复六经可考，故不以六经法治耳。就予生平所验，初时兼挟表邪者最多，仍宜发散，如防、葛、豉、薄、牛蒡、杏仁、滑石、连翘等，以得汗为病轻，无汗为病重。如有斑，则参入蝉蜕、桔梗、芦根、西河柳之类。如有痰，则参入土贝、天虫、瓜蒌、橘红之类。如现阳明证，则白虎、承气。少阳证，则小柴胡去参半，加花粉、知母。少阴证，则黄连阿胶汤、猪苓汤、猪肤汤。俱宗仲景六经成法有效。但温热病之三阴证多死，不比伤寒。盖冬不藏精者，东垣所谓肾水内竭，孰为滋养也。惟大剂养阴，佐以清热，或可救之。养阴，如二地、二冬、阿胶、丹皮、元参、人乳、蔗浆、梨汁。清热，如三黄、石膏、犀角、大青、知母、芦根、茅根、金汁、雪水、西瓜、银花

露、丝瓜汁。随其对证者选用。(《重订广温热论·温热验案·温热本症医案》)

【阐释】

温热病，以手经病多，实证者，阳明胃肠病居多；虚证者，少阴心肾病居多。养阴清热之治，有常见滋阴清热植物药，有阿胶、犀角动物药，亦有多种新鲜药材的使用。

（七）新邪引动伏邪，切忌辛温消散

【原文】

温为伏气，风是新感，风温一症，即叶天士所谓新邪引动伏邪是也，法当辛凉清解。轻剂如刘氏桔梗汤、防风解毒汤。重剂如缪氏竹叶石膏汤、叶氏荷杏石甘汤，皆有特效。切忌辛温消散，劫烁津液，骤变则为痉厥，缓变则为肺痨，临证者切宜慎重。(《重订广温热论·温热验案·温热兼症医案》)

【阐释】

温为伏气，风是新感，风温一症为新邪引动伏邪，法当辛凉清解，切忌辛温消散，寒温不辨，南辕北辙，则耗伤津液，变生痉厥肺痨等病症。

（八）温热伏邪因新寒触动而发者，最多变证

【原文】

温热伏邪，因新寒触动而发者，俗称冷温。发于春者为春温，发于冬者为冬温，俗称客寒包火，皆属此证。初起多头身皆痛，寒热无汗，咳嗽口渴，舌苔浮白，脉息举之有余，或弦或紧，寻之滑或数，先宜辛温解表法（防风、杏仁、桔梗各钱半，广皮一钱，淡豆豉三钱，加葱白两枚，煎）。倘或舌苔化燥，或黄或焦，是温热已烁于胃，即用凉解里热法（鲜芦根五钱、大豆卷三钱、天花粉二钱、生石膏四钱、生甘草六分）。如舌绛齿燥，谵语神昏，是温热深踞阳明营分，即宜清热解毒法（西洋参、大麦冬、鲜生地各三钱，元参钱半，金银花、青连翘各二

何廉臣

·135·

钱，加绿豆三钱，煎服）以保其津液。如有手足瘛疭，脉来弦数，是为热极生风，即宜祛热息风法（大麦冬五钱、鲜生地四钱、甘菊花二钱、羚羊角二钱、钩藤钩五钱，先将羚羊角煎一炷香，代水，再入诸药煎服）。如或昏愦不知人，不语如尸厥，此温邪窜入心胞，即宜祛热宣窍法（见前）。冷温变幻，不一而足，务在临机应变。此皆前哲雷少逸经验法也。（《重订广温热论·温热验案·温热兼症医案》）

【阐释】

冷温，乃温热伏邪，因新寒触动而发者，多有变证。发于春者为春温，发于冬者为冬温。初起者先宜辛温解表法；若温热烁于胃，即用凉解里热法；温热深踞阳明营分，即宜清热解毒法；热极生风，即宜祛热息风法；温邪窜入心包，即宜祛热宣窍法。变幻莫测，关键在于随机应变，随证而治。

（九）湿热与湿温辨

【原文】

湿热与湿温，似同实异。湿热者，先受湿，后化热，其来也渐。湿温者，先伏温，后受湿，其来也暴。湿热轻而湿温重。初起时，最要辨明孰轻孰重。如湿重于温者，当以吴氏三仁汤、周氏化浊汤二方为主。即雪樵君云：湿温之病，多在胃肠。舌苔滑白厚腻者，重用川朴为君。口有秽气者，玉枢丹亦要药。其说甚是。如温重于湿者，当以加减藿朴夏苓汤、清芳透邪汤二方为主。湿与温并重，当以新定达原饮、枳实栀豉合小陷胸汤加减，或藿香佐金汤亦佳。此治湿温初起之方法也。其他变症甚多，论中方法毕备，对症酌用可也。今所选之案虽少，而大致粗备，亦足为后学导夫先路矣。（《重订广温热论·温热验案·温热兼症医案》）

【阐释】

湿热者，先受湿，后化热，其来渐。湿温者，先伏温，后受湿，其来暴。湿热轻而湿温重。病初起时，最重要的是辨明轻重，如湿重于温、温重于湿、湿与温并重等，据其不同而施治。

四、方剂选录

（一）自制七汁饮

【原文摘录】

更有阴虚气滞，脾湿肝火，酿痰上壅者，其证嗽痰白黏，气逆胸闷，口渴善呕，四肢倦懈，舌绛似干，上罩垢浊薄苔，脉左细数。每用自制七汁饮（人乳、梨汁、竹沥、广郁金汁、甜酱汁、茄楠香汁；解痕草根子搗汁，其根下子，形似麦冬，色白味甘，性凉质润，滋养肺胃，较麦冬为优），屡收敏效。（《三订通俗伤寒论·伤寒兼证·秋燥伤寒》）

【按语】

绍派医家历来喜用鲜药治病，此方中之梨汁、竹沥滋养润肺、化痰止咳，属于甘润之品，何氏临证常将其与蔗汁、生荸荠汁等相配合使用。

（二）自制犀珀至宝丹

【原文摘录】

狂痉虽瘥，大便虽通，而证变沉昏如厥。邪热内陷血分，瘀塞心房。当清营泄热，通血透窍，自制犀珀至宝丹。

犀角　羚羊角　琥珀　麝香　蟾酥　桃仁　丹皮　血竭　辰砂广郁金　石菖蒲　穿山甲　杜赤豆　桂枝尖　连翘心。（《绍兴医药学报》）

【按语】

与长于化浊开窍、清热解毒的至宝丹之类相比，自制犀珀至宝丹的优势在于活血祛瘀。

何廉臣

（三）自订疏风止嗽汤

【原文摘录】

余治此证，每以危言警告，叮嘱其戒口避风，自订疏风止嗽汤（荆芥穗钱半，苏薄荷一钱，光杏仁二钱，广皮红八分，百部钱半，清炙草六分，紫菀二钱，白前钱半），屡投辄验，既不太热太燥太泄，又不太寒太润太涩，故病者放心肯服。方虽平淡，收效殊多。唯好赌博、贪酒色、矫情执意者，难收全功。医当忠告而善导之。（《三订通俗伤寒论·伤寒兼证·伤寒兼风》）

【按语】

与《医学心悟》之止嗽散（由桔梗、炙甘草、白前、橘红、百部、紫菀组成）相比，自订疏风止嗽汤增强了疏风解表之功，对于重伤风发热咳嗽者较止嗽散更适宜。

（四）自制牛马二宝散

【原文摘录】

余每作神经衰弱，骤有感触，五志之火，上烁脑髓，神经顿失其常性，遂发似狂非狂之证。东医所谓性情之狂，通称为精神病是也。与感证之阳盛发狂迥异，自制牛马二宝散（西牛黄、马宝各一钱，共研匀细，每服二分，一日二服），用人参竹沥饮调下，历治多验。（《三订通俗伤寒论·伤寒兼证·发狂伤寒》）

【按语】

牛黄解热定惊，马宝镇惊化痰、清热解毒。二者同用，善治惊痫癫狂，痰热内盛。配以人参竹沥饮，扶正益气的同时，增强清热化痰之功效。

（五）达郁宽中汤

【原文选录】

多因于气情郁结，气道壅隔，上不得降，下不得升，胸腹胀满，四肢瘦削，《内经》所谓"浊气在上，则生䐜胀"是也。治宜升清降浊，达郁宽中汤（沉香片五分，菜砂散一钱，生鸡内金三钱，白芍五钱，归须、真川朴、陈香橼皮各一钱，川柴胡五分，用晚蚕砂五钱，鲜茅根二两，葱须五分，煎汤代水）。（《三订通俗伤寒论·伤寒夹证·夹胀伤寒》）

【按语】

此方治疗脘腹胀闷，从肝脾胃论治，温中行气、和胃化湿、疏肝柔肝、清胃通络，面面俱到。

五、医案选按

（一）湿阻呕泻案

周左　49岁　朱家湾

头：胸脘痞塞，呕吐频频，大便水泻，溺短少，舌红润，脉软滞，治以宣化和中。

苏叶梗钱半　赤苓三钱　莱菔子三钱拌炒春砂仁八分　小枳实钱半　泽泻二钱　旋覆花二钱拌保和丸四钱　代赭石五钱（杵）　姜炒川连七分

复：吐泻已止，惟头晕而重，胸膈痞满，溺仍短少，舌苔退薄，脉尚软滞，仿前法加减。

杜藿梗三钱　薄川朴一钱　佩兰叶二钱　生米仁四钱　新会皮钱半　炒车前三钱　生鸡金二钱　佛手片钱半　赤苓三钱　泽泻三钱（郑惠中《何廉臣医案》抄本）

【按】此案为湿邪阻滞中焦所致，初诊以和胃行气、利湿渗湿，兼顾消食降逆，吐泻即止。

（二）湿热夹肝气嘶哑案

章右　41岁　阮社

何廉臣

头　二十三日。湿热夹肝气，又夹油腻，嘶哑嗳气，胸脘痞满，夜不安寐，腹痛便不爽，口腻胃钝，舌红苔腻，脉弦滞，治以芳淡清化。

佩兰叶二钱　广郁金三钱（杵）　木蝴蝶十对　青盐陈皮一钱　瓜蒌皮二钱　石决明五钱（杵）　苏梗通一钱　淡竹茹二钱　左金丸八分拌辰砂一钱滑石三钱

复：音亮胸宽，惟嗳气未除，心跳腹痛，舌苔退薄，脉右弦洪搏数，左弦急，仿前法加减。

佩兰叶钱半　青盐陈皮一钱　广郁金三钱（杵）　辰砂灯心二十支　淡竹茹二钱　木蝴蝶十四对　石决明八钱（杵）　瓜蒌皮三钱　左金丸八分（包）拌辰砂一钱滑石四钱（郑惠中《何廉臣医案》抄本）

【按】此案为湿热夹肝气油腻所致，诸邪盘踞中焦，不仅影响中焦升降，出现嘶哑嗳气、胸脘痞满、腹痛便不爽、口腻胃钝，还引起了嘶哑、夜不安寐，治疗以芳淡清化为主。

（三）暑湿类疟身痛案

潘氏　26岁　天门外

暑湿类疟，微寒，遍身筋痛，肢懈，口淡胃钝，舌苔薄腻，脉右滞左弦，治以轻清芳淡。

冬桑叶二钱　滁菊花二钱　淡竹茹二钱　新会白一钱　广郁金三钱夏枯草二钱　宽筋草三钱　嫩桑梗二尺　青蒿子八分拌辰砂八分滑石四钱

二诊：类疟已除，筋痛亦瘥，胃亦渐动，惟口淡、肢懈、心烦，苔尚腻，脉尚滞，治以芳淡清化。

杜藿梗三钱　新会皮钱半　淡竹茹二钱　生枳壳钱半　广郁金三钱生薏仁四钱　益元散三钱　西茵陈三钱　佛手片钱半　冬瓜子四钱（郑惠中《何廉臣医案》抄本）

【按】外感暑湿，出现寒热类疟，从处方推断此案当为热重寒轻，治疗以轻清芳淡，邪从外解，诸症得缓。

参考文献

[1] 柴中元，陈天祥，李钧烈 . 何廉臣生平及其对祖国医学之贡献 [J]. 中华医史杂志，1984，14（2）：87-89.

[2] 傅维康 . 何廉臣生平述略 [J]. 上海中医药杂志，2008，42（6）：69-70.

[3] 张家伟，王致谱，鲁兆麟 . 何廉臣生平及学术思想研究 [J]. 北京中医药大学学报，2004，27（6）：18-20.

[4] 匡萃璋 . 何廉臣《重订广温热论》伏气温病学说探讨 [J]. 中医杂志，1980（7）：4-7.

何廉臣

张畹香

一、生平与代表著作简介

张畹香（约 1801—1871），生活于清嘉庆至同治年间[1]，绍兴人，家住绍兴洗马池。张氏年少习儒，博览群书，中年行医，临床经验颇丰，声名卓著，据同乡包越瑚在张氏著作《医病简要》序中写道："迨中年，求诊辄效，由亲戚而遍及陌路，著手成春，一时脍炙人口。忆余兄弟苕龄，时患病就医。尔时见张公与先父倾盖谈心，视其白发童颜，须长盈尺，年近古稀，此后不复再见。"张氏治学严谨，谦虚务实，在其书中论到"古人各有专长，吾辈幸生古人之后，当统观而效法之。若坐井观天曰天在，是天岂尽于是哉？"张氏在学术上遵从张仲景，既秉承绍派医家特色，又广泛涉猎各家学说。他提出医家需"多读书，多看各家书籍，自然腹中渊博，胸有准绳"。曹炳章评价其"古越治伤寒温暑之前辈，于医学富有经验"，赞其"不独医人，还可医医"。

现存《张氏温暑医旨》一卷、《医病简要》一册（末附《张畹香医案》两卷），其中《张氏温暑医旨》为其辨治温暑心得之作[2]，《医病简要》概述张畹香行医经验精要[3]，《张畹香医案》两卷多为内科杂病、时症和妇科治验[4]。其中张氏著作《医病简要》序中提到，民国二年秋，"其文孙晴岚兄前年由河南回来，出其乃祖手著《简要》并附医案两卷，凡伤寒、温邪、风温、热入血室、痢疾、疟疾、伏暑等证，分门别类，细阅一遍，爱不释手，其议论别有会心，衷诸古而不泥古，俾后学一目了然，补前贤所未备，益后学于无穷，爰名其书曰《医病简要》"。在《医病简要》提要中记述："本书系张氏在绍兴一生经验医案之录要，其用药之神，断诊之明，足资后学模范。因世之刊行医案，胥是多方药而少证论，且亦病繁芜而鲜精湛，本书虽了了数十则，然则则有简要之论，所谓少许胜人多许也。"张氏书中所述内容虽非常简单，内涵却十分丰富。

二、学术观点及诊治经验

张氏诊病重视察舌辨苔，治疗伤寒、温病善于用托邪法，内伤杂病及妇科病善从肝调治，颇有心得。

（一）诊病善察舌

张氏在继承前人的经验基础上，师古而不泥古，在疾病的诊治中动态观察舌苔变化，并结合临床主要症状、脉象情况，重视体质，辨治用药。

1. 师古人而不泥古法

张氏遵循叶天士、吴又可等医家辨舌经验，又有自己独特认识。如在诊治温病时指出，"舌或红或白薄者用叶法，苔如积粉用又可法"。张氏在瘟疫的诊治中提出，"一见白燥苔即下，舌稍黄微下之，舌黄燥大下之，舌焦刺重下之峻下之，所谓下之不嫌早也，气通自能战汗或盗汗或自汗而解"。

2. 舌脉相参，辨识病机，简要明了

如同为黄舌，脉浮弦大，诊为肝经风热；脉平，诊为风热余邪；脉涩，诊为肝阴不足；舌白胖，脉短涩，张氏认为是湿痰困脾；舌白苔滑，或有时黄滑，口燥不能饮，饮后呕黄水，脉皆滞缓，舌脉结合诊为太阴经湿疟；嗳气，舌白燥，脉沉涩，诊为肝胃气滞；咳嗽、咳痰、胁痛，气急，舌苔尚黄浓，六脉弦小数，根据舌黄、脉弦数诊为肝肺风热；咳嗽瘥后，舌净，诊脉弦小，张氏认为此为正虚邪恋；身热、咳嗽有痰，舌鲜红，诊脉弦小数，张氏认为邪在心肺之间，当用上焦法；冬温治疗后，尚有余热，脉细数，右关少带滞象，舌黑苔已浮起，两边黄去而微白滑，张氏根据温热病后舌质舌苔变化，结合脉之征象，考虑为肺阴之虚至余热邪留，指出法"当滋其肺阴，阴分一滋，则表里皆辍矣"。瘅疟服白虎汤后，见舌苔前半已去，而根尚有黄色，口苦且腻，掌心尚热，小溲赤，诊脉左手已小，右手稍有滞象，惟皆数，张氏认为瘅疟由于暑邪之在肺，余邪未尽；湿疟用温燥脾经已效，出现舌黄而滑，脉未滑利，一般认为其为湿热，但张氏根据"脉未滑利"，提出"仍当温燥中焦，兼以通阳"之法。

3. 舌症并察，审识体质，辨证用药

如舌黄伴头面上有热疮者，张氏辨舌合症，论述"肺主皮毛，头为诸阳之首，当责肺分之湿热"。张氏诊为肺经湿热，药物予生苡仁、象贝、茯苓、陈皮、连翘、竹叶等清解肺经湿热；张氏根据舌黄滑，伴有小便短赤，大便如水样的症状，提出"温病往往有大便作泻，乃肺移热于大肠，由湿体之故，并非挟热下利"的观点，治疗予薄荷、酒黄芩、连翘、桑叶、瓜蒌皮、杏仁清宣肺热，在清肺同时，重视患者湿邪偏盛的素体情况，予白蔻仁、桔梗、茯苓、陈皮、厚朴化湿健脾；患冬温，见舌中间灰色，两边白滑大便作泻，喉痛，口舌燥，张氏认为舌边滑是湿性之体，但病仍在肺阴，予生津去热，复利水法，药用北沙参、麦冬、冬桑叶生津，连翘、炒丹皮、焦栀子养阴清热，同时兼顾患者体质情况，予茯苓、生薏苡仁、陈皮利湿，而不是单纯的清热。

（二）温病多托邪

张氏继承了叶天士、吴鞠通等温病学家治疗温病的经验，善于运用托邪法。

1. 辛凉托邪，清热宣肺

张氏在治疗温病等咳嗽时，常常在黄芩、瓜蒌皮、橘红清热化痰同时，佐以薄荷叶、竹叶、桑叶、杏仁、羚羊角等辛凉之剂辛凉清热，宣肺透邪。

2. 宣肺托邪，凉血透疹

张氏认为"斑出血分，疹出于气分"，治斑时提出用辛凉法清肺分之风热，早托邪透达外出为宜，药用玉女煎加麦冬、生地、羚羊角，佐以大青叶托邪透斑外出。在托邪外出时，重视宣肺透达，提出慎用降肺泻肺之药。他主张"一见疹，黄芩汤加炒大力子、桔梗、蒌皮、蝉衣、茯苓皮以解表托疹，勿用贝、蒌、葶苈泻肺，致邪下陷"。

3. 增液托邪，宣肺透表

治疗温病，运用清解药后，汗出较多，邪随汗泄，伤阴耗津，余温之邪仍在，张氏认为其为津伤邪留，主张予增液托邪法，药物选沙参、麦冬、玄参、生地、地骨皮等生津养阴，桔梗、连翘、金银花、蝉蜕、羚羊角等宣肺托邪外出，共奏增液托邪，宣肺透表之效。

（三）杂病重调肝

张氏在杂病的诊治中非常擅长从肝调治。

1. 从肝治咳

肝为风木之脏，风火相煽，易上逆侮肺，木火刑金，致肺失宣降，则见咳嗽咳痰，甚至咳血；张氏善于从肝治咳，或散肝，或清肝，或疏肝，或潜肝，或降肝，或滋肝，辨治用药，别具一格。如属少阳经风热，选用柴胡、竹叶清解少阳，散风止咳；如为肝风肺燥者，选用桑叶、薄荷疏肝风，麦冬、贝母润肺燥；如肝经邪热者致咳者，予青蒿、山栀、黄芩、羚羊角清肝泄热，凉肝散风；如肝风肝阳上亢致咳者，予牡蛎、鳖甲、羚羊角、郁金潜阳息风，凉肝止咳；如肝肾阴虚者，予熟地、龟甲、当归、石斛滋水涵木，五味子、牡蛎敛肝止咳。

2. 从肝治痹

肝主筋脉，风热外袭，肝经不利，或肝阴肝血不足，筋脉失养，则见筋脉挛急，痹阻疼痛，张氏常常从肝论治痹证，或祛风缓急，或养肝柔筋，如少阳风热之邪所致，予羚羊角、桑叶、白蒺藜疏散少阳肝经风热，辅以白芍、续断润燥养肝舒筋；如为肝经阴血不足所致，药予白芍、生地、当归、丹参、枸杞子、木瓜养肝血润诸筋，辅以桑叶、桑

张畹香

枝、牡蛎清息肝风。

3. 从肝治脾胃

肝主疏泄，脾主运化，木郁克土，肝脾气滞，肝胃不和，则见腹胀、腹痛、呕吐；张氏治脾胃大多从肝论，或清肝泻火，和胃止呕，或疏肝理气，和胃消痞，或滋肝解郁，和胃降气，或柔肝通络，活血散结，药物多用黄连、郁金、柴胡、薄荷、香附、川楝子清肝疏肝，当归、白芍、枸杞子、生地养肝柔肝，缓急止痛，元胡、降香、桂枝、鳖甲通络活血，散结止痛。

4. 从肝治泄利

张氏在治疗泄利时提出"清肝法""舒肝扶土法""柔肝建中"等方法，常用黄连、黄芩、泽泻清泄湿热，桑叶、香附散风疏肝，川楝子、元胡、当归、白芍、丹皮柔肝疏肝，配伍生地炭、五味子固涩止泻，山药、茯苓、薏苡仁健脾利湿，苍术、陈皮、木香、砂仁行气利湿。

5. 从肝治胁痛

肝主疏泄，肝主藏血，肝气不疏，或肝经湿热，气滞血瘀，肝络不通则见胁肋疼痛，张氏认为胁痛多由于肝经湿热，或肝气不疏，气滞血瘀，或肝阴不足，肝经失养所致，其治疗胁肋肝痛，多选用柴胡、香附疏肝理气，郁金、丹皮、焦栀子、生地清肝凉血，熟地、白芍、当归、枸杞子、柏子仁养血柔肝，旋覆花、青葱、姜黄辛香通络，牡蛎、鳖甲、白芥子潜阳敛肝，散结止痛，元胡、降香化瘀止痛，小茴香、降香温经化瘀止痛。

6. 从肝论治耳鸣耳聋

肝阴不足，肝之风阳上炎，则见耳鸣耳聋，张氏在治疗耳聋耳鸣时多用生地、当归、白芍养阴柔肝，柴胡、桑叶、薄荷、白蒺藜、蔓荆子疏散肝经风热，龙胆草、苦丁茶、菊花清肝疏风通窍，牡蛎、石决明敛阴潜阳，肝郁脾虚，脾气不足时予谷芽、陈皮、荷叶生发脾之清阳。

7. 从肝定眩、止汗

肝之阴血不足，则见眩晕，张氏认为眩晕多为"肝血虚，风热上升之象"，用药多予生地、当归、白芍、丹皮养肝凉肝，天麻、薄荷、荷叶、菊花、桑叶疏风清肝，石决明、白蒺藜、牡蛎镇肝疏风，平肝潜阳。

阴不敛阳则见自汗盗汗，在治疗盗汗时张氏认为"此属肝虚，当用清骨散"。张氏喜用清骨散为主，加减用药，药选生地、当归、石斛养肝阴，地骨皮、银柴胡清骨热，鳖甲、牡蛎滋肝阴潜虚阳，青蒿、秦艽清解虚热，荷叶、黑豆衣和胃止汗，共具平肝潜阳，养阴止汗之效。

8. 从肝调经止带

张氏治疗妇科疾病，继承了前辈叶天士"女子以肝为先天"的思想，重视调肝，虚者予补肝养血调经，药物多以熟地、当归养血补肝，枸杞子、杜仲、白薇补益肝肾，实者或凉血化瘀，药予丹皮、郁金、降香凉肝化瘀，或清肝利湿止带，药予川楝子、焦栀子、泽泻、砂仁、石韦清肝利湿，乌贼骨、牡蛎敛肝止带摄血。

三、原文选释

（一）利湿升清止痢疾

【原文】

予祖基本江南，迁绍二百余年，即居此，与刘姓为邻。怀川世叔，五六世交好也。患休息痢四载，日四五行，解出甚难，多转矢气，痢即随出，如浆色紫。其休时粪如笔管，商治于予。予谓须春分前后治之。至期，诊脉弦滞大，予谓湿热未净，伤及气分，用汉防己、焦茅术、川连、茯苓、泽泻祛其湿热，广木香、缩砂、陈皮利其气，文党参一两，以升麻一钱煎浓汁浸烘党参，升补其气。七帖，其病如失。由是凡城乡患休息痢者，每约至春分，治愈颇多。（《张氏温暑医旨·痢》）

【阐释】

休息痢多为湿热内阻，气机阻滞，治宜升清利气，清热利湿。

张畹香

（二）四时分别治风疹

【原文】

绍兴谓之瘩子，苏州谓之沙子，其实皆风，感肺分。叶天士先生云：即属风感肺分，与发疹治法一样耳。当按四时法治之。在冬令发瘩，当用冬温法；夏时用暑风法；秋时用秋燥法；春时用风温法，则当用辛凉法、甘寒法，薄荷、连翘炒、大力子、桔梗、生甘、苦杏仁、麦冬、石膏、知母、玉竹、沙参、细生地、象贝、橘红、金银花、酒黄芩、冬桑叶。或大便作泻，加淡渗法，则生米仁、茯苓，又炒银花最妙。或火盛，则羚角、犀角、丹皮、焦栀子，或用苇茎汤、白虎汤，夏秋用，冬春断不可用。桂枝、白虎、竹叶石膏汤，或又加蔗浆、梨皮，各因其轻重而用之。又有入心营则犀角地黄汤，加紫雪或至宝丹。（《张氏温暑医旨·瘩疹》）

【阐释】

斑疹宜按四时分别论治，或辛凉，或甘寒，或淡渗，或清火，或凉营。

（三）顾护津液治风温

【原文】

又叶案中有风温劫及阴津，用生地、阿胶、麦冬、白芍、炙甘草、蔗浆，又或用沙参、麦冬、玉竹。其大旨总以甘药为主。若辛温表散，若刚燥消导，未有不伤及阴液者，其骤变为痉厥，缓变为虚劳，皆未经顾及阴分之过耳。（《张氏温暑医旨·风温》）

【阐释】

风温皆为阳邪，容易伤及阴津，宗叶天士治疗温病方法，时时顾护津液。

（四）风温挟邪慎消导

【原文】

风温有夹食者，予亦不用消导，以风能消谷，及油腻厚味，不过痰多，祛其痰可也。又或风热移入下焦水泻者，用黄芩汤。所谓肺与大肠相表里，但治其肺而泻自止，而《内经》在上者，因而越之之旨，若误认挟热自利用下法，东垣先生所谓药过病所矣。(《张氏温暑医旨·风温》)

【阐释】

风温夹痰夹食者仍以疏风清热为主，慎用消导或下法。

（五）斑疹皆宜早透达

【原文】

癍出血分，疹与痦出于气分，古人云失下则斑，失辛凉肺分则疹。然风热甚，即辛凉肺分亦疹，唯早透达耳，夹温则痦，痦似疹，白色有浆，热毒深入血分，即下亦癍，唯早下则癍早出耳。一见疹，黄芩汤加炒大力子、桔梗、菱皮、蝉蜕、茯苓皮已解表托疹，勿用贝菱葶苈泻肺致邪下陷，一见癍，即予犀角地黄汤加人中黄、金银花、大青化斑解毒，轻者勿用承气，若重者复入三黄汤或承气，为双解法，使表里之邪一齐解散，甚或有用生军者，则又可不用川连之说不可泥。(《张氏温暑医旨·温邪》)

【阐释】

斑出血分，疹现气分，斑应凉血化斑，解毒透邪，疹宜清热疏风，宣肺托邪。斑疹宜透达而解，不宜泻肺反致邪陷深入。

（六）瘟疫察苔宜早下

【原文】

若寻常疫症，即春夏间湿温湿热，沿门阖境，男妇老幼，所患悉同，即属瘟疫。又可所云苔如积粉，湿温之盛行，叶氏案中用张喻法

张畹香

者，其舌皆红耳。瘟疫尤多汗，故北方谓之汗症。仲师云有汗不宜重汗，又云湿家忌汗，汗之则发痉厥，故疫忌汗。一见白燥苔即下，舌稍黄微下之，舌黄燥大下之，舌焦刺，重下之，峻下之，所谓下之不嫌早也。里气通自能战汗，或自汗或盗汗而解，又或小便如注而解，或鼻衄或圊血而解，或斑或疹而解，予皆经见，非虚语也，川连如河南或有忌者，吾乡则无忌，川连能解毒，且苦能燥湿，复以人中黄尤妙。(《张氏温暑医旨·温邪》)

【阐释】

瘟疫多为湿热之邪，忌用汗法，察看舌苔变化，早用下法。

（七）湿热痢疾治肝脾

【原文】

暑湿入肝脾，则为痢疾。固有肝痢有脾痢，有先肝后脾，有肝多脾少，有脾多肝少，有肺风湿热痢，患在三伏时，叶氏通小溲而愈者，有发者深秋，禁利小溲者。又有身热，须分三阳经，有羌活汤或葛根汤或小柴胡汤，先除其热，热除其痢自瘥者，不瘥与小承气汤下之。生军与芒硝有禁条，痢疾勿用，即属杀人。仲景白头翁汤云治下焦热毒痢，然北秦皮为肝经药，当属治肝痢之方，大抵痢在肝分者，舌苔必薄，或渴或不渴，痛在少腹，或胁肋，或腰，当用当归黄芩汤。当归、炒白芍、淡黄芩、炙甘草加香连丸，再加川楝子、炒小茴、酒元胡以破其血，制香附、砂仁以利其气，所谓破血则腹痛自减，利气则厚重自除。(《张氏温暑医旨·痢》)

【阐释】

湿热痢疾从肝脾辨治，清热解毒，理气化瘀为主要治法，生大黄、芒硝不在禁例。

（八）医者治病需明理

【原文】

江西人最俭，有终年不食肉者，遇病自用淡豆豉葱头，多多加肉片，多则一斤少则四五两，浓煎热服，出汗。江右淡豆豉绝佳，用肉者，即参苏饮之法，扶正驱邪，小柴胡汤用人参亦此意，今医者除去人参故不得效，又或以甘草为补亦去之，殊不知炙甘（草）遇补则补，外感药用之速达其邪，可恨今之医者，不特医书不读，甚则本草亦终身不睹。试言之如款冬花，款者，款留之意，故于朋友曰款，言其开花不畏冬冷，即《千字文》所云枇杷晚翠，故本草以性温，能祛肺寒，今肺热失红用之，其意用以止嗽，实不知其性之温。又治痢疾，既以川连、黄芩，又加茉莉花，夫茉莉治寒痢，当与姜附同用，奈何用之三黄汤中？热痰用贝母，寒痰用半夏，势如冰炭，竟有合用一方者。无论贵贱总有同业，唯医师和地师独无。地师相见无不争执，以地理之皆不明也，医者相遇，无不自以为是，以医理之皆不明也。如伤寒病在三阳经，不传则极轻之症也，或太阳或少阳或阳明，仲景书分晰甚明，绝无相混之处，今若使数医治之，或以九味羌活或以小柴胡，则主方必不同，所同者，唯消导之药也。盖消导彼此所赖以凑方者，数日不愈，无论舌苔，及无苔亦下之，仍凑以消导。盖初诊时即说重病，愈则居其功，坏则非其罪。无论四时男妇强弱皆以此法，而臣门竟如市也。然则天不加罪反加福者何也？生齿日繁，造物苦无以给，且风俗日偷，正深恶而痛绝之。(《张氏温暑医旨·伤寒治论》)

【阐释】

医者治病需明医理，不得滥用消导，更需注重医德，不得沽名钓誉。

四、医案选按

（一）辛凉发汗治上焦温邪案

孙府孙，病十余日，舌白薄，脉浮数，所服初则达原，继则承气。余谓此属上焦症，误用中焦故不效。用辛凉法，加生石膏、羚角，大汗而愈。(《张氏温暑医旨·温邪》)

【按】上焦温病误用中焦达原、承气辈则病深不解。治以疏风清热,辛凉托邪,邪从汗解而愈。

(二)滋阴润肺治上焦温邪案

范可斋,四月间,上焦温邪,用辛凉法,战汗,体冷如冰,人不能支,又可所谓体厥也。诊脉静小。余嘱其家勿惊扰,疏沙参、麦冬、根生地、花粉等,滋肺而愈。(《张氏温暑医旨·温邪》)

【按】上焦温病,宜辛凉托邪,邪随汗泄,大汗反伤津,易致邪恋不解,予麦冬、生地、花粉等甘寒养阴生津之品滋肺托邪。

(三)滋阴清热治风温案

仓桥孔小山先生,乙丑冬季,年八十四,患风温多日,身热无汗,舌黑,口齿燥甚,大便水泻,脉洪大,是其本色,盖高年未有脉不洪大,为六阳者也。阅所服是葶苈、苏子等泻肺,杂以消导,致邪陷下焦,故不得汗。不得汗,则身不得凉。今津液已涸,当救其阴。用黄芩汤,复以增液汤,泻止。再以葳蕤汤,得汗身凉。(《张氏温暑医旨·风温》)

【按】风温为病,当与辛凉发汗而解,反予泻肺、消导之剂,致大便水泻,邪陷下焦,加之年老体弱,不胜攻伐,伤津耗液,病深不解,先予黄芩汤、增液汤清热养阴止泻,后复予葳蕤汤增液托邪,邪随汗解。

(四)葛根汤退阳明之身热案

十一月,渠店移屠越兄邀诊。身热、舌黄、喉干、舌干、齿浮、脉浮大,患经五六日,予知为阳明症。甫诊毕,其家已延以伤寒名者至。尔时,戚友趋拥人诊,开小柴胡,杂以消导。盖此人只有小柴胡、达原、小承气,不论四时六气,舌苔有无黄白,皆此。其新人耳目者,枳壳、枳实、麻子仁、大黄、滚痰丸、厚朴、神曲、五谷虫、蒌仁,出入加减而已。予因言,此属阳明胃经,当用葛根汤。对曰:不特阳明,连太阳亦有。于方末加葛根一钱五分。予不觉喷饭，次日则用蒌仁、枳壳，十二三日，病不去。乃邀予治。其阳明经仍在，不传府，为疏葛根汤，两剂，身即凉。（《张氏温暑医旨·伤寒治论》）

【按】身热、舌干，脉大本为阳明经热症，前医辨为少阳证、阳明腑证，故病不去，张氏宗仲景六经辨证，阳明经证仍在，未传阳明之腑，予葛根汤清解阳明之邪热而热退。

（五）养阴凉血托邪化斑案

昌安街董，五月病温五六日，舌鲜红，呃逆，脉沉小弦数，神昏，口舌燥，不饮水。予谓邪在血分，将发斑也。用玉女煎，石膏加至一两，麦冬五钱，根生地一两，犀角钱五分，磨冲，羚角三钱，复大青以托斑，柿蒂以除呃，两剂斑出神清。（《张氏温暑医旨·温邪》）

【按】温病发斑，邪在血分，药用玉女煎重用石膏辛寒透邪，加麦冬、生地、犀角凉血化斑，羚羊角、大青叶清热疏风，解毒透斑，托邪外出。

（六）凉血清肺治产后温病案

大坊口赵妇，产三日后患温邪。予遵张石顽先生论，凡遇胎前产后所患，不拘何病，总以胎产为本，以病为标。名病为产后患瘟邪，产后当理血分，以根生地凉其血，赤芍、川芎通其血，以薄荷、桔梗、川连、甘草辛凉其肺。而黄芩、白芍产后所禁，不用。不过四剂，乃愈。（《张氏温暑医旨·温邪》）

【按】妇人产后，本阴血不足，复感受温邪，易入营血之分，故予生地、赤芍、川芎凉血化瘀，薄荷、桔梗、川连、甘草辛凉清肺，透邪外出。

（七）清肝利湿治肝痫案

西郭陈患痫，就有名无实。服茯苓、泽泻、米仁等药，痫尤甚，盖痫则禁小溲也。予诊脉弦，舌黄薄，痛在右腰肋，此肝痫也。用当归、

张畹香

白芍、黄芩、甘草、川楝子、炒小茴、酒延胡、香连丸，两剂即愈。凡泻之似痢非痢者，盲医每认为痢，用通利套药，即病家亦认为痢，至死不悟，大可叹也。(《张氏温暑医旨·痢》)

【按】痢病多为湿邪内盛，常责之脾湿，但也有异类，张氏称之为"有名无实"之痢，该病案中常法予茯苓、泽泻、米仁利湿健脾止泻等"通利套药"治疗后罔效，张氏不拘泥于常法，据患者痛在右腰肋，舌黄脉弦之征象，诊为"肝痢"，予清利肝经湿热，理气化瘀之剂而愈，示吾辈后学需知常达变，辨证施治。

（八）益肾温脾固涩治痢案

保佑桥酒店，忘其姓，男人年二十余，痢一月，诊时气息奄奄，脉沉虚小，侧卧不敢动，一动则肛门稀水即出，舌鲜红光洁。是肾阴大伤，必攻击过分所致。用熟地、肉桂、五味、龟板，复以炮姜、粳米、赤石脂等，桃花汤，多剂始愈。(《张氏温暑医旨·痢》)

【按】久痢失治，损及肾阴，张氏予炮姜、粳米、赤石脂温涩固肠治其标，熟地、龟板、五味子峻补肾阴固其本，肉桂辛热阳中求阴，标本兼治，共奏益肾温脾固涩之效。

（九）凉血清肝滋肾治软脚瘟案

大坊口赵，患温邪三日，其两脚大痛，不能起立。予谓《说疫》中所云瓜瓤瘟、疙瘩瘟、大头瘟，皆有方。又有极重者，谓之软脚瘟，患必死，无方也。然予思，总由肾水之虚，肝家血分之热，用张石顽先生下焦肝痛方，如炒小茴香钱五分、川楝子三钱、酒延胡钱五分，于黄芩汤中。三剂后，足痛去，温邪亦渐瘥。嗣后无论男妇，遇软脚瘟，用此法俱效。(《张氏温暑医旨·温邪》)

【按】据其"两脚大痛""软脚瘟"当属痹证范畴。素体虚弱，肝肾阴虚，外感湿热温邪，湿热下注，伤及血分，则见关节皮肤肿痛，张氏治以张石顽先生下焦肝痛方加黄芩汤，补益肝肾，凉血化瘀，清利热湿，标本兼治。

（十）逍遥散治少阳经感风热咳嗽案

咳嗽，尚无汗出，脉弦细，舌黄，是少阳经感风热，当用逍遥散。

薄荷叶（一钱半）柴胡（一钱半）归须（三钱）赤芍（二钱）桂枝（八分）冬桑叶（一钱半）杏仁（三钱）川郁金（一钱半）生香附（一钱半）降香（一钱）荷叶（一角）（《张畹香医案》）

【按】咳嗽多为外感风热之邪，阻遏肺经，肺气失于宣肺发肃降所致，此咳嗽无汗出，伴舌黄脉弦细，为少阳经风热，方中柴胡、桑叶、薄荷清疏少阳风热，荷叶、桂枝、杏仁宣散肺卫风邪，香附、降香疏肝降肝，当归、赤芍、郁金清肝凉血。

（十一）肝风射肺法治高年素有咳血兹又发作案

高年素有咳血，兹又发作，肋背抽痛，痰中带血，脉弦细，舌白，有寒热，当用肝风射肺法。

青蒿梗（三钱）炙鳖甲（五钱）生地（五钱）当归（三钱）川续断（三钱）冬桑叶（一钱半）生牡蛎（五钱）橘红（八分）生白芍（三钱）象贝（三钱）（《张畹香医案》）

【按】咳血痰中带血，多为邪热壅肺，灼伤肺络所致。年高体弱，素有痼疾，痰血伴有胁痛，舌白脉弦而细，乃肝阴不足，肝阳亢动，肝木侮金，肝风射肺所致。方中生地、当归、白芍养肝之阴血，鳖甲、牡蛎敛肝潜肝，桑叶、青蒿清肝疏风、橘红、贝母化痰，续断补肝止血。

（十二）养肝柔筋治肝血虚风诸筋抽痛案

诸筋抽痛，足底作痒，头风作痛，右寸大，余均虚，当属肝血虚风。

大生地（六钱）归身（三钱）川续断（三钱）炒刺蒺藜（三钱）冬桑叶（一钱半）炒旱莲草（一钱半）茯苓（三钱）怀山药（三钱）炒白芍（二钱）麦冬（三钱）生牡蛎（五钱）（《张畹香医案》）

【按】肝主筋脉，肝血不足，血虚生风则痒，血虚失养则痛，当予滋阴养血，柔肝舒筋，祛风缓急。生地、续断、旱莲草补肝肾，强筋骨，当归、麦冬、白芍滋肝柔筋，桑叶、牡蛎、白蒺藜清散肝风，茯苓、山药健脾补土。

（十三）清肝解郁治肝阳犯胃案

胃中梗塞，或酸或苦，无物不呕，已有三月，舌黄浓，脉弦细，当属肝阳犯胃。

炒川连（一钱） 杏仁（二钱） 陈皮（八分） 降真香（一钱） 炒干姜（三钱） 姜半夏（二钱） 当归（三钱） 川郁金（一钱半） 枳壳（一钱半） 广木香（一钱） 生白芍（三钱） 荷叶（一角）（《张畹香医案》）

【按】木郁克土，肝火犯胃，则见胃中满闷，吐酸呕苦，舌黄脉弦，当予清泻肝经郁火，降胃止呕消痞。黄连、郁金清肝解郁，半夏、干姜和胃止呕，当归、白芍柔肝养肝，木香、陈皮理气和胃，杏仁、枳壳、荷叶宣降肝胃之气。

（十四）通络法治肝气走络案

两肋与胁及腰背皆胀满塞闷，胃亦不开，每至午则痛，诊右手弱，是素属六阴，而左关独起，是必属肝气之走络。拟通其络。

当归（四钱） 炒白芍（三钱） 生牡蛎（五钱） 泽泻（三钱） 阳春砂（八分，同煎） 炙鳖甲（五钱） 旋覆花（三钱，包煎） 片子姜黄（三钱） 半夏曲（三钱） 陈皮（八分） 青葱管（两支）（《张畹香医案》）

【按】胁肋胀满，痞闷疼痛，左关独亢，为肝络气滞瘀血，宣通络消痞痛。旋覆花、青葱、姜黄通络止痛，当归、白芍养肝柔肝，牡蛎、鳖甲敛肝散结止痛，陈皮、半夏、砂仁、泽泻利湿化痰消痞。

（十五）清肝利胆治少年耳聤案

少年耳聤，皆由胆分之分热，误服补剂，每致久聋。现下少阳司令，故耳痛流水，又发寒热，腹痛作泻不爽，皆肝胆病也。

软柴胡（一钱半） 薄荷（一钱半） 桂枝（一钱） 清炙甘草（一钱半） 防风（一钱） 连翘（三钱） 滑石（三钱） 龙胆草（一钱半，酒炒） 苦丁茶（三钱） 当归（三钱） 炒白芍（三钱）（《张畹香医案》）

【按】耳为少阳经所主，年少耳鸣耳聋，肝胆实证居多，予补益之法，徒增病情，今耳痛流水，伴有寒热，泻而不爽，为肝胆湿热夹风邪所致，予清肝利胆，疏风通窍为治。柴胡、薄荷疏散肝经风热，龙胆草、苦丁茶清肝利胆，当归、白芍滋肝养阴，桂枝、防风、连翘疏风通窍。

（十六）清肝凉肝治肝热血崩案

肝痛已瘥，左脉尚弦数，述患经一年，曾经期至如崩，现尚早而如崩，腹中痛而胀，口渴，是可知其血之热而不摄。

当归（三钱） 川楝子（三钱） 酒元胡（一钱半） 生牡蛎（六钱） 炒丹皮（三钱） 生白芍（三钱） 阳春砂（八分，同煎） 泽泻（三钱） 茺蔚子（五钱） 焦栀子（三钱） 乌贼骨（三钱）（《张畹香医案》）

【按】月经来潮，量多如崩，伴有腹痛，口渴，左脉弦数，为肝经血热，迫血妄行，当予清肝凉肝，摄血止崩。丹皮、焦栀子、当归、白芍清肝凉血，川楝子、元胡、茺蔚子理气化瘀，牡蛎、乌贼骨摄血止崩，泽泻、砂仁化湿行气消胀。

参考文献

[1] 中国中医研究院中国医史文献研究所.中医人物词典 [M].上海：上海辞书出版社，1988：367.

[2] 曹炳章.温病分册 [M]// 中国医学大成.北京：中国中医药出版社，1997：111-134.

[3] 裘诗庭.珍本医书提要 [M].北京：中医古籍出版社，2010：33.

[4] 曹炳章.医案医话分册 [M]// 中国医学大成.北京：中国中医药出版社，1997：235-258.

张畹香

周伯度

一、生平与代表著作简介

周伯度（1832—约1905），名岩，浙江山阴人（今浙江绍兴），由儒业医，精研伤寒时病，撰有药物学著作《本草思辨录》、外感病专书《六气感证要义》。[1]周氏曾任顺天府贡官刑部主事（1856），因被多次误治而立志习医，常于书肆购买大量医书，苦心钻研，虽遇诸多困难，但颇有决心，故"久之为人疗病，时或幸中，谬窃虚誉"。后改官至山西祁县、安徽舒城，因职务繁忙而荒废医学，于十八年后重拾，周氏晚年认真研习《素问》《灵枢》《伤寒论》《金匮要略》等医籍，自叹"余向之于医，犹门外汉耳，今其或可与入门矣"（以上均引自《本草思辨录·自叙》）。

《本草思辨录》为周氏晚年所著，共四卷，载药128味，按《本草纲目》编次排列，约刊行于清光绪三十年（1904）。周氏崇尚仲景学说，重视识方辨药与辨证结合的重要性，因感慨于"窃怪古来注仲圣书者，无虑数十百家，独于方解，鲜精确澄彻"（《本草思辨录·自叙》），认为前人对于"辨药"一事并未有深入探求，而"读仲圣书而不先辨本草，犹航断港绝潢而望至于海也。夫辨本草者，医学之始基"（引同上），故此书主要选取临证常用的128味药物，结合《伤寒论》《金匮要略》二书中遣方用药的特点，援引历代名家之注解，分析药物的性味归经与临证应用。该书同时收录于1936年裘吉生所辑的医学丛书《珍本医书集成》和1937年陈士谔编著的综合性中医著作《基本医书集成》。

《六气感证要义》是一本外感病专书，约成书于光绪戊戌正月（1898）。时值清末"西学东渐"时期，"医学至今日，诚无解于西人之诟矣，针法之真传已失，即《素问》《灵枢》《本草经》《伤寒论》《金匮要略》等于四书五经，而读之者牛毛，解之者麟角。其有著述行世，而或文辞明畅，中多纰缪，或稗贩剽窃，复为大言以此欺人，人不能辨"，而"方解之切究其所以然，无毫发疏舛者，方书中不多见"（《本草思辨录·绪说》）。针对此现象，周氏深感中医学传承之艰难，而时人习医多无钻研精神且常废于半途，故著此书欲补前人之缺漏，遂"爰举六气感证，与古方之切合者，竭数月之功，辑为要义一编以授之"，以求"津逮来者，有功前哲"（《六气感证要义·序》）。本书从风、中风、寒、中寒、暑、风温、湿、风湿、湿温、燥、火等六气病因依次分述，每一类下分集说、方解两部分，集说为各类概述，作者援引诸家学说，结合个人经验感悟，简述外感六气的证治特色。该书同时收录于1936年裘吉生所辑的医学丛书《珍本医书集成》。

二、学术观点及诊治经验

（一）学医推崇致知力行

周氏认为"夫学问之道，不外致知力行两端，医何独不然"（《本草思辨录·自叙》），《礼记·大学》载"欲正其心者，先诚其意；欲诚其意者，先致其知"，通过对事物的认识研究获取知识，探本穷源，后将所学付诸实践，"亦必有登峰造极之诣"。周氏深谙此理，将儒家"致知力行"的学问之道融入医学，其中最明显的是对中医经典医籍的阐述与理解。"致知之书，如《素问》《灵枢》《本草经》尚矣。而《伤寒论》《金匮要略》，则又南阳先生师本致知以为力行之书，《灵》《素》《本经》，悉括其中"（《本草思辨录·绪说》）。周氏尊崇《素问》《灵枢》《神农本草经》，将其列为致知之书，而张仲景之《伤寒论》《金匮要略》则被视为研习"《灵》《素》《本经》"所得力行之书。

周伯度

除对经典医籍的推崇之外，周氏亦重视学科的传承与创新，"善守旧者，其旧皆不可变之天道，惟笃守而精研之，新义斯出"。如针对当时流行的"西洋蜡人形"工具，周氏指出中国古时便有针灸铜人模型，且其外有腧穴内有脏腑，可以用作针刺练习。但是当时之人未能传承前人学问，做到探本求源、致知力行，学医常荒废于半途，才致"至内科之有器，更未之前闻，而不知古固有之"。同时周氏也赞扬了当时一些杰出的学者，他们在前人的基础上创制出新的器具，"复铜人之巧制，施之证治，用彰明效"，力求挽救中医学发展之颓波。（以上均引自《本草思辨录·绪说》）周氏将理论与实践相结合的学医方法和重视传承发扬中医经典的思想对于当下的中医学子仍旧是有意义的。

（二）辨证尤重识方辨药

周氏强调临证中识方辨药的重要性，他认为"人知辨证之难，甚于辨药；孰知方之不效，由于不识证者半，由于不识药者亦半。证识矣而药不当，非特不效，抑且贻害"，故医家诊病需将辨证与辨药相结合。而时人习医多不重视"辨药"，对本草之学不作深入研究，"其故在本草之学，自来多不深求。识本草如是，遂视方义亦当如是"，因此"于古人因证施治之微旨，去而千里矣"（以上均引自《本草思辨录·自叙》）。如"毁誉交集"之人参，历代争议较多，且多执着于人参补虚之功，"好补之家多誉，好攻之家多毁，其誉者复有补阴补阳之各执"。而人参的运用不单因其补虚的功效，周氏提出"欲知人参之真，非取仲圣方融会而详辨之"，他将药物的功效性味归经融于临证方药中加以阐释，同时立论于中医经典理论，"约举仲圣方"简析其于心痞、腹胀、咳证、肺虚津伤、往来寒热等病证上的配伍运用，以求能更灵活的将药物运用于临证治疗，如"止渴有不需参之证，生脉则惟参独擅。盖脉生于营，营属心。心体阴而用阳，惟冲和煦育之参，能补之。故白虎加人参汤之暑病脉虚（脉不虚者，必有兼证，非正暑病也），四逆加人参汤之脉微，通脉四逆汤之脉不出，炙甘草汤之脉结代，皆必得有参"（以上均引自《本草思辨录·人参》）。

周氏于书中多引徐洄溪、陈修园之著作，认为此二人"皆尊信本经与仲圣之至者"，如陈修园提出"药性始于神农，不读本草经，如作制艺不知题在四书"，这与周氏"夫辨本草者，医学之始基"的思想相吻合。同时周氏也对前人著作的不足之处进行阐发，如提出徐、陈二家著作"于本经皆止顺文敷衍，于仲圣方皆止知大意"，在阐述药物配伍运用时或有疏漏。《本草思辨录·绪说》）人参条下"徐洄溪以邪正之分合，定人参之去取。邹润安更指小柴胡汤之去参，为邪合之据；桂枝新加汤之有参，为邪分之据"，周氏对于徐、邹等医家通过邪正分合判定是否用人参的观点提出异议，通过对具体病证的分析来阐述人参的用法，而不以"参观而得之邪"，指出"不知参者，善和阴阳，专用以和正，不用以驱邪；于驱邪之中而加以参，稍一不当，害即随之。故必得如新加汤，驱邪之他药，不致以人参堕其功，和正之人参，且能为他药弭其隙，始为真知参而用之无误。况邪正之分合，当以去某经入某经，及病气之进退衰旺为言，不当以一证一脉，判邪正定分合"（以上均引自《本草思辨录·人参》）。

周氏在援引诸家所学的同时自述己意，保持批判性思维且勇于提出不同的见解，"列明辨于学问思之后"（《本草思辨录·绪说》），在辨药时紧贴临证制方，不跟风空谈，展现不同医家对于识方辨药思想的感悟与认知，以求补前人之阙漏。

（三）衷中尚参西学新知

周伯度立论于中医经典，于书中对当时"乃求医者并不竞慕乎西，而业医者反欲自弃其学"的扬西抑中现象进行了批判与分析，强调业医者需回归中医经典本身。他认为"医虽艺术，而深诣甚难"，也正是因为学习中医有诸多困难，当西方解剖学等学科思想传入中国后，才出现"得彼说则大喜，相与扬西而抑中""有訾《黄帝内经》、《神农本草》、南阳先师《伤寒论》《金匮要略》，为谬为荒诞为尢，无故实者矣"的现象。而"医书汗牛充栋，大抵下驷十之七，中驷十之二，上驷十之一。上中驷之书，无不由研求《内经》与仲圣书而出。今贱中医贵西

周伯度

医，而治病则仍以中医，上中驷之书，已为彼所唾弃，其将于下驷书求进步乎，必不能矣"（以上均引自《本草思辨录·绪说》）。为便于业医者学习，周氏将医书分为上中下三驷，其中"《内经》与仲圣书"为上驷，足见周氏对《黄帝内经》《伤寒论》《金匮要略》等经典医籍研习的重视。同时，他对于后人注解阐释经典的著作并不一味接受，认为在阅读前人著作的同时仍要保留自己的思考与见解，如"国朝大医，无过叶天士、徐洄溪、尤在泾三家，而叶注本事方，多羼以入某经无当之言，徐辑伤寒类方，兰台轨范，有碎锦而无全璧，尤注《伤寒论》《金匮要略》，于方解多简而浑"（《六气感证要义·序》）。这也是周氏撰写《六气感证要义》的缘由。

周氏重视对中医经典的学习与研读，对西医之说亦认真研究，他擅将西医理论融入中医经典之中，如通过中医心、肾、脑髓的关系来阐析"西医脑髓司知觉之说"，分析中医之道与西医之学的异同，"阴者藏精而起亟，故肾之精华，必聚于上，上为末而下为本""肾精生髓，由脊入脑，犹草木果实之结于顶上。余考西医每云脑筋从某来者，多是上来至下，以本为末，以末为本，其弊实由于是"。周氏吸收解剖学的观点，尝试运用现代科学的理论解释中医心、肾、脑髓的关系。英国学者德贞的解剖学著作《全体通考》云"脑筋由心丛而来，其丛乃脊髓百结两根之所为"。周氏援引此文并指出"脑筋既根于心丛，自属心主知觉，脑髓听命于心。此可譬之电线，心发电，脊过电，而脑其至所也。盖肾生精化髓而输于脑，心以阳而为。肾之使，理固如是"（《本草思辨录·绪说》）。

周氏于书中多次提到西医之学的局限之处，"不思古圣垂示气化，实由洞明形质；而西医解剖形质，何从窥见气化""西医自中国周烈王时即有解剖之学，至今析极毫厘，何如其旁，而不知犹是迹象也"。他认为西医重视"解剖形质"，并擅长于化学，而中医通过观察天地自然而有阴阳五行的理论，能"洞明形质，窥见气化"，不局限于"见其所可见而不见其所不见"，这也是中医的优势所在。然周氏虽推崇中医之道却不扬中抑西，不仅自身阅读大量西医书籍，对于唐容川中西汇通的

思想做出了"持中西之平，阐造物之秘，洵为有功医学"的肯定。（以上均引自《本草思辨录·绪说》）

周氏处于"西学东渐"时期，向西方学习思潮的兴起影响了中医的发展，但他对中医的未来仍保持着乐观的态度，也体现了他传承守护中医经典的决定，"古圣惟不专讲解剖，是以医学得诣于至极。西医之短，即在其守旧不变，吾知西医居中国，待多历年所，必有读中书而翻然改计者矣"（《本草思辨录·绪说》）。

三、原文选释

（一）湿

【原文】

湿为阴邪，遇阳虚之体，纵感受日久，不至化热，故仲景于寒湿无专方，以湿本毗于寒也。若兼热，则为热湿，不得第以湿名。叶天士云：寒不能生湿，因湿而为寒者有之。又云：但有湿而不蒸热，当于治湿药中加热药，以宣散利导之。可谓得仲景真谛矣。

湿分内得外得，雾雨水湿，或伤或中，得之于外，酒肴生冷，恣啖无节，得之于内，外属太阳，内属太阴，或少阴，治之不早，郁而成热则变状多矣。中湿者脉沉，若风湿则脉浮，有风无风，以此别之。

湿在上在外者，宜微汗以散之。在下在内者，宜燥之。或利小便，此大法也。伤于湿者，下先受之。上受之湿，偶有之耳，下受之湿，则坐卧践履，有难避而易受者。盖雨气通于肾，肾感湿即应。若肾之阳又虚，则更不得而拒之。所以先受，久则渐及于上，金匮肾着汤，即治下湿之一证。

湿上甚而热，喻氏以《金匮》痉病脉如蛇，与鼻塞内药鼻中两条当之。按下一条，确是湿上甚之证，上一条，则仲景明云痉病，且着其风强险恶之状，不当指为上甚之湿，治上甚之湿，以《局方》羌活胜湿汤为佳。然并不治痉即足寒，亦当更详其因，未可以此漫施也。

雾伤皮腠，湿流关节，夫湿流必有所止，关节其止所也。仲景于关节疼痛，小便不利，大便反快者，便利其小便，则小便利者，舍微汗亦无治法。邹润安云：关节之大者无如膝，而又最近于腹，湿既痹于此，势不能下，又不能升，与其逐而下之，仍无出路，莫若就近使上于腹，或从小便，或从汗出而解。大豆黄卷，能使湿升而治筋挛膝痛，据此，则豆卷为湿流关节之要药，愚意秦艽、薏苡、牛膝、松节、萆薢、独活、海桐皮皆可酌加。(《六气感证要义·湿》)

【阐释】

湿分外感之湿与内伤之湿，外感之湿多因正气不足又遭逢雾雨水湿所致，而过食肥甘、贪凉饮冷、情志失调等致脏腑功能失调、水液代谢失常则发为内湿，内伤之湿久之易郁而化热。《素问·太阴阳明论》："伤于湿者，下先受之。"湿为阴邪，湿性重浊、趋下，易侵袭人体下部脏腑，易伤阳气，常见头身困重、大便黏滞、小便浑浊等症状。因势导利是治疗湿邪为病的重要治则，湿在上在表者以发汗之法祛之，湿在下在内者或燥之，或导湿从二便而去。

（二）风

【原文】

此所谓风，专主伤风之风甚于寒者。风所来之方不同，亦随时令为寒温。惟经云：邪之所凑，其气必虚。又云：风从外入，令人振寒。即使但感于风，亦必腠理开而洒然寒，其兼夹寒者无论矣。考古以辛温发散为治，理自莫易。若已传阳明化热，与所感为温热之风，则不在此例。《伤寒论》之中风，犹今之谓伤风，不过有轻重之分。故桂枝汤于四时伤风，亦有宜者。昔贤固言之矣，然必汗自出而脉浮弱，始为切合。

伤风又称感冒，凡偶感风寒，头痛发热，咳嗽涕出即是。《内经》云：至下之地，春菊常在，故东南卑湿之区，伤风最多。徐洄溪有《伤风难治论》，尤在泾则引《内经》劳风法在肺下一段，以证伤风不解便成劳之谚，足见伤风难治，自古已然。

恶风固必恶寒，惟伤风之恶风恶寒只在皮肤之表，非若伤寒之恶寒，近烈火而不减，恶风处密室而亦畏也。伤风伤寒，同为太阳表证，太阳证必头痛，不痛非是。伤寒治之得宜，六七日间可愈，伤风而误治，为害亦甚钜，直作平等观可矣。

伤寒偏死下虚人，是固然矣。伤风而下虚，亦每有数日而毙者。误入麻黄汤，即与伤寒戴阳证相似，前人医案具在，可取而按也。有一种似伤风而实非伤风，乃下元久亏，肾水泛滥以为痰，浮阳冲激而成嗽也。(《六气感证要义·风》)

【阐释】

此处之风指外感六淫之风邪甚者，《黄帝内经》有言"风从外入，令人振寒"，外感风邪常并见寒证，因风性善行数变，腠理开张阳气外泄而自觉恶寒。《伤寒论·辨太阳病脉证并治上》曰："太阳病，发热，汗出，恶风，脉缓者，名为中风。"此处的"中风"症状描述与今之伤风症状相似。《伤寒论·辨太阳病脉证并治上》曰："太阳病，或已发热，或未发热，必恶寒，体痛，呕逆，脉阴阳俱紧者，为伤也。"伤寒与伤风均为太阳病，伤寒症状较伤风更重，但伤风虽为小病，久不医治也会拖延成劳病，治疗时需与治伤寒一般平等对待。

（三）寒

【原文】

此所谓寒，专主伤风之寒甚于风者。伤风本一证，而区为两门，犹仲景于伤寒而分标中风伤寒两名也。徐洄溪云：恶风未有不恶寒者。邹润安云：寒非风，何以能及人之身，风非寒，何以能中人之卫，风与寒一而二二而一者也。观此两说，可知寒之不离乎风，别有中寒门列下，故以此为伤风之寒云。

伤寒非不兼风，以寒重而名伤寒，伤风非不兼寒，以风重而名伤风，二病正相对待。桂枝可疗伤寒之风，麻黄即可疗伤风之寒，虽伤风之寒，不如伤寒之重，而寒甚于风则有之。其寒同，则其宜麻黄亦同，所虑病轻药重，转蒙其害耳。愚每以麻黄汤加减，麻黄用二三分辄效，

周伯度

古方固不在墨守也。

伤风咳嗽，若邪伏肺系者，竟非麻黄不解。喻氏云：风寒外束，宜华盖散。但华盖散内有桑皮，仲景谓风寒勿取（《金匮》王不留行散方）。诚能引邪深入，永无愈期，喻氏殆未察耳。（《六气感证要义·寒》）

【阐释】

此处之寒为外感六淫之寒邪甚者，风邪、寒邪常兼夹出现，难以区分，外感风邪常证见恶寒，外感寒邪亦兼恶风，故以风重或寒重而命名为伤风、伤寒。但伤风者有寒甚于风者，临床应以辨证为主，用药时随症加减。

（四）风温

【原文】

风温一证，众说纷歧，莫衷一是。《伤寒论》若发汗已，身灼热者，名曰风温一条，注家或与上条发热而渴，不恶寒者为温病连讲，或本条自为讲，窃谓玩若发汗已四字语气，自是从上文说下，否则无根，即《千金》葳蕤汤，为此条补治法。其先若非伏气发温，亦必不如是用药，当以此条与上条连讲为是，此一说也。《伤寒·序例》，谓阳脉浮滑，阴脉濡弱者，更遇于风，变为风温。尤在泾以前风未绝，后风继之，以阳遇阳，相得益炽释之。与仲景之言异，此二说也。陶节庵辈，以素伤于风，复伤于热，风热相搏，即为风温。此三说也。近人以冬温春温，吸受风温，先犯手太阴者为风温，此四说也。窃尝综而论之。第一说，是误汗后病变之名，未可遂据为风温之本病。第二说，何谓更遇，并未指明，尤氏之释，亦颇龃龉不安，若云误汗后更遇于风，则仲景又何尝有此文，故序例可置不议。第三说，风热相搏极是，而必谓先伤后伤，学者若不知活看，难免刻舟求剑之弊。第四说，以吸受温风为风温，风与温不分先后，虽似稍戾于古，然治法实无二致，此叶天士、陈平伯辈论风温皆是，可取以为则也。

风为百病之长而无定体，如天时寒冷，则风从寒化而成伤寒，温暖，则风从热化而为风温，风一也。而寒热迥异，若以治伤寒之法治风温，则大谬矣。

风温与湿温，同为外感之温病，《难经》亦谓之伤寒。夫温病而冠之以风与湿，此即与温热病有异处。而风温与湿温，又复不同，皆宜审辨。风温病，春月与冬季居多，其证或恶风，或不恶风，必身热咳嗽烦渴。风温为燥热之邪，燥则伤阴，热则伤津，泄热和阴，是一定之治法。陶节庵与喻氏叙风温证，俱有头痛字，叶天士云：风温有头痛，毕竟如此，但使看者愈难矣。

《外台》有风热而无风温，其引《巢氏病源》云：风热者，风热之气，先从皮毛入于肺也。叶天士亦谓温邪上受，首先犯肺，盖风温即风热，非二病也。(《六气感证要义·风温》)

【阐释】

风为百病之长，常兼夹他邪致病，风夹寒者为伤寒，夹热者为风温，风寒、风温因寒热性质不同而治疗方法亦不同。风温、湿温与湿热病不同，风温多发于冬春二季，以身热咳嗽烦渴为主要症状，《伤寒论·辨太阳病脉证并治上》："太阳病，发热而渴，不恶寒者为温病。若发汗已，身灼热者，名风温。"风热为阳邪，热易伤津，久则邪热入里，肺胃阴伤。叶天士《临证指南医案》："风温乃肺先受邪，逆传心包，治在上焦。"风温初起以辛凉清解为主，散在表之邪，后期则治以养阴生津、泄热护胃。《外台秘要》《巢氏病源》所谓风热即为风温。

参考文献

[1] 沈元良.绍派伤寒名家学术精要 [M].北京：中国中医药出版社，2016：174，175，179，180.

[2] 周岩.本草思辨录 [M].北京：人民卫生出版社，1982：1，5-8，29，31.

[3] 周岩.六气感证要义 [M]//珍本医书集成（七）·内科类.上海：上海科学技术出版社，1986：1.

周伯度

赵晴初

一、生平与代表著作简介

赵晴初（1823—1895），原名光燮，后改彦晖，晚号存存老人，又号寿补老人，浙江会稽县（今绍兴市）人，世居城东广宁桥。赵氏之父钟裁，为清嘉庆、咸丰年间绍兴巨贾，得四子，晴初排行最小。幼时专攻举子业，后立志杏林。

赵氏天分过人，生平手不释卷，孜孜不倦研读岐黄之术，遍访名医，学业日进，与同里张畹香、江墅陈载安、乌程汪谢城诸公精研医理，苟遇疑难危症，或通函讨论，或诚邀会诊，自备旅资，不向病家索酬。曾治愈余姚邵小村中丞高年痰中病危症，医名大振。江督曾国荃等，皆驰书敦聘。其学兼绍派、李士材、江苏尤氏等众家之长，法尊仲景但不拘古方，引先哲言曰："检谱对弈弈必败，拘方治病病必殆。"论治精细入微，用药主张轻清养胃，注重药性。嫡传弟子中享医名者有赵舒安（系其长子）、鲁东川、贺吉人、杨质安等。赵氏性和平而心慈善，救人之急，扶人之危，数十年如一日，族中义举如捐修宗祠、重修宗谱皆力任经营，不辞劳瘁。花甲后修持净业，博阐内典，无疾而逝。

赵氏早年细研医理，晚年杜门著书，著有《存存斋医话稿》《存存斋医稿》《存存斋教子学医法》《存存斋本草撷华》等著述，尤以《存存斋医话稿》影响最大。

《存存斋医话稿》系赵氏40年读书、临证之心得，自谓"余自已冠后，喜读医书，有所见闻，随手识之，间附以心得，以备他日之参考"，但其后辗转遗失多矣。55 岁时，赵氏检旧箧得手稿若干条，命儿子录出成帙，重为芟润之，标其名为《存存斋医话稿》。然赵氏生前并未刊行，后经其嫡传弟子鲁东川、贺吉人二君再三努力，将《存存斋医话稿》初集校订付梓。据《全国中医图书联合目录》仅记载《存存斋医话稿》2 卷，版本情况：清光绪七年辛巳（1881）活字本；清光绪十七年辛卯（1891）永禅室刻本；清末抄本；1915 年绍兴裘氏刻本（见《珍本医书集成》）。浙江仅存清光绪七年辛巳（1881）活字本，其余版本流散于全国各地。1983 年，方春阳根据葛绥收藏《存存斋医话稿》手稿 7集，点校、整理了《存存斋医话稿》未刊稿六十一则，由赵公再传弟子徐荣斋作序，连载于《浙江中医杂志》。在 1935—1936 年《绍兴新闻日报》"医药与社会"专栏上，有赵晴初曾孙赵能谷点校之《存存斋医话稿·卷三》六十则，该稿与方氏所辑本相比较，颇为吻合，许多段落一字不爽。陆拯以《广辑存存斋医话稿》《续集》《拾遗》收于《近代中医珍本集·医话分册》中。

《存存斋教子学医法》是赵氏积数十年经验而撰成的一部通俗入门专著，较之《医宗必读》《医学心悟》之类的通俗读本，更觉别开生面。全书立论透彻，言简意赅，理论联系实际，既有引自医典的经文，又有别出心裁的注释，是一本难得的佳作。全稿约七万言，系在斟酌推敲中或于授儿学医过程中，随讲随录，时进时休而历久方成的经验辑录，惜与《存存斋医稿》《存存斋医案留底》等著述一样，均未见刊行。诚如裘吉生所言："赵氏生平著述，虽不止此，但流传医林，唯此吉光片羽，弥觉可珍。"

二、学术观点及诊治经验

（一）治病先明医理，反对拘方制药

赵氏认为治疗的效果在于药物，而执方用药的关键在于辨识证候，故强调治病用药，首贵识证。赵氏言："学医犹学弈也，医书犹弈谱也。

世之善弈者，未有不专心致志于弈谱，而后始有得心应手之一候。然对局之际，检谱以应敌，则胶柱鼓瑟，必败之道也。医何独不然？"（《存存斋医话·一集》）指出学医应博采众长、详究古方，方如有源之水、有本之木，然对证之时，又不可拘于成方，如"检谱以应敌"，必败之道。"执死方以治活病，人命其何堪哉！"又进一步指出："古人随证以立方，非立方以待病，熟察病情，详审用药，味味与病，针锋相对，无滥无遗，适至其所。如写真焉，肖其人而止，不可以意增减也。千变万化之中，具有一定不易之理，活泼圆机，有非语言文字所能解说，在学者心领神会而已。其所以设立方名者，规矩准绳，昭示来学，非谓某方一定治某病、某病一定用某方也。"（《存存斋医话·二集》）其所论所指，何尝不是众多医者之所失，往往揣一方以治一病，拘于病名，囿于既定。为此，赵氏举例点明："即如桂枝汤一方，加桂枝分两，名曰桂枝加桂汤；加芍药分两，名曰桂枝加芍药汤；去芍药，名曰桂枝去芍药汤；桂枝、甘草两味，名曰桂枝甘草汤；芍药、甘草两味，名曰芍药甘草汤；甘草一味，名曰甘草汤。信手拈来，头头是道，一方可分为数方，数方可合为一方，增一药之分两，即所以减他药之分两，而另名为一方，取一味、二味，即名为一方，药随病为转移，方随证为增减，因物付物，何容心焉？设悬拟一方，以治一病，印定后人眼目，天下岂有呆板之病证、呆板之方药耶？"（《存存斋医话·二集》）此仲景辨证论治之机要，亦是医法圆通活泼之道也。

赵氏阐述病理，又有其独到之处。如误下变结胸是阳凑于阴；误汗成痞气是阴乘于阳；风水由肺气郁遏，不得外达，水不得泄，遂直走肠间而为便溏，消渴系燥热导致肠胃之腠理致密，饮下之水不能浸渗于外，而唯直注于下，故饮水多而小便多。诸如此类，不乏其例。深中肯綮，有裨临床。他分析病理，还善于同中求异，异中求同，辨析精当，令人首肯。如论昏迷一证，有邪入心包与邪入血脉之分，他认为包络是心主之宫城，血脉为心主之支派。邪入包络则神昏，邪入血脉亦神昏，但前者邪入深而证重，后者邪入较浅而证稍轻。因为"邪入包络，包络离心较近，故神昏全然不知人事；如入血脉，血脉离心较远，故呼之能觉，与之言亦知人事，若任其睡而心放，即昏沉矣"（《存存斋医话稿·卷二》），并进一步指出，如邪在血脉失治，则渐入包络，此为由浅入深；若邪在包络而治之得法，则渐归血脉，此为由深出浅；若邪盛势锐，不从气分转入，不由血脉渐入，而直入心包，其证最为凶险。即病论理，发前人之所未发，明确提出有三种转归，为辨证施治提供依据。

（二）重视养护胃气，用药主张轻灵

"安身之本，必资于食。"胃气一败，百药难施。故赵氏极力主张用药治病，先须权衡患者胃气及病势轻重，特别指出用药之际，务须先权胃气的强弱："盖饮食药物入胃，全赖胃气蒸变传化。所以用药治病先须权衡病人胃气及病势轻重，此古人急剂、缓剂、大剂、小剂之所由分也。如骤病胃气未伤，势又危重，非用大剂、急剂不可，杯水舆薪，奚济于事？一味稳当，实为因循误人。倘或病人胃气受伤，无论病之轻重，总宜小剂、缓剂，徐徐疏沦，庶可渐望转机。以病人胃气已伤，药气入胃，艰于蒸变传化，譬如力弱之人，强令负重，其不颠踣者几希？"（《存存斋医话稿·卷二》）赵氏云但有一分胃气，便有一分生机，反对以腻膈酸苦腥臭之药，浓煎大碗灌之。认为大碗灌服败胃，厚腻之药难运，若以大剂厚腻之剂，"填塞胃中，即不药死，亦必塞死"。临证不询胃气强弱，开方不分大小缓急，药味及药量皆以多多益善治疗者实不鲜见，诚为医之病。如胃气盛者，药力尚可蒸变传化；胃气弱者不仅药难疗病，且更伤胃气。即使胃气强盛，用药亦应顾护胃气为要。赵氏曾亲睹一急黄患者，胃气素盛，因久服大剂茵陈蒿汤类清热利湿之品，月余后黄疸虽退，但胃脘痞闷，吐痰频频，纳食大减。后经3个月调理，上述症状才逐渐消失，此为苦寒败胃之过也。

赵氏赏用蒸馏水和药露，因为两者于胃最宜。他认为蒸馏水符合《素问·阴阳应象大论》"地气上为云，天气下为雨"之旨。至于药露，乃轻清之品，对气津枯耗、胃弱不胜药力者最为合宜。他细绎经旨，得出气津之不相离的结论。阐明气若离津，则阳偏胜，即为气有余便是火；津若离气，则阴偏胜，即为水精不四布而结成痰饮。指出药露"以

赵晴初

· 171 ·

气上蒸而得露，虽水类而随气流行，体极轻清，以治气津枯耗，其功能有非他药所能及"（《存存斋医话稿·卷二》)，对于阴化燥、清窍干涩之证，每获良效。

（三）外感遵法伤寒，推崇兼容并包

绍派认为"仲景书详于治伤寒，而略于治温"，主张以六经钤百病，认为《伤寒论》之六经，乃百病之六经，非伤寒所独也。赵氏在越地学医行医，熟悉绍派医家学说及论治，又与绍派伤寒名家张畹香等交往甚密，后又师事尤在泾，尤氏对《伤寒论》研究有成。从学术的整体来看，赵氏对外感病的认识，崇尚《伤寒论》之六经辨证，赞同俞根初的见解，认为"伤寒乃外感百病之总名"，南方感证亦属伤寒范围，此"当然之理"，主张以仲圣的"六经辨证法"辨析江南感证；对外感病的证治，反复强调，若"邪盛正虚，当去其邪以安正气；若用疲药，迁延时日，使邪炽而正日削，便难措手"（《存存斋医话稿》）。赵氏崇尚俞根初"治感症总以逐邪为先"的治病原则，而在临证遣药时，却不拘泥于麻黄、桂枝，故处方显得灵动活泼，对证发药，即使温病派常用的银翘、桑菊之类，只要与证合拍，每也用之，彰显其推崇仲景兼容并包的学术特色。

赵氏尝谓："医非博不能通，非通不能精，非精不能专；必精而专，始能由博而约。"（《存存斋医话稿·序》）赵氏博览群书，又与当时众多的名医相互切磋，因此对于前贤的"征言大义"领悟特多。且一经其总结归纳，便能深入浅出，删繁就简，达前人未到之处，复将自己的经验补入，于后世其功不浅。如对哮喘证的辨证论治，指出此证"大抵有积痰在肺络中，痰碍气，气触痰，是以喉中呼吸有声。……盖肺肾为俯仰之脏，《内经》所谓'肾上连肺'是也。肺气开张，上而不下，久久震动元海，波及肾矣。肾旺则摄纳有权，不致犯上无等，倘肾复虚惫，则其害更非浅显"（《医案偶存》）。治法则遵丹溪，未发时扶本为主，用肾气丸；已发时理表为急，用定喘汤；另用水灸法（即白芥子灸法），冀拔其病根，可谓面面俱到。

赵氏临证虽博采徐灵胎、叶天士、柯琴、庞安常等人的学术经验，但非徒拾人牙慧而已，如前人多谓木香止痢，赵氏认为木香："其气香而窜，其味苦而辣，宜于实证，不宜于虚证；宜于寒湿，而不宜于暑热。"（《存存斋医话·一集》）又如对肾燥所致之泄泻，赵氏认为阴虚不润者有之，但以肾关不固，阳虚者多见。此可窥其博采众长而学古不泥、敢于质疑之学验。

此外，赵氏对当时传入的西医解剖生理知识，亦采取挹彼之长、补己之短的态度。

（四）临床尤重望诊，四诊皆有心得

望闻问切为四诊，以决阴阳生死，医者不能不知。赵氏强调四诊合参："望以目察，闻以耳听，问以言审，切以指凭，是为四诊，缺一不能。"（《存存斋教子学医法》）要求初学者先能掌握望诊，谓望为四诊之首。且认为"色者，神之华也"，望色即为望神，又列为望诊之第一要义。云"色贵明润不欲沉夭"，并以五色现于面部不同部位以察五脏之荣衰。如"眼胞上下如烟煤色者，寒痰也""眼黑烦赤者，热痰也""五色之中青黑黯惨者，无论病之新久，总属阳气不振""患者见黄色光泽者为有胃气，不死；干黄者为津液之枯，多凶""目睛黄非疸即衄"，以及"凡暴感客邪之色，不妨昏浊壅滞；病久体虚总宜瘦削清癯；若病邪方锐而清白少神，虚羸久困而妩媚鲜泽，咸非所宜"（《存存斋教子学医法》）等。赵氏熔数十年经验，寓文字之中，简明扼要，并以歌诀形式介绍望诊。如《舌苔部位诀》云："满舌原来属胃家，中间亦属胃非差，尖心根肾旁肝胆，四畔为脾语不夸。部位既分经络别，江郎果是笔生花。"（《存存斋教子学医法》）顺口易记，明晰实用。

再如闻诊亦然。赵氏谓闻者，以耳听声也。"声者气之发也。""声音虽出肺胃，实发丹田。""闻其声之清轻重浊，可知病之新旧虚实。"凡"新病即气壅言浊者，邪干清道也；病未久而语声不续者，其人中气本虚也；言迟者风也；多言者火之用事也。""诊时吁气者，郁结也。""言而微，终日乃复言者，正气之夺也；言语善恶不避亲疏者，神

明之乱也。"(《存存斋教子学医法》)皆精详切用。

脉诊，赵氏推崇李濒湖的脉学理论，并注重实践："切脉之诊，最需实践，唯先明脉之上、下、来、去、至、止六态，再观《五脏别论》《经脉别论》《营卫生会》三段经文，可以默识其微矣"，而运用之妙，则悉在临证之潜心体会之中。倘不重实践，议论虽多，也不过"心中了了，指下难明"而已，虚浮不实，学者不足取。

赵氏所论四诊，皆为实用经验之谈，无玄妙莫测之泛泛虚言。

（五）处方重视药性，调养注意食禁

赵氏云："不识药性，安能处方？"因此对本草研究特深，其论药不泥古，不尚玄，全以临床实践为指归。议论透彻详明，最切实用。如论五味子，指出其功能"的在降入"，凡病情涉于宜升宜出者，决不可用。"若六淫七气有以耗散之，致肺失其降而不归，肺之气因耗散而日虚，肾之精因不藏而日损，此际不用五味而谁用乎？五味子能收肺气入肾，肺气收自不耗散，入肾则五脏六腑之精，肾得受而藏之矣。"(《存存斋医话稿·卷二》)同时还认为"一药有一药之功能，一方观众药之辅相"。把药物放在一定的环境里来考察，重视配伍后的作用，其识见自有超人之处。仍以五味子为例，他认为执前说以论射干麻黄汤、厚朴麻黄汤、小青龙加石膏汤等方中的五味，就讲不通。因为古人治病用药，本着"实中求虚，虚中求实"之旨，不轻易补者一味补、攻者一味攻，所以用五味或杂于麻黄、细辛诸表散药中，或杂于射干、款冬诸降逆药中，或杂于石膏、干姜诸寒热药中，或杂于小麦、甘草诸安中药中，俾表散药得之而不致过散，降气降逆药得之而更助其降，寒热药得之而寒不伤正，热不劫津，安中药得之而相得益彰。总而言之，用五味意在保肺气不使过泄。至于桂苓味甘汤之治气冲，加减者四方（苓甘五味姜辛汤、苓甘五味姜辛半夏汤、苓甘五味加姜辛半夏杏仁汤、苓甘五味加姜辛半杏大黄汤），唯减桂枝，加味或治咳满，或去其水，或治形肿，或治胃热冲面，五味则始终不动，以其能收敛肾气，不使其气复冲。对于外感证的使用汗药，见解尤为精辟，指出"六淫之邪，初无形

质，以气伤气，首先犯肺，必用轻药乃可开通，汗出而解，经所谓'轻可去实'也。何必泥定风药发汗？且风药多燥，不特不能发汗，反耗津液，绝其化汗之源，尚冀其化汗耶？"（《存存斋医话稿·续集》）赵氏还主张患者之饮食须有所禁忌，根据自己的临床经验提出痰湿证忌猪肉，失音症忌火腿及皮蛋，暑湿初愈忌粥、油等，颇堪引起注意。

三、原文选释

（一）阴阳升降盈虚消长论

【原文】

人身内外作两层，上下作两截，而内外上下，每如呼吸而动相牵引。譬如攻下而利，是泄其在内之下截，而上截之气即陷，内上既空，其外层之表气连邪内入，此结胸之根也。譬如发表而汗，是疏其在外之上截，而在内之气跟出，内上既空，其内下之阴气上塞，此痞闷之根也。识此，在上禁过汗，在内慎攻下之法，后读仲圣《伤寒论》结胸及痞塞诸证，则冰消雪化矣，此高学山先生《伤寒尚论篇》辨似中语。自昔名医，无不以阴阳升降盈亏消长，而为剂量准。如上所云，误下变结胸，是阳凑于阴也。误汗作痞闷，是阴乘于阳也。盖阴阳各有定位，升降自有常度，此盈者彼必虚，此消者彼必长。《内经》曰：益其不足而损其有余。《生气通天论》曰：阴平阳秘，精神乃治。又曰：得其要者，一言而终，不得其要，流散无穷。医事之补偏救弊，变化生心，端在是矣。缪宜亭先生医案中引卢氏之言曰：不得横遍，转为竖穷。此二语甚妙。横遍者，自内而外，由阴出阳也；竖穷者，直上直下，过升过降也，此阴阳升降盈虚消长之理也。推此二语，为妄撰数言于后，质之高明：下既不通，必反上逆；不得上达，转为横格；上游塞阻，下必不通；中结者，不四布；过泄者，必中虚。（《存存斋医话·一集》）

【阐释】

阴阳者，圣人治病之理。赵氏凭圣人论而推演一二，概括了上下内

赵晴初

外之运化道理。

（二）治痰论

【原文】

痰属湿，为津液所化，盖行则为液，聚则为痰，流则为津，止则为涎，其所以行聚流止者，皆气为之也。庞安常有言：人身无倒上之痰，天下无逆流之水，故善治痰者，不治痰而治气，气顺则一身之津液亦随气而顺矣。余谓"不治痰而治气"一语，为治痰妙谛。盖痰之患由于液不化，液之结由于气不化，气之为病不一，故痰之为病亦不一，必本其所因之气，而后可治其所结之痰。《医旨绪余》曰：治痰当察其源。倘以二陈统治诸痰，因于湿者固宜，使无湿则何以当之？盖因于火，则当治火，火降金清，秋令乃行，水无壅遏，痰安从生？丹溪朱氏曰：黄芩治痰，假其下火，正谓此也。余可类推。(《存存斋医话·一集》)

【阐释】

痰属湿，赵氏谓"不治痰而治气"，此治病必求于本之理。气之为病，千变万化，痰之为病亦不一也，故当审其所因，气治而痰安从生。

（三）禀赋论

【原文】

《内经》言：胃中悍气，循咽而上冲头中，外行诸窍。可知头汗出者，湿热随胃中悍气上蒸故也。又人逢饮食辄头汗出，甚者头上热气蒸腾如烟雾，俗为之"蒸笼头"。此殆饮食入胃，饮气、食气辄随胃中悍气上冲，是天禀然也。(《存存斋医话·一集》)

【阐释】

"症"有生理病理之分，"病"有须治不须治之别，应当区别。赵氏举一例：头汗出者，为湿热随胃气上蒸所致，但治湿热无妨；而"先天"的"蒸笼头"，禀赋使然也。

（四）煎药法论

【原文】

古人煎药，各有法度。表药以气胜，武火骤煎；补药以味胜，文火慢煎。有只用头煎不用第二煎者，取其轻扬走上也；有不用头煎，只用第二煎、第三煎者，以煮去头煎，则燥气尽，遂成甘淡之味，淡养胃气，微甘养脾阴，为治虚损之秘诀（出《慎柔五书》）。又煎药宜各药各铫，恐彼煎攻伐，我煎补益；彼煎温热，我煎清凉，有大相反者。譬如酒壶冲茶，虽不醉人，难免酒气也。（《存存斋医话·二集》）

【阐释】

方药不同，煎法不同，方药之奥妙存焉。然煎药之器皿亦有要求，不可谓不严谨。

（五）攻补要点各不相同论

【原文】

张景岳言："攻法贵乎察得其真，不可过也。用补法贵乎轻重有度，难从简也。"攻法譬诸耘禾，禾中生稗，禾之贼也。去其贼禾者，耘之善也，若不识稗，并禾而去之矣。补法譬诸给饷，兵多饷多，三军之众，岂担石所能活哉？一饷不继，将并前饷而弃之矣。适可而止，乃治病之要诀欤。（《存存斋医话·三集》）

【阐释】

攻法要准，补法有度；攻法强调辨证，补法贵乎轻重。

（六）祝由论

【原文】

祝由二字出于《素问》。祝，告也；由，病之所从出也。近时以巫为祝由科，并列于十三科之中。《内经》谓：信巫不信医，不治，岂可列之医科中哉？余谓：治内伤必先祝由，详告以病之由来，使病人知之，而不敢再犯。又必细体变风变雅，曲察劳人思妇之隐情，婉言以开导之，庄言以振惊之，危言以悚惧之，必使之心悦诚服，而后药可以奏效如神。如单腹胀、木乘土、干血痨、噎食、反胃、癫狂，无情之草木不能治有情之病，以难治之人、难治之病，须凭三寸不烂之舌以治之。救人之苦心，敢以告诸来者，此淮安吴鞠通《医医病书》中语也。(《存存斋医话·三集》)

【阐释】

七情内伤，以情治之。赵氏引吴鞠通言，指出心理调适的重要性，诚为医者诫。内伤之病，百药难治，唯有详询其因、明晰其理，开导之、震惊之、悚惧之，必使心悦诚服，方能用药奏效如神。

（七）养生至理，量入为出

【原文】

日用操劳，皆动机也，过动则所生之少，不敌所耗之多，则病矣。经谓：劳则气耗，汗则喘息，内外皆越。盖气即阳气也。阳虚必生内寒，内寒必生内湿。虚则气浮，脉多浮大。又或阳虚气陷，按之不鼓，沉细无力，故仲圣谓脉虚为劳，脉大亦为劳也。是劳心伤神，更甚于劳力伤气，或案牍烦剧，或百计图谋，以致君火内沸，销烁真阴，不但伤神，并能伤精，阳不依阴，自阴不潜阳，阴虚必生内热，内热必化内燥，脉多细涩，甚而数涩，或浮弦搏指，皆阴虚化刚之象。(《存存斋医话·三集》)

【阐释】

劳心伤神，更甚于劳力伤气，当代脑力劳动者正面临此局面：案牍烦剧、百计图谋，以致伤神、伤精。工作务必量入为出，乃为养生之道。

（八）补者自缓论

【原文】

虚证用补，慎毋欲速，药即对证，数十剂或百十剂乃可。医者拿不定，则见异而迁，病者信不真，则半途而废。(《存存斋医话·三集》)

【阐释】

补，不可徒望速效；补，亦可长久为之。

（九）伤药最难调治论

【原文】

学医先知死活、性命要害之所在，伤酒、伤色、伤力、伤食皆有可治之法。唯伤药最难调治，为其胃阳消削，饮食不为肌肤，故治之难以见功。（《存存斋医话·六集》）

【阐释】

此孙真人所言，不为苍生大医，则是含灵巨贼，伤于药者最难调治，医者务必谨慎。此亦为赵氏重视胃气之理。

（十）脾胃论

【原文】

脾胃之阳虚，治法莫详于东垣。因内伤劳倦，而制补中益气，以参、芪补中，二术温燥，升、柴升下陷之清阳，陈皮、木香理中宫之气滞，脾胃合治，诚效如桴鼓。盖东垣之法，不过略于治胃，而详于治脾耳。后人宗其意者，凡著书立论，竟将脾胃统论，即以治脾之药，笼统治胃，举世皆然。今观叶氏之书，始知脾胃当分析而治。若脾阳不亏，胃有燥火，则当遵叶氏养胃阴之法。故凡遇木火之体，患热燥之症，肺胃阴伤，津液不足，或虚痞不食，舌绛咽干，烦渴不寐，肌燥熇热，便不通爽，此即《内经》谓九窍不和，都属胃病。必当遵叶氏，以生脉散（人参、五味、麦冬），加白芍、乌梅、薏米、荷梗、秫米、木瓜、梨肉、蔗汁、粳米、兰草、大麦仁、竹叶、糯稻根须、西瓜翠皮、穞豆皮、莲子、活水芦根、新谷露是也，此义即宗《内经》所谓六腑者，传化物而不藏，以通为用之理也。

立论云：盖脾为己土，胃为戊土，而戊阳己阴，阴阳之性有别也。脏宜藏，腑宜通，脏腑之体各殊也。况纳食在胃，运化在脾，脾宜升则健，胃宜降则和；又太阴湿土得阳始运，阳明燥土，得阴乃安。治脾则

赵晴初

喜刚燥，胃喜柔润也。其升降两字，尤为扼要，盖脾下陷固病，即不陷而不健运亦病矣；胃气上逆固病，即不逆而不通降亦病矣。又云仲景急下存津，治在胃也；东垣大升阳气，治在脾也。叶氏参麦敛液，治在胃阴也。此种议论，实超出千古矣。

或右关沉迟濡缓，当胃而痛者，是两关脉不弦，断非肝气犯胃，寒入为多，不必用厥阴之药，此乃胃气痛也。而专与辛热治之，如吴茱萸汤（吴茱、白术、人参、炙甘）、香砂平胃散（香附、砂仁、苍术、厚朴、陈皮、甘草）、附子理中（附子、白术、干姜、甘草）；久则，小建中（桂枝、炙甘、白芍、饴糖、姜、枣）加参芪、参归、归芪，名大建中，又名十四味建中，治之得宜也。（《存存斋医论·脾胃篇》）

【阐释】

虽自古脾胃常并称之，然圣人有训：脾为己土，胃为戊土，戊阳己阴，实阴阳之性有别也。脾喜燥恶湿，胃喜润恶燥，所当分别；又脾升胃降，气机之道也。医者切勿混而治之。

四、方剂选录

（一）祛暑备用方

【原文摘录】

夏令暑湿炎蒸，人触之，设或正气不足，最易感病，而南方地卑气薄，更多中痧吐泻之症。推其致病之原，或过于贪凉，风寒外受；或因于行路，暑湿相干；或口腹不慎，为冷腻所滞；或中气太弱，使输化失宜；或感时行疫疠之邪；或触秽恶不正之气。皆能致脾土不运，阴阳反戾，升降失司，卒然腹痛，上下奔迫，四肢厥冷，吐泻并作，津液顿亡，则宗筋失养，故足挛筋缩，先起两腿，或见四肢，名曰霍乱转筋，生死瞬息。一交夏令，此症大行，甚有一家数人而同时毙命者，深可畏也。

爰拟一方，名曰圣治，入夏可预合备用。如遇胸膈痞闷时，即以一九入口，借以解秽却邪。方用真白术烘燥二两，姜汁炒川朴二两，盐水炒陈皮二两，白檀香一两，真降香一两。

以上五味，同研细末，以广藿香六两，煎浓汤，泛丸如桂圆核大，每服三五丸，细嚼和津咽下。

按：术能和脾燥湿，定中止呕，扶正却邪，故用为君。朴能泻实而化湿，平胃调气，消痰行水，兼治泻痢呕恶；陈皮能快膈导滞，宣通五脏，并可除寒散表，故用此二味为臣。檀香调脾利膈，降香能辟秽恶怪异之气，故用为佐。藿香禀芬芳之清气，为达脾肺之要药，气机通畅，则邪热自定，故用为引。其曰圣治者，以圣人有治病治未病之旨，盖思患预防，莫若服药于未病之先，使轻者解散，而重者化轻，未必非却病养生之一助云。是方出而修合甚多，服之有验，药极平易，合价不昂，可传也。（《存存斋医话·续集》）

【按语】

赵氏身居越地，地卑气薄，多中痧吐泻之症，其悲民困、悯人苦，秉先圣不治已病治未病之训，拟圣治方，通五脏、化痰湿、辟秽恶，其方易得，其用亦广，其心甚慈。

（二）偏正头风方

【原文摘录】

治偏正头风，以生莱菔捣汁，令病者仰卧，以汁灌入鼻中，左痛灌右，右痛灌左，左右俱痛俱灌之。试用轻症，颇验。又张石顽云：外治法，不若蒸法最效。方用川芎五钱，蚕砂二两，僵蚕（如患者年岁之数）。以水五碗，煎至三碗，就砂锅中以厚纸糊满，中开钱大一孔，取药气熏蒸痛处，每日一次，年久者三五次，可永不发。平时置新鲜木瓜于枕边，取香气透达，引散肝风，亦良。余仿其法，遇头面诸肿证，令病者取所服药，先将药气熏患处，亦得痛肿稍松。（《存存斋医话·三集》）

【按语】

《医林绳墨·头痛》云："浅而近者，名曰头痛；深而远者，名曰头风。"莱菔味辛性凉，辛者散也，取汁自鼻灌入，直捣黄龙，祛邪外出。又川芎味辛性温，为历代医家所公认之"头痛要药"，蚕砂、僵蚕亦为辛散之品，合而用之，取透达散风止痛之效。外治之法，赵氏不拘一格，或灌、或蒸、或闻香，皆以病者受益为要，来者尤可鉴。

（三）导水茯苓汤

【原文摘录】

导水茯苓汤，治水肿，诸家极赞其妙。

赤茯苓三两，泽泻三两，麦冬三两，生白术三两，桑白皮一两，紫苏一两，槟榔一两，木瓜一两，大腹皮七钱五分，陈皮七钱五分，春砂仁七钱五分，木香七钱五分。

每服二两，水二杯，灯草三十根，煎八分，食远服。病重者，可用五两浓煎，五更服。

水肿证，头面手足肿，如烂瓜之状，按而塌陷，胸腹喘满，不能转侧安睡，饮食不下，小便闭涩，溺出如割，或如豆汁而绝少，服诸药不效者，用此渐利而愈。（《存存斋医话·三集》）

【按语】

治水之法，不外开鬼门、洁净府，此为后者。以行水、行气之药相合，共奏通窍利水之功。

（四）产科三方

【原文摘录】

产后喜笑不休，一老妪云：产时被侍者挟落腰子（即肾脏）使然。用乌梅肉二个，煎汤服之，效。

难产久坐，风入胞门，致腹痛欲绝，其脉浮而弦，续断一两，防风五钱，服之立愈。

乳痛已成，胡桃隔纸上焙燥，研末，每服三钱，红糖调匀，温酒送下，三服，无不疼愈。又：用玫瑰花五七朵（干者亦可），醇酒煎服（烫酒极热，冲服亦可），即以花瓣摘散，铺贴患处，三两次可愈，即已

成硬块者，亦可消散。（《存存斋医话·三集》）

【按语】

赵氏集方甚多，然不验不录，是为临床家，此产科三方，易取易得，最解人愁。如乳痈一病，赵氏录胡桃、玫瑰花之验方，大道至简，其效如神，反观今世多以抗生素消炎治之，乳母苦不堪言，大道不行至此，悲矣。

五、医案选按

（一）发狂案

戊辰秋初，友人陶姓，以暑热证来就诊。邪热表里充斥，病势颇重，乃仿三黄石膏汤意，为两解之。令服一剂，次日其兄来转方，述服药后，大渴大汗，汗至床席皆淋湿。余曰：此邪热在阳明经，白虎汤证也。竟与白虎汤一剂。隔日雇小舟来诊，病人忽发狂，舟将颠覆，急折回，乃邀诊。至则病大变，身重苔黑，如狂见鬼，大便不解，胸腹硬痛，脉沉数促涩，模糊不清，时时发厥。余大骇异曰："奚至此乎？"其兄曰："昨日汗流卧席，归后细询家人，乃小便也，非汗也。"余顿足曰：误矣！误矣！小便多，岂得作大汗治哉？此等重症，本不能悬拟处方，况又误述乎？营热未透达，服白虎逼入血分矣。男子亦有热结血室证，所以症现如狂见鬼，小便自利，大便不通也。势急矣，奈之何？沉思久之，书犀角地黄汤合桃核承气汤与之，方内大黄令用醋拌炒黑。次日复赴诊，已便解疹透神清矣。详述药成已二鼓，才服半杯，胸腹骤痛不可忍，其父促饮之，尽一杯，则目瞪口噤，肢厥僵卧，奄然气尽。家人哭泣环守之，夜半，忽大喊，便坚黑粪累累，目开身略动，至天明，遍身发疼，胸背间无隙地，便神清思汤饮。诊其脉数滑，至数分明。余曰：险哉险哉！此背水阵也。幸年方二十余，正元充足，能运药力与邪战，一战而捷。不然，一去不复返矣。虽然当药后痛厥，时其为药误，彰明照著，怨恨唾骂，纵百嘴奚能辩哉？后与清热养阴，不半月痊愈。

赵晴初

阅《三世医验》，陆祖愚先生治董姓，因伤食纳凉，困倦熟寐，致头痛身热，骨节烦疼，胸腹痞满，医以丸药下之。表证未除，胸腹满兼痛，一医又行表汗，头痛瘥，胸痛更甚。似此或消导，或推逐，其痛渐下，病将两月。陆诊脉涩数，面色黄白，舌苔灰黑，按其胸腹柔软，脐下坚硬，晡时发热，夜半退，小水自利，大便不通，此蓄血证也。用桃核承气汤，下咽后，满腹搅刺，烦躁不安，求死不得，父母痛其决死，深咎药过，哭泣骂詈。陆心知其无妨，然再三解说，终不信。会天暮，不得进城，下榻楼上，夜将半，闻步履声，其父携灯至榻前，笑谓曰：适才大便，所去黑粪瘀血约若干，腹宽神爽，诚再生之恩也。后改用调理之剂，半月渐愈。与余所治证大略相同，特余不留宿，得不闻泣骂声，为幸多矣。陶姓现游幕，晤时道及此，犹言服药后，胸膈间痛如刀割，不可忍，渐次入腹，后痛极，遂不省人事。噫！瞑眩药入人口腹若是哉？第此证倘与轻药，当无生理。记此又可见病家述病情，有疑似处，当反复审问。余不敏，误听误药，几至病不救，而病家日夕侍病者之侧，切须熟察病情，以告医者，设或因误告致误治，咎将安归耶！（《存存斋医话·二集》）

【按】赵氏书中所载医案不甚多，此案详述已过，以警后人：一则问诊当明辨真伪，有疑似处，反复审问，若误听误药，则贻害甚大或至伤人性命；二则用药宜成竹在胸，若自有疑虑，一旦病家有异，家属深咎药过，则遣方用药难免畏手畏脚，反易致病者不治。

（二）恶露不行案

余合回生丹以救难产及治产后瘀血为患等证，屡建奇功。而独不利于虚寒之证，以虚则当补，寒则当温也。一妇产后甫两日，恶露不行，腹痛作呕，服回生丹一丸，呕不除而转增泄泻，乃邀诊。面青唇淡，舌苔白滑，脉则右弦缓、左沉涩，疼痛作呕，泄泻不爽，为疏半夏、代赭石、肉桂、琥珀、黑姜炭、延胡、桃仁、炙甘草等降逆温行之品，呕止痛缓，而恶露亦稍行，脉渐流利。再二剂，瘀行痛缓，泻亦止。胃口不开，体甚困乏，改用扶元和胃，温行气血，小剂缓调，数剂胃能纳谷，形色亦渐转。唯左小腹有块如拳大，不时攻触作痛，乃仿大黄䗪虫丸法。前方去半夏、代赭石，加当归、制穿山甲、酒醉地鳖虫，为末，捣入醋熬大黄膏，白蜜炼为丸，如桐子大，早晚每服二钱，不匝月块渐小，痛亦渐除。后与通补奇经，温养肝肾，病竟脱，气体复充。此证血因寒瘀而上冲于胃，冲胃者，为产后三冲急证中之一。回生丹治三冲急证，本有专功，然能迅推瘀血下行，而不能治因寒凝结之瘀，可见不辨脉证，而赖以一药统治一病，断无是理。（《存存斋医话·二集》）

【按】世人多以秘方为贵，不论寒热，不别阴阳，以一方治一病，此医道之所失也。赵氏遵医圣之法，虽"回生丹治三冲急证本有专功"，然仍需"辨脉证"，不可"以一药统治一病"，此案非论回生丹之神妙，乃实证辨证论治之至理，一语道破，天机可见。

参考文献

[1] 赵晴初，叶新苗，等. 存存斋医话 [M]. 北京：中国中医药出版社，2019.

[2] 赵晴初，沈钦荣. 存存斋医论 [M]. 北京：中国中医药出版社，2019.

[3] 沈钦荣. 近代越医医籍特色之成因分析 [J]. 中华中医药学刊，2011(29)：811-812.

[4] 黄雪莲，叶新苗. 清代名医赵晴初诊疗特点浅析 [J]. 中国中医急症，2014（23）：841-843.

[5] 吕志连. 清代名医赵晴初与《存存斋医话稿》[J]. 中医杂志，1996(37)：648-650.

[6] 刘景超.《存存斋医话稿》浅识 [J]. 河南中医，1994(14)：225-226.

[7] 方春阳. 赵晴初学术思想述略 [J]. 浙江中医学院学报，1982(19)：37-39.

[8] 张居适，沈钦荣. 越医薪传 [M]. 北京：中国中医药出版社，2013.

赵晴初

胡宝书

一、生平与代表著作简介

胡宝书，名玉涵，别名治安，以字行。浙江绍兴人，为绍派伤寒医家中之著名临床实践家。生于同治八年七月（1869），卒于民国二十二年一月（1933），享年六十四岁。先生世居绍兴县之赏祊村及菖蒲溇，丙寅年（1926）家遭火灾，曾一度暂居城内杨家弄，家宅修复后，即返菖蒲溇。宝书先生的祖先为北宋学者、教育家胡安定先生，其裔有一支居越东。康熙间，二十六世孙睿志，始弃儒习医，累世无不以医名，宝书为其八世孙。

受家庭的熏陶，先生自幼即对医学有浓厚的兴趣。先生七岁就开始随祖父恭钊（云波）、父道高正式学医，弃举业而永其家学，年未及冠，已能代祖应诊。光绪间，初出问世，即膺时誉，每日应诊百余人，多时逾三百，辄见舟楫塞港，车马堵道。镇上随之而开设的药铺有"种福堂""树德堂""存仁堂"三家，水果摊、杂货摊等亦因之云集。先生精研经典及诸家之说，对仲景之《伤寒杂病论》及叶天士、薛生白、吴鞠通、王孟英、雷少逸等温病大家的著作尤为推崇，毕生致力于时病的研究。认为"南方无真寒，多系温热；而吾绍地处卑湿，纯粹之温热亦少见，多类湿邪为患"。治病能因地、因时、因人而施，疗效卓著，有"小叶天士"之称。其"辨证重湿，施治主化，用药轻清，制方透灵，治病以朴实、稳健见长"的辨治特色，丰富了绍派伤寒的学术思想，在浙东影响颇大。

先生治病精于望色切脉，一睹病容，旋决生死；搭患者之脉，即能口还病证，且句句中的，使病家心悦诚服。先生常对学生说："凡背负来诊，二手下垂之病人，多是重症，当必快诊处之。"由于日诊百余，颇难应付，先生常采用船诊的方法，即先嘱患者在船上坐成左右两排，先生下船后诊完左排的病人，然后回岸处方；再下船诊右排病人，一次诊病少则十余人，多则数十人。这样，大大节省了诊病时间，而先生所处方与所诊病人分毫不爽。先生惊人的记忆力，众异之为神。遇重危病人，先生胸有成竹，屡挽狂澜。有一患儿，年不满十岁，面赤如敷朱，身热似燔炭，牙关紧闭，角弓反张，不省人事。先生按脉后，再用筷子撬启牙关而观舌验苔，诊毕对家属说："此乃热盛内迫，斑疹被遏，邪入心包，热极动风之候，若斑疹能出，当有救。"即疏方一张，嘱速去取药煎服。药后约一个时辰，病孩突然鼻衄盈碗。家属甚急，心多忧虑。先生细察后，面露喜色，告之曰："此衄，非衄也，乃红汗之外泄也，得此汗，疹可出。"果然，衄后片刻，斑疹出，病孩躁扰渐宁，神志转清，热退而思进食矣。先生医术之高明、胆识之过人如斯。

先生性孝友而伉爽，每逢清明、端午、中秋、除夕四大节日，趁阖家团聚之际，总要指着"种福堂"堂匾，重温祖上遗训："所谓种福堂者，即积善、积德于子孙也。吾家世医，一脉相承，切记大处着手，救急助危，毋忘医德，是其一；小处着眼，勤俭持家，洁身自好，是其二；庭训义深，铭志于堂，日当三省焉。"先生以之教育晚辈，亦以之律己。若有出诊，不论风雨寒暑，白天黑夜，从不误事；道路桥梁诸事，有请辄应。宣统辛亥后，益为时推重，郡中各善举局社聘先生施诊。岁庚申，应救济院聘，院即前之同善局也；癸亥，应孙端仁济医局聘；乙丑，应迎恩门善庆局聘；辛未，应卧龙山凌霄社聘；壬申，应柯桥镇救济分院聘。青囊所至，众争赴之，而于同善局施济最久，几十有三年。先生割股之心，乡人有口皆碑。

先生之神术除源于其祖、父所授，生性聪颖外，实有赖于他本人的勤学好思。先生虽日以百诊，疲惫不堪，而每到晚上，依然伏案攻读至夜半，并对白天所处方加以忆析，对成功的经验和失败的教训——加以总结。他常告诫学生，也提醒自己，"失足是医者最受教益的老师，要从临诊的失足中寻求大知。"更难能可贵的是，他能始终保持这种谦虚、严谨的学风。晚年术更精，名更大，而学益勤，无丝毫懈怠。先生心怀磊落，一扫同行相妒之陋习。他获悉城中另一名医杨质安先生治疗虚证有独到之处，为己所不及，为此常将温热病后期、需要调治的病人，推荐给杨质安先生。当地有"时病找宝书，调养寻质安"之说，一时传为美谈。

先生子二，思范、思恭。葬绍兴县感凤乡湖钟溇[1]。

先生有《伤寒十八方》、整理其祖父遗著《校正药性》的抄本及学生传抄的医案存世，无印行之书籍。1994年，浙江省中医药研究院、浙江中医杂志社曾编印《医林荟萃》第十四辑《胡宝书专辑》。

二、学术观点及诊治经验

（一）"竖读伤寒、横看温病"的寒温观

宝书一生心思用在临床上，并不长于理论发挥，但对伤寒派与温病派的寒温之争，提出了"竖读伤寒、横看温病"的学术主张。

宝书认为，《素问·热论》说："今夫热病者，皆伤寒之类也。""人之伤于寒也则为热病。"由此可知，伤寒与温病均属外感热病之范畴，两者之间，只有小异，并无大异。广义的伤寒与广义的温病，往往是同一个对象，而同一个对象并不因为给予它不同的称呼，便会在脉、因、证、治上表现出大异，故他是主张寒温统一的。宝书还认为，仲圣所立之六经辨证原为辨治中原之伤寒而设。仲圣以为"伤寒"之邪，由皮毛侵袭，故其传变自外入内，立六经分证为基点，虽有越经、直中、顺证与逆证、合病与并病等变化，但先阳经后阴经，从太阳病开始，由表及里，由浅入深，次第循经相传总是多数，因此主张"竖读伤寒"。叶天士根据江南外感热病致病的特点，提出"温邪上受，首先犯肺，逆传心包""大凡看法，卫之后方言气，营之后方言血"的观点，并创立了

卫气营血辨证法。认为温病之邪，由口鼻而入，而肺气通于鼻，口气通于胃。肺主卫气，外应皮毛，皮毛者为易受外邪侵扰之地。卫、气属阳，营、血属阴。由阳传阴，与六经分证传变趋向一致；口鼻受邪，肺胃受累，肺在上焦，胃在中焦，直贯相传，实三焦辨证之萌芽耳。据此可知，卫气营血辨证，包含了纵和横二种传变过程。叶氏之后，吴鞠通创立的三焦辨证，以三焦为纲，病名为目，继承叶氏卫气营血辨证的要领，系统阐发温病的分证论治与传变规律。手太阴（肺）、手厥阴（心包）属上焦，足阳明（胃）、足太阴（脾）属中焦，足少阴（肾）、足厥阴（肝）属下焦，提出"上焦病不治，则传中焦脾与胃也；中焦病不治，即传下焦肝与肾也。始上焦，终下焦"的传变规律。"横看温病"即是此意。然除上所述外，亦须分新感、伏邪、厉气之致病，顺传、逆传之异殊。正如王孟英所说："夫温热究三焦者，非谓病必上焦始，而渐及于中下也。伏气自内而发，则病起于下者有之；胃为藏垢纳污之所，湿温疫毒，病起于中者有之；暑邪挟湿者，亦犯中焦，又暑属火，而心为火脏，同气相求，邪极易犯，虽始上焦，亦不能必其在手太阴一经也。"伤寒、温病同为外感热病，因人、因地、因时之异，病证亦有所不同，治疗当宗六经辨证为主，结合三焦。俞根初曰："以六经钤百病，为确定之总诀；以三焦赅疫证，为变通之捷径。"与吴中叶、吴派不同。宝书"竖读伤寒、横看温病"的主张，丰富了绍派伤寒理论。

（二）治湿重气化

宝书以为绍地气候温热，地处卑湿，不但真伤寒少见，纯粹之温热亦不多见，所致外感多夹湿邪为患，因此，治时病当化"湿"为先。认为"治湿先须治气，气化则湿自化。湿之所以停滞者，皆因气之不运，运之则湿焉能留！运气之法，叶氏最精，即辛苦淡并用，上中下同治是也"，将上中下同治，归纳为"宣、运、导"三法，并阐释道："上焦宜宣，开肺气，疏腠理，甚则开窍，均属宣之范畴。中焦宜运，燥湿，化湿，开膈，快脾，均可归纳于运字之中。下焦宜导，渗湿，导湿，旨在分利小便，即古人'治湿不利小便，非其治也'之义"。先生认为湿喜归脾，脾属太阴，与胃同居中央，为运化之枢纽。脾胃有病每见胸膈痞闷，纳少肢倦。湿祛则脾运，脾运则胃苏，水谷之道路畅通。得谷者昌，此倍后天本也。为此，先生告诫说："湿犯中焦，实则阳明，虚则太阴，此乃人所共知；而中宫为运化之枢机，不利则全身之气化皆不行，上下焦之湿亦因之而凝滞，故治湿虽须宣上、运中、导下并用，尤以运中为先，此乃人所未尽知也。"宝书先生所著《伤寒十八方》中之疏表散邪方，方中淡豉、桑叶、薄荷发散透热，使邪从汗解，焦山栀与厚朴温开而凉泄，陈皮助厚朴温燥散满，理气化湿。祛暑调中方，用青蒿、六一散配焦山栀，意在清热解暑，走下焦、入膀胱，促使湿热从小便而出；枳壳、郁金、瓜蒌宽胸开膈以调中，实为清暑泄浊、调畅气机而设。方中宣、运、导三法有机结合而各有侧重。

周学海在《读医随笔》中指出："凡治病，总宜使邪有出路。宜下出者，不泄之不得下也；宜外出者，不散之不得外也。"宝书先生深明其义，针对当时治湿热证，喜寒清而畏寒泄；治寒湿证，喜温补而畏温通之弊，于治湿证特设透湿达邪法，分清透、凉透、宣窍透邪，俾湿由内达外而去，可补宣、运、导三法之未备。化湿透热方，主治湿遏热伏，不得外达，身热不扬、胸膈痞塞等症，方中枳壳、蒌皮、郁金破气解郁，散痞宽中；夏枯草、绿豆衣、连翘、淡竹叶既清又透，再配焦山栀、晚蚕砂理三焦之湿，诸药共力，使湿有出路，而热亦随之而去。主治热入营血，见心烦不寐、身热夜甚、舌绛脉数的清营凉血方，虽热入营血，逼近心包，当务之急为亟需清营凉血，以恐动血耗血，然仍未忘透湿。方中鲜生地拌捣大豆卷、郁金、丹皮，清热化湿，凉中兼透，并配银花、连翘、焦山栀、瓜蒌皮、卷心竹叶、灯心清心泄热。宣窍透邪方专为邪闭心包，见身热自溺、神昏谵语、角弓反张者设。其病机有二，一为浊痰蒙窍，一为热盛动风。方中重用细辛、石菖蒲急开其窍，半夏、枳壳、天竺黄豁痰，僵蚕、钩藤息风，银花、连翘、瓜蒌皮、焦山栀、益元散泄热透湿而达邪。宝书先生还认为临床遇到湿热不扬、病程黏滞不愈者，发痞者，蒙闭者，或高热持续不退者，尤应注意运用透湿祛邪法。先生在清气泄热方后注释道："方中寒水石清热泻火虽为主药，倘若见患者痦疹隐隐，则当去寒水石之凉遏，改用桔梗、杏仁、银花之属，以利宣透肺气。"而桔、杏、银能助方中之焦山栀、益元散、瓜蒌皮透湿而祛邪。宝书先生常对学生说，透湿达邪法若应用恰当，每能收意外之功，不能等闲视之。

温病家都认为留得一分阴液，即有一分生机，在治疗热病过程中十分重视保护患者津液。温病多兼湿，化湿药多为香燥之品，易伤津耗液；若欲养阴，滋腻之物又碍湿。如何既能化湿，又能保护津液，是一个颇难解决的棘手问题。宝书先生所言卓尔不群，颇有见地："南方偏热，阴液常苦不足，故香燥峻利、伤津耗液之品务须慎用，率而误投，则亡阴动风之险立至，救之不易，诚不如保之为妥也。南方又多湿邪，中宫常苦不运，故阴柔滋腻、呆脾滞胃之品务戒勿用，否则健运失职，生气日索，即药力亦未能运至病所，欲病之愈，不亦难哉！"故先生所选之化湿药多为连翘、山栀、瓜蒌皮、枳壳、郁金、碧玉散、藿香、陈皮、茯苓、六一散之类，既无香燥耗液之虞，亦无滋腻碍胃之弊。治疗热病后期阴津亏乏者，先生用清养胃阴方，方中银柴胡、秦艽散余邪而清余热，带皮苓、扁豆衣、冬瓜仁、仙半夏、川石斛助运化而清养胃津。先生谓处理好了化湿与保阴的关系，则决无伤津之忧。宝书先生独具匠心的化湿经验，足堪后人玩味。

（三）用药尚轻灵

1. 轻可去实

宝书先生运用轻可去实法，其义有二：六淫之邪初无形质，以气伤气，首先犯肺，必用轻药乃可开通，汗出而解，此其一；他医用斤剂所不能愈之症，先生恒用轻剂起之，他医治盘根错节之重症，常须十几味，乃至几十味，先生则寥寥数味就能收效，他医需用名贵稀罕之品，先生则用普通常见药亦能获功，此其二。

对热邪内陷，蒸迫脏腑之重症，宝书先生常以寒水石、六一散、山栀、竹叶清热泻火解毒，直折其势，紫雪丹、钩藤息风镇惊而开窍，再借银花、连翘清透之力，使内陷之邪外达，邪去而正复。清·周声溢

《靖盦说医》中谓："无病之人，调理补养药品，不嫌其多。""若有病之人，则不可不简，多病之人，尤不可以不简，只看其病之发于某家，单刀直入，直捣其巢。病在东而源在西，病在彼而源在此，删除枝叶，擒贼擒王，无枝枝节节而为之，则乌得而不简乎？"先生用药之妙在于药物轻清，能拨动气机；制方精切稳健，能中病应验。

不过，宝书先生对轻以去实法的应用，也是辨证的。如对贵重药品的使用，认为可代则代之，非用不可则用之。"余每在热病伤津方中，以西洋参与白毛枫斗相配，煎汤代茶，作为益气润肺、清养胃阴、生津增液之举，服后确有显效。惟此二味价较昂贵，或用珠儿参代西洋参、鲜铁皮石斛代白毛枫斗，生津增液有余，兼可泻火，益气润肺之力不足耳。""余用羚羊角，取其尖端，所虑者，此品物稀而价昂，必须审证确切，救危之机，或研粉先吞，或另煎先服，投之神效。"小方能起大症，平淡之剂可见神奇，宝书先生能臻此化境，全赖学有根底，巧思独运也。

2. 灵以应变

临床所见病症千变万化，有顺传逆传，有合病并病，全凭医家灵以应变。宝书先生于"灵"字处颇见功夫。湿热为患，本已缠绵难愈，若再有夹症，则更难治，宝书先生谓："湿热挟食者，务消其食；挟痰者，务化其痰，否则邪有所恃，热不易退，湿不易去，病多反复。"湿热可由饮食不节而起；湿热内滞，脾胃运化受阻，又每易致食积之症，故湿热夹食者最为常见。先生专设消食化滞方，药用楂炭、建曲、莱菔子、藿梗、川朴、陈皮、焦山栀、滑石等。该方乃保和丸之变法，所不同者，加川朴、焦山栀、滑石，促使中焦之湿食，得化而下泄，既利小便以泄湿浊，又通大便以导食积，方中不用峻药攻下，无伤正之虞，且能去除因湿去不尽而遗留复发之祸根。先生常用的消食开胃导滞药有百草曲、建曲、鸡内金、广郁金、楂炭、莱菔子、川朴、陈皮、姜半夏、广木香。

对湿蕴夹表，宝书先生主张解表利湿，希冀汗出而解。并认为如药后无汗或汗而不畅，将来即成湿温之正局。常用薄荷、荆芥疏表透邪，再以川朴、半夏、滑石、大豆卷、黑山栀、连翘壳、荷叶之属清热利湿。

下利多因湿热，下利易致阴亏，对下利兼有阴亏者，清利则阴益伤，养阴则邪逾闭，殊属棘手。宝书先生师仲景猪肤汤之意，并加以化裁。方中猪肤甘而微寒，润燥入肾，白蜜能清虚热，润燥以止咽痛，知母、生地、黄连并用，清化利湿而不燥，养阴扶正而不腻。全方祛湿热而不耗阴，利止而病安。

又治湿热过甚，不能纳食之噤口痢，以冬瓜仁、石菖蒲、丹参、川连、砂壳、荷叶，化湿开膈醒脾以祛内蕴之邪，太子参、茯苓、石莲子、陈粳米益气健脾而补已耗之气，祛邪扶正相互协调，有机结合，共同为力。

宝书先生灵以应变的睿知，还体现在同病异治的组方遣药上。清热解毒方与清咽利肺方均为治疗咽喉肿痛之方。前者为治热毒蕴喉所致之暴肿而水饮不入，后者用于痰湿内阻之咽痛而咳嗽痰多。二者症虽同而病因各异，故遣药亦各有千秋。清热解毒方以紫草、玳瑁、银花、连翘、绿豆衣清热解毒，重用板蓝根、金锁匙清利咽喉，药性专一，解毒之力宏。清咽利肺方，用玄参、板蓝根、焦山栀、连翘清利咽喉，桔梗、杏仁、橘红、象贝宣肺化痰，更加僵蚕以增豁痰利咽之力，重点在化痰利咽。化湿醒脾方与清养胃阴方，同治病后胃纳不振，然前方治脾，因脾运受阻，不思纳谷；后方治胃，胃阴受戕，饥不欲食。一由于湿困中州而伤脾；一由于热病耗津而伤胃阴。脾胃虽相关联，然治法总有别。故化湿醒脾方用茅术、半夏、陈皮、茯苓、通草、米仁化湿健脾，加大腹皮以宽膈消食，配佩兰以苏胃气，重在化湿治脾。清养胃阴方用银柴胡、秦艽散余邪而清余热，用带皮苓、扁豆衣、冬瓜仁、仙半夏、石斛以助运化而清养胃津，俾热退而纳增，功在清润治胃。其中同中有异、异中有同的微妙变化，足显先生善于应变的用药特色。

（四）运用理气药的特点

《素问·举痛论》曰："余知百病生于气也。"张景岳《景岳全书》

曰："凡有余之病，由气之实；不足之病，因气之虚。如风寒、积滞、痰饮、瘀血之属，气不行则邪不除，此气之实也；虚劳、遗精、亡阳、失血之属，气不固则元不复，此气之虚也。""所以病之生也，不离乎气；而医之治病也，亦不离乎气。"胡宝书先生认为理气之法，即所谓"流水不腐，户枢不蠹"之意，气顺则百病不生。故他治时病化湿重气化，治杂病亦极重视调畅气机。

临床见有呕吐、不欲进食、胸闷、气急、便结等气机不运所致的症状，不论其病程新久、属虚属实，均宜调畅气机为先。宝书先生运用理气药有以下特点：①一般医家提到理气，辄取疏肝之品，而宝书先生偏重运脾胃之气，俾中焦气畅，后天之本固，宣上达下而全身气机通畅。治气机不运所致之胸膈不开、干呕不止，常使用佩兰叶、佛手花、白蔻仁等理气解郁、健脾醒胃之品，并以广郁金与范志曲（或建曲）相伍。②治气闭所致的便结，在选用瓜蒌仁、冬瓜仁、枳壳理气通便的同时，常少佐杏仁、桔梗以开宣肺气，使表里同治，肺气宣达而腑气自通。③重视虚实辨证，体虚病轻者，理气药量轻力薄，防其香燥走窜而耗伤正气。体实病重者，破气散郁，在所不惜。对体虚肝风头痛者，川朴、枳壳、藿梗只用五分；治疗局部有块者，恐一般理气药势孤力单，难以收功，常加金铃子、瓦楞子、小青皮、乌药以破气散结；对产后血虚气郁，但肝郁症状明显者，仍用川楝子清肝火散郁结，有是证而用是药，随机应变。④"百病多有痰作祟"。气郁患者，更易生痰。故先生每以理气药中，加入贝母、仙半夏、橘红、茯苓等祛痰之品，使痰解气顺而安。理气药与化痰药的相互配伍，对病程日久者尤显重要。

（五）运用药引经验

药物引经学说是在药物归经说的基础上发展起来的，后世医家对此褒贬不一。胡宝书先生不但推崇药引，并运用自如。他说："立方如布阵，用药如遣兵，兵不在多，独选其能；药不贵繁，惟取其精。药引者，先锋也，奇兵也，援军也。一味药引，既能增强整方之药效，又能突出君药之专长，或主攻其一，或引方入经，上连下达，随心所指，有百利而无一弊焉。"现将其运用药引的经验概述如下。

止咳、化痰、平喘诸方，药引可选竹茹、枇杷叶、玉蝴蝶、柿霜之类。凡以止咳为主、化痰为辅者，在止嗽散中或配枇杷叶三钱，助其清肺止咳、降气化痰；以化痰降气为主、止咳为辅者，在金沸草散中可配竹茹一钱半，助其清肺热、化痰、降气而开膈；凡燥邪袭肺，肺燥阴伤，久咳无痰者，用清燥救肺汤（或桑杏汤）为主，配柿霜一钱，助其清肺润燥、生津止咳。若兼久咳音嘶，胸肋串痛者，可选玉蝴蝶十对，助其疏肝理气，清肺开音，兼和肺络。

调理肝脾，以行气为主者，药引有玫瑰花、代代花、绿梅花等。凡需疏肝解郁，和营理气，用四逆散（或柴胡疏肝散）者，可配玫瑰花五分，助主方疏散肝郁，行气和营之力。若以逍遥散为主者，则以绿梅花一钱，更见妥贴，兼有开胃生津之功；若以越鞠丸（或导气汤）为主者，可选代代花五分，以理气宽中，开胃止呕。

祛风通络诸方，以祛风胜湿为主，活血养血为辅者，药引有桑枝、丝瓜络等。凡需祛风湿而止痹通，用蠲痹汤者，可选用丝瓜络三钱，助此方加强祛风通络、舒筋之力；若以独活寄生汤为主者，可配桑枝三钱为引，入肝经而增其祛风湿、补气血、益肝肾、止痹痛之功。

气不摄血，血不归经，或血热妄行，如咳血、咯血、衄血、吐血、尿血、便血及妇人崩漏等，用十灰丸，或四生丸，或小蓟饮子，或槐花散，或固经丸，均可选用藕节炭三钱，协助主方达到收涩止血的目的。藕节兼有化瘀血之功，故能止血而不留瘀。若以黄土汤为主者，可配炮姜一钱为引，入心、肺、肝、脾、肾五经，达到温阳健脾、收涩止泻、止血的目的。

内脏虚寒，肠道不固，大便滑脱失禁，或久痢不止，用真人养脏汤（或四神丸），可配荷蒂五只为引，入肝、脾、胃经，助主方升阳气而疗久泻脱肛。

肾气亏损，肾关不固，遗精、滑精者，用金锁固精丸（或桑螵蛸散），可酌选莲须三钱为引，尤如奇兵直入，引诸药径至心、脾、肾三经，以清心固肾，涩精止遗。

肾气不足，带脉不固，或湿浊下注，带下秽浊，用水陆二仙丹（或樗树根丸），可配白果七只为引，其固涩止带之效更显。

脾肾阳虚，水湿泛滥；或气虚脾弱，水湿内停；或湿热下注膀胱，小便滴沥涩痛，主方有三：真武汤、防己黄芪汤、八正散。玉米须四钱，可助真武汤苓、术之利水消肿，并更能发挥姜、附温肾散寒之力；姜衣五分，配防己黄芪汤，俾主方益气利水消肿之力更胜；灯心一帚，配八正散清热利水而散膀胱之蓄热。

（六）治痢特色

1. 清湿热与散寒湿

下痢属湿热者十居七八，但亦有属寒湿者。时医治痢每喜用芩连收功，属湿热者固然对证，用于寒湿者无疑雪上加霜。宝书先生治痢特色之一，就是清湿热不忘散寒湿。

症见腹满自痢、脉来濡小、小便清长者，认为病在太阴，非腑病湿热可比，法当温之，以附子、干姜温中散寒，茯苓、於术、川朴健脾利湿。

对高年患痢已一月，见两脉弦细，按之虚软，哕逆下痢，苔灰色二边白，认为哕逆属胃寒，下痢属肠热，宜仲景半夏泻心汤合椒梅丸参用，以扶正逐邪，斯为合度。半夏泻心汤取其和胃降逆，开结散痞，椒梅丸温通六腑之沉寒兼能治痢，别直参、粳米以顾护胃气，共奏辛开苦降、清热燥湿、温通健运的功效。

2. 攻邪与扶正

下痢初期多属实证，当攻邪，但若泻痢日久，或病后下痢，或老年体弱者下痢，多为虚证，当扶正以补虚。临床所见多为虚实互杂之证，医者常用心于治实而略于补虚，宝书先生则精于此道。

症见下利咽痛、口渴心烦、尺脉数疾者，先生认为此热邪内耗少阴之阴，宜猪肤汤加减。方中知母、生地清热养阴而不腻，黄连清热燥湿，猪肤汁、白蜜以监黄连苦燥之性，生草调和诸药，使之补而不碍邪，攻而不伤正。对症见脉左细数右弦、干呕、不能纳食、苔色灰黄、渴不欲饮、胸次不舒、腹痛后重、便不肯爽者，先生认为此湿热潜伏三焦、气机不主宣达所致，势属噤口痢，议开噤散启之，方中以川连、石菖蒲、冬瓜仁、砂壳、茯苓、石莲子、荷叶，清热、理气、健脾、利湿，丹参宽胸活血止痛，太子参、陈粳米扶正顾本。

3. 止痢与疏导

痢证不能硬止，这是人所共知的道理，如何处理好止痢与疏导的关系，是颇难解决的棘手问题。宝书先生在这方面为我们树立了榜样。症见里急后重、腹痛便脓、闭塞不爽、久延不复、脉涩者，先生诊为肠滞不通，法当宣通气血，以地榆清热止痢但不用炭制，以防碍邪，川朴、青皮、木香健脾理气，紫菀、桔梗宣肺以畅其气机、炒山楂、制军既能活血，又能下泻秽浊，诸药合用，堪称"通因通用"的楷模。症见脉复弦迟、脓血下注、肛门热痛、腹痛后重者，认为是湿热潜伏太阴阻遏气机，以致太阴失健运少阳失疏达、湿蒸热郁传导失其常度所致，以炒苦参、炒银花、赤苓、滑石、冬瓜仁、菱皮、火麻仁、赤芍、木香、荷叶等润下利湿之品应之，俾邪去而痢自止。

三、原文选释

伤寒十八方方义

【原文摘录】

问曰：《伤寒十八方》中，提示宣、运、导三者，何谓也？治气之依据何在？

师曰：绍郡水乡，地处卑湿，湿邪为患，困顿三焦，日所常见，故立方用药处处毋忘一个"湿"字。上焦宜宣，开肺气，疏腠理，甚则开窍，均属宣之范畴；中焦宜运，燥湿、化湿、开膈、快脾（健脾），均可归纳于运字之中；下焦宜导，渗湿、导湿旨在分利小便，古人亦有"治湿不利小便，非其治也"之说，导字之义则更明矣！此即宣、运、导三者之理也。欲使湿祛，必先治气，气化则湿化。《难经·三十一难》

曰："三焦者，水谷之道路，气之所终始也。"其中贯串一个"气"字，此乃治湿之关键也。所谓"湿喜归脾"，脾属太阴，与胃同居中央，为运化之枢纽。脾胃病，每见胸膈痞闷、纳少肢倦，治以气化，则湿可祛；湿祛则脾运，脾运则胃苏，水谷之道路畅通，"得谷者昌"，此培后天之本也。余故曰：宣、运、导三者，以运为主，一通百通，非气化而不行也。

问曰：十八方之立方，用药如何选择？其要领何在？乞道其详。

师曰：立方与选药，务求精简而不杂，由博返约，方称合度。从伤寒十八方的基础用药来讲，所选药味不多，统治病症较广，权条陈缕析于下：

疏表散邪一方，重用焦山栀与厚朴二味。按其性，栀子寒凉，厚朴辛温，温凉搭配，温开而凉泄，这是用药的特点。栀子得豆豉（卷）即栀子豉汤，能透邪泄热，可以助桑叶、薄荷之发散，令邪从汗解；厚朴合陈皮，温燥散满，理气化湿，实开寒湿之凝滞也。

祛暑调中一方，重在祛暑，用青蒿、六一散配焦山栀，意在清热祛暑，走下焦，入膀胱，促使热从小便而出；调中者，加用枳壳、郁金、瓜蒌宽中、开膈、除烦，实为清暑泄浊，调畅气机而设。

芳淡轻宣一方，重用茅术之芳香运气，配赤苓、米仁之淡渗利湿，佐以建曲、佩兰消导醒胃。取运中之力，使中焦湿浊得化，所谓轻宣之举，实乃芳香化浊之义也。

辟浊散痧一方，重用藿、朴辟秽而散痧，配半夏开膈、降逆而止呕，加陈皮、蔻仁芳香理气之品，从而又能调整四时不正之气。

化湿透热一方，用枳壳、蒌皮、郁金以破气、解郁、散痞而宽中，用夏枯草、绿豆衣、连翘、淡竹叶既清又透之性，配焦山栀与晚蚕砂理三焦之湿邪。如此搭配，故定名为化湿透热之方。

清气泄热一方，重用寒水石之清热泻火，配连翘、竹叶、薄荷以清气热，加焦山栀、益元散，导热下行以洁净腑，用枳壳、蒌皮以散胸痞。倘若瘖疹隐隐，则当去寒水石之凉过改用桔梗、杏仁、银花之属，以利宣透肺气。

苦辛通降一方，以大承气汤加味，通肠胃之热结，加焦栀、蒌皮、楂、曲之类，直达中焦，既能宽中，又可散积。待腑气一通，热结同消。

清营凉血一方，热入营血，逼近心包，当务之急，亟待清营凉血，毋忘清透。故用鲜生地拌捣大豆卷，加丹皮为主，凉中兼透，配银、翘、焦栀以泄热，加竹叶、灯心以清心。

宣窍透邪一方，重在开窍。浊痰蒙窍是其一；热盛动风而窍闭者是其二，此二者，危象也。当重用细辛、石菖蒲急开其窍，前者可配僵蚕、半夏、竺黄、蒌皮以豁痰；后者可选银、翘、钩藤、焦栀、益元散，取息风、镇痉、泄热透邪为目的。上药配伍，宜当灵活运用，随症变通。对急救之丸散，应该先投，如至宝、紫雪、牛黄清心之类，利于热闭；苏合香丸则救痰蒙，切切牢记，不可有误。

消食化滞一方，实乃保和丸之变法也。所不同者，加厚朴、焦山栀、滑石，促使中焦之湿食得温化而从下泄，即利小便又通大便，利小便而泄湿浊，通大便以导食积。此方不用峻药攻泄而伤正，同时避免留湿复发之祸根。

祛湿通络一方，立方本意可分二端，一是用独活、防己、郁金、桑枝通筋络而止痛；一是用厚朴、焦山栀、通草化湿而利三焦，二者配合，相得益彰也。

清泄少阳一方，适用于类疟之病，非截疟之专方也。弃柴胡而重用蒿、藿二梗，加半夏、陈皮、枳壳、蔻仁理气化痰，配条芩、焦山栀、碧玉散以清热而理三焦。

清热止痢一方，重用木香、茉莉、秦皮理气止痛，燥湿和中治痢，配银花炭、地榆炭以清肠热，佐以冬葵子、碧玉散利小便而实大便。若遇里急后重、身热口燥、下利赤白者，不能止，当另选枳实导滞丸方加减为妥，达到通因通用的目的。

清热破血一方，重用桃仁、赤芍、延胡行血散瘀，配郁金、紫草凉血热而解郁结，加焦山栀、路路通以通达三焦而走脉络，对热入血室与蓄血证有一定作用，与《伤寒论》用桃核承气汤有同病异治之功。

问曰：清热解毒方，与清咽利肺方，二者之间机理若何？

师曰：二者均有咽喉肿痛，前者属暴肿而水饮不入，后者属咽痛而咳嗽痰多，故投药亦有区别。今分析于下：

清热解毒一方，全方均属清热解毒之品。突出紫草、玳瑁以助银、翘、绿豆衣清热解毒，重用板蓝根、金锁匙清利咽喉，药性专一，单刀直入，以救其急。

清咽利肺一方，药用玄参、板蓝根、苦甘草、焦山栀、连翘苦寒之剂，以清咽利喉，配桔梗、杏仁、橘红、象贝宣肺化痰，如若添上一味僵蚕，则豁痰利咽之力更强，其效更显。由此可见，二者岂非同中有异，机理不同，方名有别焉？

问曰：化湿醒脾方与清养胃阴方，同治病后胃纳不振，为何方名不同？

师曰：二者机理不同，前方治脾，因脾运受阻，不思纳谷；后方治胃，胃阴受戕，饥不欲食。一由于湿困中州而伤脾，一由于热病耗津而伤胃阴。脾胃虽然相联，治法亦当有异，分析于后：

对于化湿醒脾一方，本方用于病后湿食停滞，胃气未生。脾胃为后天之本，由于湿喜归脾，食积中宫，以致健运失职，消化无能，则何以化精微、泌糟粕、养营卫、荣肌肤？故方中取茅术、半夏、陈皮、茯苓、通草、苡仁化湿健脾，加大腹皮以理气消食，配佩兰以生胃气，重点在于化湿治脾。

对于清养胃阴一方，本方治疗余热未清，胃阴不济，消化无权，故用银柴胡、秦艽散余邪而清余热，用带皮苓、扁豆衣、冬瓜仁、仙半夏、石斛以助运化而清养胃津，以冀热退而纳增，重点在于清润治胃。

（《伤寒十八方》）

【阐释】

伤寒十八方为胡氏临证用药经验的高度总结，尤其对化湿一法的运用，有独到之处，对临证处方遣药指导意义大，值得细细玩味。

四、医案选按

（一）春温

何右。风寒外侵，肺卫不宣，咳嗽痰多，恶寒身热，苔白脉浮，当用轻药以清上焦。

前胡、荆芥、桔梗、姜半夏、橘红、枳壳、薄荷各一钱半，杏仁、象贝、竹茹各三钱。（《医林荟萃·胡宝书专辑》）

【按】感受风寒，邪在肌表，故现脉浮苔白；恶寒身热，乃肌表邪正相争之表现；咳嗽痰多，肺气不宣也。沈金鳌曰："感冒，肺病也。元气虚而腠理疏也。"治从轻药以清上焦。

（二）湿温

茹左。脉来滑数，身热口燥，恶心，中宫停积不化，苔色黄燥而厚，症属湿温，邪入阳明胃腑，倘加昏愦，恐防内闭，法宜消导清热透邪为主。

杜瓜蒌仁、连翘壳、银花、焦山栀、大豆卷各三钱，广郁金、枳壳、蝉衣各一钱半，清水芦根一支去节。

再诊：湿温症十余日，身尚燥热，烦躁呓语，苔色黄厚而燥，口渴，大便欲解不爽，脉象与前略有转机，此邪热结于阳明，腑热显然矣！恐正气虚，邪不能达外，反使邪气内侵，最怕内闭外脱，非小可之症，宜银翘散加减。

银花三钱，连翘三钱，荆芥一钱半，薄荷一钱半，豆豉四钱，牛蒡子三钱，桔梗一钱半，甘草一钱半，芦根一支去节，竹叶一钱半，焦山栀三钱，彩云曲三钱。（《医林荟萃·胡宝书专辑》）

【按】初诊案系指湿邪逗留于气分，从湿热变化为温燥阶段。由于湿滞，影响脾胃功能之运化，既有"中宫停积"，反为助热创造条件。故"脉滑数""苔黄燥""身热口燥"之症，势所必然，如不及时控制其热势得蔓延，则邪由气入营，造成高热昏迷之危候。所以治法先从消导清热为主，有利于祛邪外透。复诊用"消导清热透邪"之法不应。阳明腑症之势已成，照理可用承气之法而泻实。然而案中提示"脉象与前略有转机"，这是辨证的关键所在，说明胃气尚存。中医的根据是有胃气则生，无胃气则死。而阳明病之脉，经证当见脉洪大、腑证当见脉沉实，今证脉不符，若猛施峻剂，岂非有耗气伤津之忧。"脉滑数"说明病入阳明而外证未解。《伤寒论》44条指出"太阳病，外证未解，不可下也，下之为逆……"权以驱邪外达，杜绝邪气内陷，故用银翘散加减治之。

（三）暑温

李右。湿邪内伏，郁久化热，谵语，神识模糊，苔黄而燥，脉弦，惟左尺兼迟。此太阴之湿与阳明之热相合矣！倘仍用香燥之辈，岂非燥灼胃津，反助热邪也？邪恐内陷，谁能御之！宜银翘散加减佐利湿之品。

银花、连翘、绿豆衣、焦山栀各三钱，青蒿、炒茅术各一钱半，大豆卷、六一散、冬瓜皮各四钱。

再诊：前病暑去湿存，今又湿复招暑，烦热，口干，脉数右大，舌红。此乃阳明不和，湿转化热矣！

竹叶、粳米各三钱，石膏、滑石各四钱，半夏、通草各一钱半，生甘草、炒茅术各五分。（《医林荟萃·胡宝书专辑》）

【按】时届暑令，古人有"暑必挟湿""暑必伤气"之说。故案中突出一个"湿"字，湿性黏腻，着而难除，郁久化热。前方用清热利湿之剂，以免"暑去湿存"，留"湿复招暑"之弊。沈金鳌说："湿之中人，必原于虚。"湿邪致虚，补之有腻邪之虞。治湿之法，惟当渗利小便，别无他法。今从前后二方分析，前方用银翘散加茅术、六一散、冬瓜皮；后方用竹叶石膏汤加茅术、滑石、通草。说明除解暑清热之外，均需突出化湿渗利小便。

（四）伏暑

孙右。伏暑深秋而发，病从里出，始如疟状，日久郁化为热，苔燥干结，此热邪传入巨阳，脉虚防痉昏之变，法宜凉膈散加减。

银花、连翘、焦山栀、大豆卷、绿豆衣各三钱，六一散（包）、冬瓜皮各四钱，青蒿五分。（《医林荟萃·胡宝书专辑》）

【按】《时病论》曰："伏天所受之暑者，其邪盛患于当时，其邪微，发于秋后。"前贤谓秋时晚发即伏暑之病也。是时凉风飒飒，侵袭肌肤，新邪欲入，伏气欲出，以致寒热如疟，或微寒或微热，不能如疟分清。时届深秋，秋凉本属寒邪所胜，郁久亦能化火，与伏暑之邪相合，蒸迫脏腑，所以有传入巨阳——阳明之说。所谓"病从里出，始如疟状"，此乃邪正相争之机，由于正不胜邪，出现"脉虚"，邪热反而更趋嚣张，热结阳明之状已现，如苔燥质红、大便干结。为了祛邪存正，不致正气过伤，故而用凉膈加减以清里热，直折邪势。

（五）秋燥

陈右。湿已化燥，津液被劫，肝风易动，舌燥脉数，防痉脱。病已入危途，急予清热保津，佐以息风主之。

鲜金钗、银花、钩藤、连翘、焦山栀、粉丹皮各三钱，玄参、西瓜翠衣各四钱，羚羊角先煎一钱半，鲜生地六钱。（《医林荟萃·胡宝书专辑》）

【按】此案的病机，是湿已化燥津液被劫，津少阴伤，以致肝阴不足，阳无所制，而"肝风易动"，故见"舌燥脉数"。据此予用清热保津，佐以平肝息风，斯不失偏颇。

参考文献

[1] 沈钦荣.胡宝书传略 [J].浙江中医杂志，1991(7)：328.

[2] 浙江省中医药研究院.胡宝书//医林荟萃·浙江省名老中医学术经验选编第十四辑.杭州：浙江省中医药管理局，1994.

邵兰荪

一、生平与代表著作简介

邵兰荪（1864—1922），名国香，字兰荪，浙江山阴（今绍兴市柯桥区）人，清末民初江浙名医，世居绍兴钱清杨汛桥，曾师从名医王馥原。邵氏生平对《伤寒杂病论》《黄帝内经》《难经》等著作多有研究，尤为推崇叶天士《临证指南》和程钟龄《医学心悟》二书，其对温、暑、时感及虚劳、妇人经带的诊治颇有心得，为绍派伤寒代表医家。

邵氏一生精研医学，未有著述留存，其医案医著多为后人收集整理所成，现存有六种。邵氏著述最早见于 1936 年刊行的医学丛书《珍本医书集成》，裘吉生先生收集其临证散方，整理筛选后汇集成册，取名为《邵氏医案》，共一卷。内中不分病种科别，案上无患者姓名、地址及就诊日期，亦无复诊记载。后学曹炳章钦其学识经验，得以爰征各病家留存方案，继裘吉生《邵氏医案》后汇成《邵兰荪医案》4 卷，由史介生加以评按，收入 1937 年刊行的中医丛书《中国医学大成》内，书中收录方案 200 余则，内容大致分为风暑温热病、虚劳病、内科杂病、妇产科病等类。1987 年，中华医学会萧山分会出版《周辑邵氏医案评议》，此书为周毅修先生所辑，并由周明道、沈敏之编著评议。浙江中医药大学潘国贤教授于友人处寻得一叠邵氏方案原件，潘老经友人同意后将其刻印成《邵兰荪累验医案》一书，现藏于浙江中医药大学图书馆内，为浙江中医学院油印本。其书所分六淫之门较曹炳章先生更为合理，使邵氏擅长外感疾病诊治的特点反映得更加清晰 [1]。同时，《浙江中医杂志》于 1957 年第三期上选登了邵氏方案二十余则，为杂志编辑部寻访收集所得。浙江中医药大学图书馆藏《邵兰荪医案真迹》一书，内裱衬邵氏亲笔方案原件十八则，由魏康伯副教授题签书名[1]。此书内容上与已刊行邵氏医案并不重复，其内原件系绍兴东关牙医劳和鸣先生所珍藏，后转赠于潘国贤教授，潘老将原件装裱成册后交由浙江中医进修学校（浙江中医药大学前身）图书馆保存。另，绍兴市中医院沈钦荣主任医师于 1989 年撰写《绍兴市卫生志》时走访发现一《邵氏医案》辑本，为邵氏女婿孙懿人辑本，共 21 册。

二、学术观点和诊治经验

（一）用药轻宣多平和

轻宣平和是邵氏用药的一大特点，临床多能轻药起重疴、平和获奇效，多用质地轻清药。邵氏治疗外感病常见芳化轻宣之法，喜用质地较轻的草木花类药物，如外感暑湿之邪常用香薷、藿香、豆蔻、石菖蒲等辛香温化之品，外感温热之邪多用连翘、竹叶、金银花等辛凉清解之品。俞根初《通俗伤寒论·六经方药》载"浙绍卑湿，凡伤寒恒多夹湿。"绍兴地处卑湿之地，越人习俗喜饮茶酒，故医家辨证重湿，施治主化，用药时多以轻灵见长，所用药量亦轻。邵氏辨证亦重湿，凡证见湿者，或温散、或宣化、或轻扬、或淡渗，因绍地所患外感多夹湿邪，医家化湿之时多兼治气，于渗湿之中参以芳香理气之品，使得湿邪下趋。

邵氏医案中所载方药用量多轻，一般不超过四钱，甚则以分计。如治疗外感病时百部、青皮、蔻仁等常用药多用至八分，石菖蒲、桂枝等五至八分，广木香、生甘草等五至七分；治疗脘腹痛的川楝子常用三钱，延胡钱半至三钱，邵氏方中常用成方左金丸多用至八分等。

邵氏治病用药灵活、稳健而平和，顾护正气，同时不以峻猛求功，较少见大辛大热、大苦大寒之品，如《邵兰荪医案·湿》载："盛陵徐，

邵兰荪

胃气稍振，湿犹未净，舌滑嫩黄，脉濡，腰坠。宜渗利为妥。赤苓四钱，藿梗二钱，蔻壳钱半，仙半夏钱半，省头草钱半，焦栀子三钱，光杏仁三钱，谷芽四钱，绵茵陈三钱，通草钱半，大豆卷三钱。清煎，三帖。介按：病后余湿流于下焦，治用辛泄，又佐清热，以存阳明之液，确有见地。其湿自上中蔓延下焦。故方法仍是开泄上中，源清则流自洁之意。"此案为"病后余湿流于下焦"者，邵氏于藿梗、蔻壳、仙半夏、光杏仁等辛温渗利化湿药中加入绵茵陈、焦栀子苦寒清热，既使药性寒热配伍得宜，又防温燥劫液。脾胃同居中焦，是气血生化之源，脾的运化功能、胃气的有无对疾病的转归和预后有重要的意义。方中加入谷芽健胃醒脾，脾胃健运则气机畅达，气血生化有源。

（二）善用药引有奇思

古代医家把药引作为治病的向导，在辨证论治的基础上，添加一味直达病所的引经药以增加疗效。邵氏是善用药引的高手，现略举几味邵氏常用的引经药。

1. 路路通

路路通为金缕梅科植物枫香树的干燥成熟果序，性味苦、平，归肝、肾经，有祛风活络、利水、通经的功效。其表面有蜂窝状小孔，内里多孔道且相互交通，具有通利之性，能疏通气血经脉。邵氏治疗脘痛、腹痛以及肝气犯胃之呕吐噎膈时常以此做引，脘腹痛与肝脾胃相关，路路通不仅能疏肝行气、通阻滞之经络，亦有调和气血、保肝的功效，对于肝脾不和之脘腹痛、湿滞经络等病有较好的效果。

2. 枇杷叶、荷叶

荷叶性味苦、平，归肝、脾、胃经，有清暑化湿、升发清阳、凉血止血的功效。枇杷叶性味苦、微寒，归肺、胃经，有清肺止咳、降逆止呕的功效。枇杷叶、荷叶皆为植物的枝叶，此类药物质地较轻，常作用于上焦病证，既能宣通上焦，又有渗湿利下之功。邵氏治疗外感病常以此二味作引，荷叶多用于外感暑邪，暑热烦渴、暑湿泄泻及出血者；枇杷叶多用于咽痛、肺胃气逆病证、咳嗽之外感风寒、肝阳上逆等证。李时珍《本草纲目》载："枇杷叶气薄味厚，阳中之阳。治肺胃之病，大都取其下气之功耳。气下则火降痰顺，而逆者不逆，呕者不呕，渴者不渴，咳者不咳矣。"咳嗽者肺失宣降而气逆于上，脾胃病则多见脾胃气机升降失常，枇杷叶入肺、胃经既能引诸药直达病所，又能清肃肺气、和胃降逆，以达气机调畅之功。除此之外，邵氏病案中亦有竹叶、桑枝、活水芦根、茅草根等引经药用于外感病。

3. 陈淘米泔水

陈淘米泔水即淘米汁，是大米或糯米淘洗时第二次滤出的白色浑浊液体，古时常用于药物的炮制，可降低药物的燥性。《本草纲目·谷部》稻条下载："米泔，气味甘，凉，无毒。主治益气，止烦渴霍乱，解毒。"粳条下载"淅二泔，气味甘，寒，无毒，主治清热，止烦渴，利小便，凉血。"邵氏医案中主要见于遗尿、淋浊，证见膀胱湿热、湿热阻肺者。如《邵兰荪医案·淋浊》："长巷沈，浊流未除，小便仍属涩痛，脉濡，气口滑，舌根黄，咳逆，仍遵前法加减为妥。元月廿九日。瞿麦三钱，栝蒌仁三钱，西琥珀八分，川萆薢三钱，车前三钱，木通钱半，丹皮二钱，光杏仁三钱，甘草梢八分，海金沙四钱，血余炭一钱，（引）陈淘米泔水并煎。"方用瞿麦、车前、海金沙等苦寒通淋药以清热渗湿，瓜蒌仁、光杏仁润肺止咳，丹皮、血余炭活血化瘀，又以陈淘米泔水并煎补脾和中，增强诸药疗效，达清热渗湿、通血利窍之功。

（三）妇人患病重冲任

邵氏擅治妇科疾病，且多将奇经八脉理论用于妇科经带胎产等疾病的治疗。邵氏认为妇科疾病多与冲任二脉相关，治疗时以调理任带冲脉为主，同时重视肝、肾、胃等脏腑的辨治。《素问·上古天真论》有云"任脉通，太冲脉盛，月事以时下"，《素问·痿论》"冲脉者，经脉之海也，主渗灌溪谷，与阳明合于宗筋"，冲脉是月经之本，冲脉盛、任脉通则月经应时而下。而冲脉之充盛又与脾胃运化水谷相关，脾虚、胃纳不佳则血海渐涸、月经不至，故阳明胃气又为冲脉之本。邵氏深谙此理，故在辨治用药时更重视对脾胃的调护。

如《邵兰荪医案·调经》载："带下腰疼，脉虚细，癸涩，腹左有瘕，病在冲任。宜柔肝调经。桑寄生三钱，炒杜仲三钱，炒白芍钱半，生牡蛎四钱，全当归二钱，覆盆子三钱，木蝴蝶四分，绿萼梅钱半，茺蔚子三钱，香附三钱，鸡血藤三钱。清煎，八帖。"此病为冲任皆虚所致，冲为血海，肝主藏血，气血不调则冲任失和，经带之病渐起，故选用白芍、当归、绿萼梅、鸡血藤等柔肝固肾、理气活血药。另载："瓜沥王，癸涩后期，脉虚左涩，腰酸带下，胃纳不旺。姑宜养胃、调经、涩下。钗斛三钱，鸡血藤钱半，覆盆子三钱，小胡麻三钱，省头草三钱，炒杜仲三钱，川断三钱，丹参三钱，生牡蛎四钱，谷芽四钱，制香附三钱。清煎，十帖。"邵氏治疗妇科病时重视气血的调理，如此病为胃纳不旺、肾虚不固所致冲任失约、精血不化，治以养胃补肾。

三、医案选按

（一）暑湿

1. 蜀阜马案

暑湿伤气，脘闷发热，脉濡，右弦细，舌滑白，溺数，恶心。宜开气分为治。

八月初四日。

栝蒌皮三钱　藿香梗二钱　仙半夏钱半　炒枳壳钱半　川朴一钱
省头草三钱　条芩钱半　苦丁茶钱半　通草钱半　蔻壳钱半　滑石四钱
清煎，二帖。

【史介生按语】暑为熏蒸之气，湿为腻浊之邪，热处湿中，阻于气分，日久不解，蔓延中焦。故脘闷呕恶，发热溺数。治以芳香止呕，苦辛开肺。

2. 马安赵案

暑湿伤气，舌灰黄，汗出发热，脉虚，右濡，头目不爽，溲数。宜清热利湿为治，防重。七月二十五号丁未十二日。

淡竹叶钱半　焦六曲四钱　焦栀子三钱　藿香三钱　连翘三钱　赤苓四钱　条芩二钱　光杏仁三钱　苦丁茶钱半　大豆卷三钱　滑石四钱

（引）鲜荷叶一角

二帖。

【史介生按语】肺主皮毛，今以肺气被郁，则自汗发热而头目不爽，脉虚右濡，尤为伤暑夹湿之征。治以辛凉轻剂清解上焦，兼以渗湿，方法极是。

3. 茅蓬陈案

湿着经络，寒热交作，脉弦濡，舌黄滑，口渴，足跗冷彻骨中。宜宣明桂苓甘露饮加减。三月廿九日。

白茯苓四钱　绵茵陈二钱　滑石四钱　晚蚕砂二钱（包）　桂枝七分　煅石膏三钱　光杏仁三钱　秦艽钱半　江西术一钱　防己钱半　栝蒌根三钱　泽泻三钱

【史介生按语】湿郁脾胃之阳，脾胃以膜相连，邪伏于此，则寒热交作。脾主四肢，故足多浮肿。治以桂苓甘露饮，导湿分消而宣通其阳。

4. 盛陵徐案

中焦未和，气冲脘闷，脉滞涩，湿热蕴蓄。宜顺气和中。

乌药二钱　绵茵陈三钱　生香附三钱　枳壳钱半　厚朴一钱　泽泻三钱　沉香曲钱半　玫瑰花五朵　生牡蛎四钱　鸡内金三钱　通草钱半

清煎，四帖。

【史介生按语】牡蛎泽泻散，为治腰以下水气不行之专方。盖以泽泻能启水中之清气上行，牡蛎能化下焦之湿浊阻滞。前清叶天士先生善用古方，至用牡蛎泽泻散，只取此二味，未曾尽用原方。今此案亦宗此意，因其气冲脘闷，又佐鸡金散以理气，确治湿热蕴蓄之良剂。

（二）温热

1. 安昌徐案

温邪未净，脉尚大，午后肌热，舌白滑，呛咳面浮，大便溏薄。宜养胃、清肺息邪。

丹参三钱　生米仁四钱　银花钱半　金沸草三钱（包煎）　川贝二钱　茯苓三钱　丹皮二钱　通草钱半　省头草三钱　桔梗钱半　白前钱半

清煎，三帖。

【史介生按语】 温邪湿热未净，上冲于肺，则咳嗽面浮，阴液未复，而湿热蕴蓄则肌热便溏，必先清肺热则咳嗽自止，渗湿扶脾则便溏自瘥，佐清营热则肌热亦退。惟丹参恐是玄参之误。

2. 白马山李案

温邪上郁，头目不爽，脉数，舌微黄，身热肢楚。宜清解为主。二月廿七日。

淡竹叶钱半　苦丁茶钱半　滑石四钱　炒枳壳钱半　焦栀子二钱　炒远志肉八分　广郁金三钱　炒麦芽三钱　甘菊钱半　石菖蒲八分　干地龙钱半

清煎，二帖。

【史介生按语】 温病发出之途自少阳，热病发出之途由阳明，此病由少阳而上郁清窍，则头目不爽，渐次由阳明而化热，故身热肢楚。今以少阳、阳明同治，参用地龙、竹叶，藉清胃络之热。

（三）咳嗽

1. 安昌高案

舌白滑，脉细数，咳嗽痰迷，咯不易出，气逆，周身骨骱痛。宜防损。五月廿三日。

北沙参三钱　生石决明六钱　甜杏仁三钱　炙甘草八分　茯苓四钱　川贝二钱　怀药二钱　冬瓜子三钱　生地三钱　紫菀钱半　盐水炒橘红一钱

清煎，五帖。

又　咳不减，喉中贮痰不爽，咳不易出，脉濡细，舌滑，头晕肢楚。宜清气息风，利湿化痰。六月初五日。

栝蒌皮三钱　煨天麻八分　冬瓜子三钱　生石决明四钱　川贝三钱　白蒺藜三钱　茯苓四钱　通草钱半　甘菊钱半　光杏仁三钱　广橘红一钱

清煎，四帖。

又　湿酿成痰，喉中咯不易出，舌滑，大便不快。仍遵前法损益。

栝蒌皮三钱　金沸花三钱（包煎）　川贝二钱　通草钱半　广橘红一钱　广郁金三钱　杏仁三钱　焦山栀三钱　茯苓四钱　紫菀钱半　桑叶三钱

清煎，四帖。

【史介生按语】肝阳上越，夹湿化痰，阻滞气机，以致咳嗽而咯痰不爽。初方健脾养胃，清肺渗湿，继则参以平肝息风，终则清宣肺气，兼渗湿热。三方之中，以次方尤为灵动。

2. 大西庄宋案

呛咳喉痒，脉弦细，舌转微白，潮热较差，食入恶心。宜清肺胃化痰。四月十六号癸卯廿九日。

紫菀二钱　光杏仁三钱　炒谷芽四钱　白前钱半　川贝钱半　茯苓四钱　蔻壳一钱　橘红一钱　仙半夏钱半　青蒿梗一钱　通草钱半

清煎，三帖。

又　潮热不清，脉弦细数，咳嗽如前，溲溺赤。宜清热、通肺、化痰，防血溢。四月廿三号甲辰初七日。

秦艽钱半　霜桑叶三钱　白前钱半　焦山栀三钱　丹皮二钱　川贝二钱　广橘红一钱　通草钱半　青蒿梗一钱　地骨皮三钱　杏仁三钱

清煎，三帖。

【史介生按语】阴虚热盛，灼液成痰而为咳嗽，今以舌转微白，继则溲溺变赤，是属更感新邪之候，肺胃叠次受戕，肝阳上越莫制。前后两方既清内热，又祛新邪。但阴液骤难恢复，已属难治之症，后闻斯人于六月望边，竟至不起。录之以为辨证之一助。

（上述医案及评语均引自《重订邵兰荪医案》）

邵兰荪

参考文献

[1] 胡滨. 邵兰荪生平及其医案考略 [J]. 浙江中医学院学报，1985(01)：37-39.

[2] 邵兰荪. 重订邵兰荪医案 [M]. 北京：中国中医药出版社，2019：15，92，99-100.

[3] 严瑶琦，苗丽丽，谢志军. 绍派伤寒名医邵兰荪治疗时病用药特色探析 [J]. 新中医，2018，50(10)：269-271.

[4] 中华人民共和国药典：2015年版. 一部 [M]. 北京：中国医药科技出版社，2015.

[5] 金陵本《本草纲目》新校正 [M]. 上海：上海科学技术出版社，2008：935，937，1138.

[6] 张钰祺，龚千锋. 米泔水在中药炮制中的古今应用研究 [J]. 江西中医药，2011，42(04)：64-66.

[7] 马凤岐，杨益萍，陈永灿. 基于医案的邵兰荪妇科病奇经治法探微 [J]. 浙江中医药大学学报，2021，45(04)：367-369+374.DOI：10.16466/j.issn1005-5509.2021.04.009.

曹炳章

一、生平与代表著作简介

曹炳章（1878—1956），字赤电，浙江鄞县人。近代著名中医学家、藏书家。1892 年，随其父显卿公旅绍，入太乙堂药店做学徒。1898 年，拜师名医方晓安门下。1901 年，悬壶于春成堂药店等处。在跟随方师学习七年之后，曹氏又拜绍派大家何廉臣为师。

清末民初，西学东渐，中医药面临着前所未有的冲击和挑战，曹氏等越医积极应对。1913 年，曹氏创立和济药局，并编印《和济药学月报》及《规定药品考正》，旨在"革除乱真伪品，改进不良炮制"（《规定药品考正·绪》）。从假托乱真之去伪、名物传讹之考正、仿造伪品之革除、埋没良材之推行、不精修治之改良、采取贮藏之合法六个部分论述药品改良之方法。

方晓安授其古籍经典，为曹氏藏书之缘起。曹氏一无嗜好，居身简朴，唯在购书时不吝财帛。自谓："积蓄余资，不事资产，尽供购书，书富家贫"[1]。1912 年，曹氏已藏有千余种书籍，存于绍兴致大药店。是年三月，曹氏返甬之时，致大药店突遭火灾，藏书及手稿付之一炬。"十余年心血，尽化灰烬，呜呼痛矣"[1]。经此意外，曹氏并未一蹶不振，而是辗转绍甬重新寻购医书。至其晚年，藏书又达 3800 余种。

1929 年 2 月，南京国民政府卫生部召开第一届中央卫生委员会议，围绕"废止中医"的问题提出了四项议案。此议案公布后，全国中医药界人士莫不义愤填膺。曹氏与杭甬嘉绍等地名医组成了"救亡请愿团"，赴沪参加全国中医药团体代表大会。大会成立了全国医药团体总联合会，并组成赴南京请愿团，要求南京政府取消议案。曹氏返绍召开医药大会，报告出席大会经过，联合药业劳资合组，成立绍兴县医药支会，被推为主席。南京政府文官处"撤销一切禁锢中医法令"的批示，标志着"废止中医案"这场闹剧的结束。全国中医界的奋力抗争，唤醒了国人维护祖国医药的意识。"提倡中医以防文化侵略""提倡中药以防经济侵略"（此为抵制"废除中医药"运动中，叶开泰药号提出的口号），使我国中医药免受灭顶之灾。

帝国主义列强用坚船利炮打开了我国国门，又用鸦片掠我财富、颓我精神。曹炳章经潜心研究，编写了《鸦片瘾戒除法》，将自己的一腔热血奉献给了那个时代民生凋敝的中国。日寇入侵后，日货充斥我国市场。彼时日本向我国大量倾销一种名为"仁丹"的清暑开窍药，曹氏翻阅历代经典，结合个人临床经验，研制出比日本仁丹疗效更佳、价格更低的药物，并将其命名为"雪耻灵丹"。

1936 年，曹氏所编之《中国医学大成》刊发，国医界同仁无不为之振奋，誉此书为"寿世宝藏，医林巨观"。曹氏负薪挂角、问道勤勉、医术精湛、屡起陈疴，足见其身为医者之"精"；其考证药品、去伪存真、著作审慎、书富家贫，又足见曹氏身为医者之"诚"。而作为一名中华儿女，曹氏用实际行动挽救当时日渐衰微的国医国药。心之所善，九死不悔，曹氏不仅是一位德才兼备的医者，更是一位有着拳拳之忱的爱国者。

曹炳章的主要著作，除完成了何廉臣未完成的《通俗伤寒论》勘补外，尚有以下著作。

1.《喉痧证治要略》：成书于 1917 年，是一部耳鼻咽喉口齿类中医著作。曹氏把喉科病症分为二种：无传染性者，但云喉症；有传染性者，则为喉疫。该书专论喉疫的证因脉治。首先论述喉痧与白喉的流行病学、发病原因，以及城市与乡村地域之间的差别；接着分别论述上述两种病症的不同表现，指出喉痧、白喉皆传染最速、夭亡最多之喉疫，诊察应详辨病症、脉象、舌苔，验喉毒、视痧泡。治疗以内治六法和外治手术为主，并介绍喉痧与白喉的预防方法。末附内服方三十一首，外治方八首。

2.《秋瘟证治要略》：成书于1918年，是温病类中医著作。本书专为秋季流行疫病证治而设。曹氏认为温暑内发，秋燥新感发为秋瘟，详论秋瘟之病原、病理、诊断、证治、鉴别预防。强调会而通之，推而广之，亦可通治所有热病、温病等。

3.《彩图辨舌指南》：是曹氏在蒐集古今近百种舌诊相关文献的基础上，删繁就简，去芜存精，五易其稿而成。全书五编，六卷。详细论述了舌的生理、辨舌内容及要领、诸家辨舌治病方法、舌病有效方药和古今辨舌医案等，并附舌图130余幅。该书内容宏丰，持论中肯，文图并茂，是一部学习中医必备的验舌专书。

4.《增订伪药条辨》：是曹氏在郑肖岩《伪药条辨》的基础上增补而成的一部鉴药专著。1928年，由绍兴和济药局首次刊印，对药品的鉴别、采集、炮制等进行切合实际的论述，为鉴别药物的真伪优劣提供宝贵经验，对提高医药人员鉴别药物能力，丰富药物知识，有较大帮助。

二、学术观点与诊治经验

（一）见微知著，四诊尤重审舌

曹氏认为，舌诊在中医四诊中有着重要的参考价值和特殊的临床意义，"望舌一端，用以察病，纤毫攸分，较之用器实验，尤为明著，非若切脉凭指之涉于惝恍而杳无可据者比。"（《辨舌新编·绪》）曹氏在其著作《彩图辨舌指南》中列举了验舌分证八法。

1. 以舌之部分定脏腑。曹氏引用吴坤庵云："满舌属胃，中心亦属胃，舌尖属心，舌根属肾，两旁属肝胆，四畔属脾，舌尖应上焦，舌中应中焦，舌根应下焦，再当分形察色，在脏在腑，是寒是热，察舌辨证，实为诊断学之首要。"[2]

2. 以舌苔质地标病位。"白苔属肺，黄苔属胃，绛苔属心，灰黑脾经，紫色肾经，焦紫起刺肝热，青滑肝寒，鲜红胆经，此五色以验五脏之苗窍也。"[2]

3. 以苔色明暗识寒热。"干黄为热，润白为寒，又如舌黑或肿，或焦而干涩，或卷缩坚硬，黑而芒刺，皆实热也。如黑而兼青，黑而濡滑，黑而柔软，皆寒证也。又如阴寒舌黑苔必湿冷而滑，不燥不渴，不涩不热，脉必沉细，证必足冷，当以四逆汤温之。如舌见黑点黑圈者，水之萌发也。舌根黑者，水将至也，舌心黑者，水已止也。舌全黑如漆光者，是心火热极，而反化水象，即《内经》"亢则害，承乃制"，死无疑矣。"[2]

4. 以舌体老嫩晓虚实。"病属虚者，其舌必浮胖而娇嫩。实热之证，全舌必有黄黑积滞干焦罅裂芒刺等苔。阴虚之证，全舌必绛色无苔，虽有横直罅纹，而舌则短小不等。若全舌无苔，有津湿而光滑，或其苔白色，与舌为一，刮之不起垢腻，口唇必润泽无缝，淡白透明，是虚寒也。如纯属白舌，光滑无苔，乃脏腑气血皆虚寒也。"[2]

5. 以刮揩底色辨真假。"真者有质，刮之底色不去。假者无形，一刮底色全无。如白苔黄边舌，刮之见淡红润泽之底，为微邪也。若底留粗涩垢腻，如薄浆腐一层者，是内热也。刮之仍不净，是脾胃真热假寒也。如白苔上起黑刺，刮之黑色即净，光润不干，亦为真寒假热之症。若白苔黑根而且干厚，刮之不厚，无津燥苔，口渴消水者，真热假寒也。"[2]

6. 以合乎节气知顺逆。"顺则可治，逆则难医，如夏月人病黑苔，是时气与邪火，内外炎烁，尚有可生。如冬月黑苔厚刺，正不胜邪，必难救治也。如伤寒初起，二三日先见苔，此心肾之气败绝，内脏真色外现。又如舌全黑而不见赤色者，是水来灭火，皆为必死之症。若白苔中心渐渐黑者，乃邪热传里，红色上渐渐有黑心者，乃湿热瘟疫传变，坏症将至也。大抵尖黑犹轻，根黑最重也。"[2]

7. 以干润舌苔分阴阳。"阴虚阳盛者，其苔必干；阳虚阴盛者，其舌必滑。阴虚阳盛而火旺者，其舌必干而燥；阳虚阴盛而火衰者，其舌必滑而湿。"[2]

8.以色脉相合决生死。"生死之决于脉者,前贤垂询明且备矣。然验之于舌,则尤显而易见也。兹将舌所经验之危症,特汇而录之。舌如去膜猪腰者,舌如镜面者,舌如珠红柿者,舌糙刺如沙皮而干枯燥裂者,舌敛束如荔枝肉而绝无津液者,舌如烘糕者,舌本强者转动不活,而语言謇涩者,以上皆危候也。如舌见白苔如雪花片者脾冷而闭也;如全舌竟无苔,胃气绝也;如舌因误服芩、连而现出人字纹者;如舌卷而囊缩者,以上四症见一必死。"[2]

《彩图辨舌指南》在中西医汇通方面起到了重要作用。曹炳章曾说:"西医重实迹,中医重气化。科学哲学,实事不同。唯辨舌苔,参西衷中,义理皆同,然西医不若中医之精且细也。"曹氏认为舌诊是沟通"重实迹"之西医与"重气化"之中医的桥梁,中西医学在舌诊方面,有着类似的临床观察记录和认识,且中医舌诊在指导临床治疗中又更具优势。在编写的过程中,曹氏既能广泛收集古今有关舌诊文献,又能参阅部分现代医学著作并提出个人见解,加之此书附有精绘彩图百余张,使得《彩图辨舌指南》成为20世纪20年代具有较大影响力的验舌专书。《彩图辨舌指南》的问世,标志着曹氏关于舌诊理论体系业已完备,也展示出曹氏前半生的治学精神:师古不泥,掘隐发微。

(二)详辨霍乱,救急善用成药

对霍乱的诊治,曹氏辨证细致入微,他认为饮食不洁,或贪食肥甘,喜食水果、生冷等物,席地当风露卧,内停冷食,旬中寒邪,扰乱中宫,腹痛吐泻交作,即为霍乱。其病机为清浊不分,并俞壅塞。治宜开关通窍,行气活血。在《霍乱寒热辨证》中,他将霍乱分为夹湿、夹食、伏暑、中寒四种。在20世纪20年代,个别医家但见霍乱肢冷脉伏便用桂附,不辨寒热真假,导致许多患者被误投致死。曹氏认为当时之霍乱热证居多,寒证居少:"试观近时之霍乱,舌色多红,苔多黄燥,皆口渴引饮,吐利臭秽,小便短赤,肛热如火,总核病状,多是内真热而外假寒。虽有肢冷脉伏似寒象,即所谓热深厥深是也。见证既是热证，治宜苦辛开降，岂可妄用十滴水、哥啰颠等热药，以火上加油也。"[1]

治疗霍乱，曹氏善用成药，如用飞龙夺命丹开肺胃气、下通脾气以治疗热霍乱初起之心中不畅；用雷公散与生姜片纳入脐内艾灸以治疗霍乱之厥冷已久，胃气渐败；用樟脑精酒摩擦四肢，以治疗霍乱肢冷转筋等症状；用藿香露吞太乙救苦丹，以治疗霍乱腹痛水泄。霍乱初起未吐泻，或已吐泻、胸闷腹痛者，可服辟瘟丹、纯阳正气丸。暑秽湿热，霍乱泄泻，黄疸疟痢，以甘露消毒丹主治，兼有食滞，则加楂曲平胃散。此外，曹氏还列举了一些霍乱的外治方法，如霍乱四肢厥冷者，用吴茱萸一两研细末，和盐卤调涂两手足心，以导引内热达四肢。或以吴萸、食盐各数两炒热，布包熨拓脐下亦妙。或用生姜二两，生葱头二两，生萝卜四两，同捣烂如泥，炒热用布包扎，熨运肚腹。

（三）用药轻灵，论治常顾暑湿

稽山巍巍，鉴水汤汤，特殊的地理环境和自然气候使暑湿病成为绍兴地区的常见病、多发病。襟江带湖，山川相缪，越人喜食鱼虾螺蚬等多湿阴柔之品，加之夏季贪饮生冷，乃至脾胃损伤。而绍郡常高温多雨，暑湿合邪为患。正如叶天士所云："天之暑热一动，地之湿浊自腾，人在蒸淫热迫之中。"曹炳章说"人在此气交之中，受其炎蒸，元气强者，三焦精气足，或可抗邪。元气虚者，三焦精气不足，无隙可避。可见正气亏虚是本病损其脾胃，乘暑天而作病也。"（《暑病证治要略·弁言》）曹氏在暑湿病的治疗上有独到见解。《暑病证治要略》中，曹氏将暑病分为伤暑、中暑、暑湿、伏暑、夏月伤寒五类："夫伤暑者，冒伤暑热为病者也；中暑者，酷暑之时，在烈日下工作，或跋涉长途，卒倒昏厥者也；暑湿者，长夏湿令，受暑挟湿，但分暑重湿少者为暑温，暑少湿多者为暑湿，乃暑与湿合病者也；伏暑者，乃长夏受暑，不即发病，伏于膜原三焦，至深秋初冬，新凉外受，则内外相引，而为寒热类疟，或为正疟阴疟，或为痢疾……暑月伤寒者，乃炎暑之时，避暑于深堂大厦，好饮冰水瓜果，外感寒邪，内伤生冷。因暑无从而中，寒从人事自伤，故名暑月伤寒也"。(《暑病证治要略·暑病种类》)在治疗上，对于暑邪由口鼻入肺者："治以常山涤膈膜之痰，槟榔达肓原之气，草果、厚朴消除肠胃之浊邪，黄芩、知母清理肠胃之热邪，复以菖蒲透膜，青皮达下，甘草和中"。(《暑病证治要略·暑伏三焦膜原考》)对于伏暑之湿遏热伏之证："治法以蚕砂、滑石、萎皮、郁金化滞宣气开郁，鲜生地捣豆豉、青蒿、白薇、焦栀以清透营热从外达。湿化热透，大便自下，小溲亦长。若误用羌、防、枳、朴则化燥，反加胸闷干呕。若用硝、黄妄下，则下利稀水，口舌化燥，胸闷干呕，热亦增剧，脾胃浊垢，因化燥而不下。"(《暑病证治要略·伏暑》)

（四）防治并举，长于透痧宽喉

白喉和喉痧是喉科传染病，中医理论认为其病因是感受时行疫疠之邪。曹氏在喉科方面具有丰富的临床经验，在《喉痧证治要略》中，曹氏从病因、病状、病理、诊断、治疗、预防等方面分析了白喉、喉痧两大疾病。

曹氏提出喉痧病因多为外因，白喉病因多为内因："考喉疫病原，因于天气为患者，喉痧为多；因于人事自伤者，白喉为多。"(《喉痧证治要略·喉痧白喉之原因》)

喉痧的病状，曹氏将其分为五候：喉痧由疫毒内伏，其将发之先必五内烦躁，手掌心热，憎寒发热，烦闷口渴，渐渐咽痛。有痧者，热势必壮，用红纸裹细草纸，撚成纸卷，蘸香油燃着，用手逼住火光，照看头面颈项，见有痧点隐隐及周身肤腠通红者，无论晒痧红肿腐烂与否，但觉咽痛，均属喉痧，此初候之病状也。二候始则懔懔恶寒，后但发热，或乍寒乍热，无汗烦渴，咽喉肿痛。痧则红晕成片，突起如云而无点粒，肌红如涂朱；痧则红点如尘沙，摸之有点，其形似痘，视之无津，皆发于肺胃。邪微者，仍能饮食。三候身发壮热，胸痞咽阻，食不能下，喉赤肿痛，痧郁不达，或痧透后有如疙瘩块者，发则多痒而麻木（此因肝热湿痰在胃），溲赤便闭。四候身热如灼，丹痧隐伏，喉肿而烂，神识昏闭，耳前后肿，颊车不开，唇紧肤黑，溺涩便闭。五候毒焰

曹炳章

内陷，喉烂臭黑，风火交煽，神昏痉厥，丹痧内陷，反成下利，气喘音哑，鼻煽鼻煤，舌苔焦黑，甚则舌卷囊缩，肺肝已绝，顷刻云亡。

关于白喉的病状，曹氏也进行了详细例举：白喉初起，浑身发热，头部、遍身骨节俱痛，喉内或痛或不痛，舌白无津，脉多浮紧，此初起之候。迨热稍退，而喉内微硬且闭，白点随现，亦有发见二三日而白始见者。若热甚，白条白块黏连成片，密布喉际，或满口皆白，苔虽白燥，而舌质必红，不若喉痧之或滑或黏，满口黏涎。再重则喉肿极疼且闭，饮水即呛，眼红声哑，白片满布，口喷臭秽之气，此白喉之剧症也。

病理方面，曹氏认为喉痧之邪来势凶猛，一拥直上，紧逼咽喉之间，不能四散分布；白喉多由风燥、煤毒、纸烟及煎炒辛热之毒以致阴虚液亏。

在喉痧与白喉的诊断上，曹氏提出了五种方法：

1.审体质。若夫禀厚，正气旺，疫毒虽厉，邪不胜正，医者对症立方，可许药到春回，而失治误治，亦易伤命。正虚者，灼热无汗，脉极细软，面色㿠白，或淡红微燥，此正气虚脱也。阴虚者，症同正虚，唯舌绛且光，脉丝细数，甚或痉厥，此阴液枯涸也。二者，无论喉痧白喉，用药甚难，而且伤命极速。

2.察脉象。喉痧之脉，初起浮之濡涩，按之沉滑，此伏气在内，肌腠怫郁之象也。左弦紧者，风胜故也；右反沉者，邪遏气道也；脉形郁伏者，疫邪遏于表也；弦数者，疫火盛也；右寸伏者，误进寒凉，喉已腐而肺气不布也；左寸亦伏者，邪陷已深，上焦气道欲闭也；左关独弦者，阴气先伤，邪气乘虚而犯肝胆。沉数或沉弦，或右寸独大，或两寸并沉，或左部兼紧者，皆邪郁未伸之象也。数大空虚者，正虚不胜邪也；沉细软弱者，阳症见阴脉也，皆为逆候。若喉痧误治之脉，则似浮非浮，似洪非洪，似数非数，脉既模糊不清，症亦错综不齐，皆为喉痧不治之症。白喉之脉，初起浮紧，势甚时必洪数，余则略同。

3.辨舌苔。喉痧初起，舌苔白滑者，表有风寒，湿邪未化火也；舌白不渴，或微渴而兼滑腻者，内挟秽浊不正之气也；或渴甚而苔仍白滑者，邪火束表分也。白喉苔白必燥，而舌质仍红，不若喉痧之苔滑，黏涎满口。舌苔微黄者，邪在胃经气分，渐从热化也；黄燥者，痧毒内炽也；舌尖绛者，热邪由血管直逼心房也；舌纯绛，色鲜泽，边尖起刺，痧已透者，为营热外泄；未透者，舌必紫绛而干，根边多带黄白厚腻之苔，此表邪未达，痧毒已渐及营分，为难治。舌绛中心焦黑者，血液因痧毒内燔，而津液枯涸也；舌黑起刺者，血枯液涸也。舌干绛而硬，中心焦，神昏者，痧毒攻心也；舌短缩者，肾肝气绝也，皆为不治。

4. 验喉毒。喉痧初起，喉痛红肿者，热也；继则紫肿者，热极也；白腐者，湿毒重于热也；黄腐者湿热相乘也。（譬之一物，火逼则焦腐，置之潮湿之处亦能糜烂，故白腐则不痛，黄腐则痛缓也）喉烂浅而零星者，疫毒轻；喉烂深而满布者，疫毒重。气清者毒轻，气秽者毒重。吹药后，痰涎垂滴者顺，无痰涎者险。白腐白块渐退，退后肉色红润者吉；白块忽隐，及自退落后肉色紫黑者凶。此喉痧之看法也。若白喉初起，喉微痛，或不痛，有随起而白随现者，有至二三日而白始见者，有白点、白条、白块不等者，甚至满喉白者。若白块自落，鼻孔流血，口喷臭气，两目直视，亦为不治。

5. 视痧疱。喉痧初起之时，痧点隐约，甚或密布肌红，且多发于邪盛火旺之时，其色鲜红而紫艳。若白喉初起，并无痧点，既见痧点，亦必发于毒退邪轻之际，其色必淡红而枯燥。且喉痧症，痧之形色尖疏红润者顺，紫滞干枯者逆；部位自头面至足者顺，自足至头面者逆；先胸背而后四肢者顺，先四肢而后胸背者逆。总之，痧以透发为吉，隐约为凶。痧有一见即化者，有透后始化者。其如疙瘩块者，发时多痒而麻本。若痧点云密，又发白疱，疱密有浆，此火毒极盛也；若肤黑欲脱，胃经血毒重也，皆属危象。

曹氏将喉痧与白喉的治疗分为内服汤药法与外治手术法。其中内服汤药法又分为六法，一是疏达，宣疏肺气，开达皮腠；二是清泄，清其血分之伏火，泄其气分之结热；三是消化，消其毒涎瘀血，化其黏痰气滞；四是下夺，上病下取，引而夺之；五是救液，救肺胃之津液；六是和中，健脾阳以和胃气。外治介绍了撑嘴钳、压舌片、弯喉刀、探喉镜四种医疗器械，以及空针法、提毒药、噙漱药、探吐法、刮颈筋、吹喉药等六种外治方法。

喉痧与白喉之预防，曹氏在《喉痧与白喉之预防》一文中，总结喉症预防有三法：即医生预防、未病预防、临病预防。如"凡医生入疫喉病家，诊脉看喉，不宜与病者近坐及正对坐，宜存气少言。若看喉内有白点白块，切勿动手用刮，刮损则毒气涣散，不可救治。若是白喉，嘱病人不可近煤炭等，即灯火亦不宜近照，恐外火引动内火，病必加重。并不可多卧，卧则气必上逆，必须背部用绵物填高，使火毒下行，以免毒气上壅，此我医家最宜注意，必须一一告诫，病家不可轻忽"[1]。体现了中医学对于传染性疾病的防治理念。

三、原文选释

（一）论夹疝伤寒

【原文】

疝气初病在气分之间，聚则塞痛，高突攻冲；散则鸣响，上嗳气，下泄气而休。宜青木香散（青木香、槟榔各二钱，川楝子三钱，淡吴萸、炮川乌、小茴香各一钱，乌药、橘核、木通各钱半，降香八分，公丁香四分，食盐少许，生研为末，以酒水各半，葱白五枚，煎汤调送之。少顷再进，一日三服）最效。若癫疝水疝，因败精恶血结气凝湿，伏风积在阴囊所致，延及胀大、麻木、钓痛、奔突等候，宜七制金铃子丸（大川楝子四十九个，分七处，每处七个，各以酒浸胀取起，俟干，秤小茴香五钱、阿魏三钱、破故纸三钱、黑丑三钱、槟榔三钱、巴豆肉十四粒去衣、斑蝥十四个去头足各以炒川楝子七个，炒至焦黑为度。惟巴豆、斑蝥，炒后拣去不用，余药与川楝子共研末，再加肉桂、广木香、香附各三钱，合为细末，酒面糊为丸，梧子大，空心每服三十丸，青盐汤送下，日一服）。二方皆屡经效验，故附录之。亦有因春温、风温、时毒喉痧，先发热自汗，曾经发颐，误用凉遏，余毒由少阳循经，传入厥阴，下流睾丸，亦偏坠肿痛，形似疝气，宜疏通血络，以鲜生地五钱，捣豆豉二钱，黑山栀、延胡索各二钱，土贝母二钱，川楝子三个，蝉衣钱半，苏木、红花各八分，赤芍钱半，丹皮二钱，桃仁十四粒，水煎服，此证甚多，是方亦验，古今方书多未载，特附志之。（《通俗伤寒论·夹疝伤寒》曹炳章按语）

【阐释】

这是曹氏在原书《夹疝伤寒》节的按语，所补充的方子实用，值得重视。《通俗伤寒论》中夹疝伤寒的治法分为两种：其一为张仲景之"温散、祛寒，调营补虚"之法；其二为张子和之辛香疏气之法。曹氏所列青木香散、七制金铃子丸既有温散祛寒之功，又具辛香疏气之效。而青木香散偏于治疗初病邪在气分，七制金铃子丸偏于治疗癫疝、水疝寒湿之气聚于囊中。而第三方主治温邪时毒误治，少阳循经传入厥阴所致偏坠肿痛，此症状"形似疝气"，而非疝气，需加以鉴别。

（二）论夹阴伤寒

【原文】

宋爱人曰：徐灵胎《医学源流论》曰，今之医者曰，有人入房之后，或遗精之后，其复感冒风寒而发热者，谓之阴证，不问其见证若何，总用参、术、附、桂、姜、茋等温热峻补之药，此可称绝倒者也。阴虚之人，而感风寒，亦由太阳经入，仍属阳邪，其热必盛，兼以躁闷烦闷，尤宜清热解邪，岂可反用热药？若果直入三阴，则断无发热之理，必有恶寒蜷卧，厥冷喜热等症，方可用温散也。然亦终无用滋补之法者。即如伤寒瘥后，房事不慎，又发寒热，谓之女劳复，此乃久虚之人，复患大证。依今人之见，尤宜峻补者也，而古人治之，仅用竹茹一升煎汤后。故凡治病之法，总视目前之现症状况，如果六脉沉迟，表里皆寒，的系三阴寒证者，即使其人本体强壮，又或绝欲十年，亦从阴治。若使所见脉证，的系阳邪，发热烦渴便闭，并无三阴寒证者，即使其人本体虚弱，又复房劳过度，亦从阳治。如《伤寒论》中，阳明大寒之症，宜用葛根、黄芩、白虎承气之类。设使转瞬之间，转入三阴，即改用温补。若阴症转变阳症，治法亦可于温补后，改用凉散，此一定之法也。

喻嘉言治黄长人犯房劳，病伤寒十余日厥逆，医将投以姜、桂温散之药，作阴症治矣。喻改进调胃承气汤，而厥还热透，继以大柴胡汤，而热退身安。归而告门人曰：凡伤寒病，初起发热，煎熬津液，鼻干口渴便闭，渐至发厥者，不问而知为热也。若阳证勿变阴厥者，万中无一也。盖阴厥得之阴证，一起便直中阴证，唇青面白，遍体冷汗，便利不渴，身倦多睡，醒则人事了了，与伤寒传经之热邪转入转深，人事昏厥者万万不同。如是证先犯房事后成伤寒，世医无不为阴证之名所惑，往往投以四逆等汤，促其暴亡，而卒至阴竭莫救，致冤鬼夜号，尚不知悟也。夫房劳而至伤寒者，其势不过比常较重，如发热则热之极，恶寒则寒之甚，头痛则痛之剧。所以然者，以阴虚阳往乘之，非阴盛无阳之比也。伤寒初起，便觉发热发渴，定然阴分先亏，是以治阴症以救阳为主，治伤寒以救阴为主。伤寒纵有阳虚，治当看其人之血肉充甚，阴分可受阳药者，方可还阳。若面黧舌黑，身如枯柴，一团邪火内燔腑脏，则阴已先尽，何阳可还耶？故见厥除热，存津液之气于什一，已失之晚，况敢助阳劫阴乎？

汪苓友《伤寒辨证广注》曰：人身一阴阳耳，而阴阳之根蒂，皆本于肾。好色之徒，两肾受伤，阴虚者多，阳虚者少。阳虚者，命门火衰也；阴虚者，肾中水竭也。凡人入房过度，则精多所遗，所遗之精，皆为水而属阴。况其作强之时，心火必炽，火炽则水流，水愈流则火愈炽，五内燥热，外复伤寒而病邪热，两热相交，肾水必枯。其人发烦躁，而舌黑生芒，则就死矣。语曰"伤寒偏打下虚人"者，正此谓也。或曰诚如子言，则是人病伤寒，无所为阴症矣。余曰有之。阴证中寒也，其证乃是阳虚。阳虚之人，命门火衰，其平日必言语低微，饮食不化，四肢痿厥，腰以下冷，前阴不举，小便清白。此为正气不足，复为寒邪所袭，表里四末皆冷，是为真寒之症。然亦不全因入房所致，即小儿亦有阴症者，斯恍然于房后不可尽作阴症观矣。据炳章经验所得，风寒感冒于表，食物生冷由胃传脾，为真夹阴伤寒。若行房后，伤寒身热，其病不从行房而得，无夹阴可言，其治法亦照表症用药。惟伤寒热退新瘥，即犯房事，名曰房劳复，身热、下身沉重疼痛。大病初瘥，元气精血本虚，犯房失精，重虚其虚，新邪乘虚而入故身热，败精留于精室，而下身沉重作痛，治宜扶元清热，化瘀导浊，仍大小便而出。(《通俗伤寒论·夹阴伤寒》曹炳章按语)

【阐释】

曹氏借前贤之言，结合本人经验所得，补充俞根初夹阴伤寒条文，有理有据，其"凡治病之法，总视目前之现症状况，如果六脉沉迟，表里皆寒，的系三阴寒证者，即使其人本体强壮，又或绝欲十年，亦从阴治。若使所见脉证，的系阳邪，发热烦渴便闭，并无三阴寒证者，即使其人本体虚弱，又复房劳过度，亦从阳治"，更具深意。

(三) 论夹痨伤寒

【原文】

景岳曰：虚损之症，必有所因；而似损非损之症，其来则骤。盖以外感风寒不为解散，而误作内伤，或用温补，或用清凉，或用消导，以致外邪郁伏，久留不散，而为寒热往来。及为潮热咳嗽，其证全似劳损。若用治损之法，滋阴等剂以治，愈更留邪，热蒸日久。非损成损矣，欲辨此者，但当审其并无积渐之因，或身有疼痛，而微汗则热退，无汗则复热；或见大声咳嗽，脉虽弦紧，而不甚数；或兼和缓等症，则虽病至一二月，而邪有不解，病终不退者，本非劳损，误治以假弄真也。如寒热往来不止者，宜用一二三四五柴胡等饮，斟酌用之。兼咳嗽者，柴陈煎；若脾肾气虚，而兼咳嗽者，金水六君煎；或邪有未解，而兼寒热者，仍加柴胡 (诸方均见景岳《新方八阵》)。有一种血分郁滞，气行而血不行，徒为蒸热，俟蒸气散，微汗而热退者，此宜活血为主。总之外感多而虚劳少者，以解外感表邪为重，惟避忌刚燥伤阴之味足矣。若外感轻微内虚甚者，则阳虚护阳，阴虚滋阴，见证施治，必须详辨属虚属实，属寒属热，斟酌尽善，庶几不误治矣。

又按吴又可曰：凡人向有他病尪羸，或久疟，或内伤瘀血，或吐血、便血、咳血，男子遗精白浊，精气枯涸，女人崩漏带下，血枯经闭之类，以致肌肉消烁，邪火独存，故脉近于数也。此际稍感疫气，医家病家，见其谷食暴绝，更加胸膈痞闷，身疼发热，彻夜不寐，指为原病加重，误以绝谷为脾虚，以身痛为血虚，以不寐为神虚，遂投参、术、归、地、茯神、枣仁之类，愈进愈危。知者稍以疫法治之，发热减半，不时得睡，谷食渐进，但数脉不去，肢体时疼，胸胁锥痛，过期不愈，医以杂药频试，补之则邪火愈炽，泻之则损脾坏胃，滋之则胶邪愈固，散之则经络益虚，疏之则精气愈耗，守之则日削近死。盖但知其伏邪已溃，表里分传，里证虽除，不知正气衰微，不能托出，表邪留而不去，因与血脉合而为一，结为痼疾也。肢体时疼者，邪与荣气搏也；脉数身热不去者，邪火病郁也；胁下锥痛者，火邪结于膜膈也；过期不愈者，凡疫邪交卸，近在一七，远在二七，甚至三七，过此不愈者，因非其治，不为坏症，即为痼疾也。夫痼疾者，所谓客邪胶固于血脉，主客交浑，最难得解，且愈久益固，治法当乘其大肉未消，真元未败，急用三甲散（鳖甲、龟甲炙各一钱，炒穿甲、蝉衣、僵蚕、煅牡蛎、当归各五分，䗪虫三个，炒白芍七分，甘草三分，为末，水二钟，煎八分，滤清温服），多有得生者。若素有老疟，或瘅疟者，加牛膝、首乌各一钱；若胃弱作泻者，各药宜用九蒸九晒；若素有郁痰者，加贝母一钱；老痰者，加瓜蒌霜五分；若呕者勿用；若咽干作痒者，加花粉、知母各五分；若素有干咳者，加甜杏仁二钱五分捣烂，若素有内伤瘀血者，倍䗪虫，加桃仁一钱研。是证外感夹体虚，若非审慎周详，一或误治，死生随之。（《通俗伤寒论·夹痨伤寒》曹炳章按语）

【阐释】

夹痨伤寒，治之难矣！曹氏借治虚大家张景岳、治疫高手吴又可之经验，参以己意，有论有方，诚为有心得者也。"寒热往来不止者""或邪有未解，而兼寒热者"，此投柴胡，为景岳《新方八略》之"散略"，散其表证也；柴陈煎亦为"散略"治其伤风兼寒；金水六君煎为"和略"，"和方之制，和其不和者也"治其肺肾虚寒，水泛为痰。而又可所言夹痨伤寒多为外感兼有体虚，表里分传，极易失治误治。治宜表里兼顾，详审其平素体质，方能处置。

（四）论临经伤寒

【原文】

朱丹溪云：血室。方氏云：血室为营血停留之所，经血集会之处，即冲脉，所谓血海是也。诸家皆从其说，惟柯氏云血室，肝也。肝为藏血之脏，故称血室。陈自明云：巢氏《病源》并《产宝方》，并谓之胞门、子户，张仲景谓之血室。《卫生宝鉴》云"血室"者，《素问》所谓"女子胞"，即产肠也。程式《医彀》云：子官，即血室也。张介宾《类经附翼》云：子户，即子宫，俗谓子肠。医家以冲任之脉盛于此，则月事以时下，故名曰血室。据最近西医学说，亦名子宫。许叔微所谓"方未受孕，则下行之，以为月事；既妊娠，则中蓄之以养胎；及已产，则上壅之以为乳，皆血也"。据炳章意察，为月事，为养胎，皆血是也，其既产以为乳者，乳非血也。乳者，乃饮食入胃化出之乳糜汁而为乳，实未成血之物也。若不为乳，以此汁再入循环器，则化赤而为血，再经运行于周身，后清血荣经，其浊血流入血室，下行为月事，已妊娠者以养胎。盖血室即子宫，平时则蓄血以行经，妊娠则系胎。凡行经时，则子门开张而下泄。故伤寒中风，适值经来，而邪热得直入血室。亦有经未至期，因热盛蒸迫血室，则血亦下行。顺则热随血泄，经行后热反化轻。否则热甚冲入胞门，阻拒其行经，下泄之血，留蓄胞门为瘀，以致血室之热，无从得泄，病必增剧。炳章前治偏门快阁姚姓妇伏暑，初病时尚食荤腥肉面，兼服补品，迨热重胃闭始停，而后身灼热，胸痞便闭，小溲短涩，因热逼血室，经水受迫而来，以致热入血室，俄顷未净经止，证现耳聋目闭，手足瘛疭，神昏谵语，便闭溲涩。前医皆遵热入血室例，治多罔效，至病势危殆，始邀余诊治。余诊其脉，弦数搏指，舌底苔灰黑黄焦，浮铺苔上，且腻厚板实，舌尖深绛，边紫兼青，询其前由，阅其服方，参考现症，断其为热入血室瘀塞胞门，胞门瘀阻不除，清血室热之药，无从得进，故诸治不应。余主先去除胞门积瘀，冀以清热熄风，遂重用蚕砂、鼠粪、蛞蝓，化浊道以通胞门之瘀塞；硝、

曹炳章

黄、攻坚积；牙皂涤污垢；地鳖、桃仁，逐瘀通络；鲜地合大黄，能化瘀泄热；鲜大青、钩藤、羚羊，清血热而熄肝风；鲜菖蒲、天竺黄，豁痰而开心窍。服一剂，逾五六句钟，大便即下黑垢瘀血块，成团成颗粒者甚多，热退其半，瘕疾即定，神识略清。次晨复诊，脉势已平，而舌苔松腐，黑垢满堆，刮去瓢余，未减其半，逾时又厚，继进桃仁承气汤，加化滞清热之品。服至五剂，苔垢始净，身热亦退，胃纳渐动，调理而瘥。考此证先病伏暑挟湿，继则挟食，再则阻经停瘀，湿蒸热灼，便闭溲涩，血室伏热内灼，胞门凝瘀阻塞，以致邪无出路。前医以凉血清热之剂，以清血室，然药力不能直入瘀塞之胞门，故皆罔效。余之收效，在通瘀导浊，以二矢浊味，攻胞门之浊道也。前证若用小柴胡汤，则大误矣。盖温暑治法，与正伤寒不同，叶氏《温热论》，已辨之甚详，再节录于下，以资参考。叶天士云：经水适来适断，邪将陷入血室，少阳伤寒言之详悉，不复多赘。但数动（数动，辨脉也，温病之脉数动，与伤寒热入血室之脉迟者不同），与正伤寒不同，仲景立小柴胡汤，提出所陷热邪，以参枣扶胃气，冲脉隶属阳明也。此惟虚者为合法。若热邪陷入，与血相结者（较热入血室、不与血相结者为重），当从陶氏小柴胡汤去参、枣，加鲜生地、桃仁、楂肉、丹皮或犀角等，凉血散血，使血不与热相搏，而后能和解，如陶氏之法也。若本经血结自甚，或挟有瘀伤宿血，挟热而得者，其证必少腹满痛，轻者刺期门，以泄其实，使气行瘀散也。重者小柴胡汤，去参枣之甘药，加延胡索、归尾、桃仁，以利其气，破其血也。挟寒加桂心，气滞加香附、陈皮、枳壳。然热陷血室之证，多有谵语如狂之象，与阳明胃实相似，此种病机，最须辨别。血结者，身体必重，非若阳明之轻转便捷。何以故？盖阴主重浊，络脉被阻，身之侧傍气痹，连及胸背，皆拘束不遂，故去邪通络，正合其治。往往延久，致上逆心胞，胸中痹痛，即陶氏所谓"血结胸"也，用犀角地黄汤，加大黄、桃仁、红花、枳实，最为合法。（《通俗伤寒·临经伤寒》曹炳章按语）

【阐释】

曹氏以亲身经历之验案阐述临经伤寒之治法，"断其为热入血室瘀塞胞门，胞门瘀阻不除，清血室热之药，无从得进，故诸治不应。余主先去除胞门积瘀，冀以清热息风"，先后得宜，始转危为安。

（五）论产后伤寒

【原文】

叶天士云：至于产后之法，按方书谓慎用苦寒，恐伤其已亡之阴也。然亦要辨其邪能从上中解者，稍从证用之，亦无妨也。不过弗犯下焦，且属虚体，当如虚怯人病邪而治。总之毋犯实实虚虚之戒。况产后当气血沸腾之候，最多空窦，邪势必乘虚内陷，虚处受邪，为难治也。吴鞠通云：无粮之师，利于速战。若畏产后虚怯，用药过轻，延至三四日后，反不胜药矣。又云：治产后之症，自有妙法，手下所治系实证，目中心中意中注定是产后。识证真，对病确，一击而罢。治上不犯中，治中不犯下，目中清楚，指下明了，治产后之能事毕矣。可为后学之圭臬，吾人宜熟读而谨记之。（《通俗伤寒论·产后伤寒》曹炳章按语）

【阐释】

曹氏借鞠通之口，道出治疗产后伤寒之要则转痉："识证真，对病确，一击而罢。治上不犯中，治中不犯下，目中清楚，指下明了，治产后之能事毕矣。"

（六）论伤寒转痉

【原文】

石氏《医原》"论痉病证治"一则，颇有发明，录之以备参考。石芾南云：世俗未解六气致病之理，不知六气最易化燥，及小儿尤易化燥之理，见儿发热，不问何邪，概曰风寒，辄与辛燥升散，杂以苦温苦涩消导，津液耗伤，致成痉瘛。乃见儿痉瘛，便称惊风，乱投冰麝金石苦寒慓悍毒药，以为开窍镇惊，清热祛风，家藏丹丸，世传秘方，多系如此，误治甚多。又或将惊字误作筋字，挑筋刺血，强推强拿，其在富贵之家，酿祸尤速。尝见荐医荐方，接踵而至，此医用热，彼医用寒，一日之间，七方十剂遍尝，刀针金石全施；又或送鬼叩神，此摇彼唤，使

曹炳章

儿无片刻之安；重棉厚絮，炉火壶汤，使儿在热盒之内。假使延一明理之医，对症施治，夫何至于此极？大抵痉病多由于燥热化风，虽名曰风，实是肝阳为病，筋失滋养，故致强急，试举其大略言之。风寒初起，发热无汗，无论痉与不痉，治以辛润，如杏仁、牛蒡、桔梗之类。寒重者，加温润，如葱白、生姜之类。风温温热，治以辛凉，于辛润法中，酌加微苦，如桑叶、姜皮、栀皮、连翘、蔗皮、梨皮、沙参之类。热重者，酌加凉润轻品，如银花、菊花、知母、羚角、竹叶、芦根、梨汁、蔗汁之类；湿痰，加半夏、蜜炙橘红之类；热痰，加川贝母、天竺黄、瓜蒌霜、花粉、胆星之类。燥火甚者，清燥救肺汤，在所必用；湿夹热者，加辛凉辛苦，如蔻仁、通草、茯苓、滑石、鲜竹叶、鲜荷叶、扁豆花、姜炒川连之类；阴液亏极，色悴窍干，无涕无泪，口喑不能言，宜速救液，如鲜生地、麦冬、元参、鲜首乌、阿胶、鸡子黄、鲜石斛、生玉竹、女贞子、牡蛎、龟板之类，液虚燥极，必多进方回，切勿中途易法，致令不救。

又按王勋臣小儿抽风之论，实亦瘛疭之类，即吴鞠通所谓"内伤饮食痉"，世俗所谓慢脾风是也。王清任曰：夫抽风一症，今人治之不效者，非今人错治，乃古方误人。此证多由于伤寒温疫，或痘疹吐泻等证，病久而抽，则名曰慢惊风。慢惊风三字相连立名，不但文义不通，亦未细察病源。若真是风，风之中人，必有由皮肤入经络，亦必有由表入里之证可查。既查无外感之表证，何得总言是风？其所以言风者，因见其病发作之时，项背反张，两目天吊，口噤不开，口流涎沫，咽喉痰声，昏沉不省人事，以为中风无疑。殊不知项背反张，四肢抽搐，手指固握，乃气虚不固肢体也；两目天吊，口噤不开，乃气虚不上升也；口流涎沫，乃气虚不归原也。元气既虚，必不能达于血管，血管无气，必停留而瘀，以一气虚血瘀之证，反用散风清火之方，服散风药，无风则散气；服清火药，无火则凝血；再服攻伐克消之方，气败血亡，岂能望生。每见业小儿科阅历多者，绝不误人。因抽风古方不效，见抽风则弃而不治。亦有看小儿现在之证，知必抽风，虽无方调治，亦必告知病家，此病恐将来抽风。凡将欲抽风之前，必先见抽风之证，如见顶门下陷，昏睡露睛，口中摇舌，不能啼哭，哭无眼泪，鼻孔煽动，咽喉痰声，头低不抬，口噤无声，四肢冰冷，口吐白沫，胸高如碗，喘息气促，面色青白，汗出如水，不能裹乳，大便绿色，腹内空鸣，下泻上嗽，肌肉跳动，俱是抽风先兆。前二十证，不必全见，但见一二证，则知将来必抽。其中有可治者，有不可治者。若露睛天吊，不食不哭，痰鸣气喘，病虽沉重，乃可治之证；若天庭灰黑，肾子收缩，或脉微细，或脉全无，外形虽轻，乃不治之症。可治者，宜可保立苏汤主之（生黄芪一两五钱、党参三钱、白术二钱、甘草二钱、当归二钱、白芍二钱、炒枣仁三钱、萸肉二钱、枸杞子二钱、破故纸一钱、桃核肉一枚，水煎服。此方专治小儿因伤寒瘟疫，或痘疹吐泻等证，病久气虚，四肢抽搐，项背反张，两目天吊，口流涎沫，昏沉不省人事。至其分两，指四岁小儿而言；若两岁者可减半；若一岁者可用三分之一；若二三月者，可用四分之一，不必拘于剂数。余治此证一日之间，用至二三剂者，服至不抽，必告知病家，不可因不抽，遂不服药，必多服数剂，气足方妥）。又按所述二十余证，皆虚寒之象，故尚可救药，若虚中挟热，则难治矣。余治马氏小儿，甫匝月患痉病，发表攻里，汤丸杂投，针刺兼施，而痉不止，昼夜十数作。诊之左臂上伸，右臂下垂，手固握，目斜视，口流涎，肢搐搦，身微热，用灯草、薄荷、白蜜煎汤，少点姜汁，磨紫金锭灌之，痉减半，再服热退而痉未全止，改用可保立苏汤两剂全愈。（《通俗伤寒论·伤寒转痉》曹炳章按语）

【阐释】

曹氏治马儿案以轻药起重症，深得治痉要义。患儿痉病，前医诊无章法，针药俱下，而致刚满月的婴儿津伤液耗，痉瘛不止。曹氏深谙"六气最易化燥，小儿尤易化燥"之理。先投灯草、薄荷、白蜜、姜汁合紫金锭，用于开窍辟瘟，缓解痉瘛症状。热退后，又投可保立苏汤大补元气、温养脾肾。曹氏借鉴前人经验，明辨痉病病机，纠正了"惊风致痉瘛"的错误观点。

（七）论伤寒食复

【原文】

热病瘥后，饮酒而复热。盖酒味辛而大热，伤寒前热未已，而又饮酒，则转加热甚而增剧，必兼烦闷干呕，口燥不纳等症，急用川连、葛花、连翘、生栀、枳实、乌梅、银花解之。林澜用小柴胡汤加葛根、黄连、乌梅。脉洪大者，人参白虎汤加葛根、黄连，或竹叶石膏汤加鸡距子亦妙。《千金方》云：大病瘥后，食猪肉及羊血肥鱼油腻等，必大下利，难治；食饼、饵、粢、黍、饴、餔、烩、馇、枣、栗、诸果坚实难消之物，胃气虚弱，不能消化，必更结热。不下必死，下之复危，皆难治也。瘥后食一切肉面者，病更发；饮酒又食蒜韭菜者，病更发；食生鱼鲊，下利不止；食生菜及瓜，令颜色终身不复；食生枣、羊肉，膈上作热蒸；食犬羊等肉，作骨蒸；新汗解后，饮冷水者，损心胞，令人虚，虽补不复。《金匮》云：时病新瘥，食生菜者，手足必肿。此皆瘥后食物之禁也。（《通俗伤寒论·伤寒食复》曹炳章按语）

【阐释】

此曹氏根据前人经验所列瘥后食物之禁也。酒者，气烈而辛热，易损脾胃津液；食肉及油腻之物，易增湿增浊；食坚实难消之物，易损伤脾阳并致胃气虚弱；食葱蒜韭菜等味辛之物，有散气之弊；食生冷则易伤阳气，不利于病体恢复。

（八）论伤寒房复

【原文】

王士雄云：阴阳二易，余谓之热入血室症。第阴易较重于阳易，以女人病热之气，本从阴户出也。古人用烧裈之义最精，取其能引热邪，仍由原路去，故阴易须剪所交接女人未浣裈裆。《千金》用月经赤帛，亦从此脱胎。《活人书》治房劳头重眼花，小腹绞痛，用豭鼠粪汤（鼠粪两头尖者十四粒、韭白根一握，水二钟煎），不可热服，随症加减，有黏汗为效。或调烧裈散，同服。女劳复，头重目花，腹中绞痛有热者，用刮青竹皮半升，煎服，随症加减，调烧裈散、赤衣散（治女劳复，并阴易，以室女月经布近阴处，剪一方，烧灰，调药服下）。虚弱脉微者，以四君子汤，送烧裈散；或人参三白汤，调赤衣散服之。小腹里急，脉沉逆冷，当归四逆汤加附子、吴萸，送赤衣散，仍以吴萸一升，酒炒熨少腹。大便不通，昏乱惊惕者，宜妙香丸（辰砂三钱，冰片三分，腻粉、麝香、牛黄各三分，金箔五张，巴豆霜一钱，上为末，另研入黄蜡三钱、蜜一匙，同炼匀，和药为丸，每两作三十丸）。弱者服三丸，壮者五丸，米汤送下，大便通即止。若妇人病未平复，有犯房事，小腹急痛，连腰胯痛，四肢不仁，无热者，宜当归白术散（当归、白术、附子、桂枝、炙甘、白芍、黄芪、人参、姜、枣，水煎），调服烧裈散。阴阳易病，热气上冲，胸中烦闷，手足挛拳，搐搦如风状者，宜瓜蒌竹茹汤（瓜蒌根、青竹茹，水煎），吞服烧裈散。易老则分寒热而治：若伤在少阴肾经，有寒无热者，以附子汤，调下烧裈散；若伤在厥阴肝经者，以当归四逆汤，加吴茱萸、附子，送下烧裈散主之；如有热者，以鼠屎竹茹汤之类，送下烧裈散主之。要在审察脉证，分其寒热而治矣。《阴证略例》云：阴阳房劳，果得阴脉，当随证用之。若脉在厥阴，当归四逆汤，送下烧裈散；若脉在少阴，通脉四逆汤，送下烧裈散；若脉在太阴，四顺理中丸，送下烧裈散。王肯堂曰：尝治伤寒病未平复，犯房室，命在须臾，用独参汤，调烧裈散。凡服参一二斤余，得愈者三四人。信哉，用药不可执一也。

余尝治温热瘥后房复，头重眼花，腰背痛，小腹里急绞痛，串胯筋挛，身热，心胸烦闷，便闭溲短，用鼠屎二钱、人中白三钱、晚蚕砂三钱、鲜生地五钱捣生锦纹一钱、蜣螂虫一钱、桃仁钱半、冬葵子三钱、川黄柏一钱、木通钱半、甘草梢八分，取其以浊导浊，效如桴鼓。经治验多人，而不用烧裈散亦能取效。王士雄云：竹茹、花粉、韭白、滑石、白薇、川楝子、槐米、绿豆、甘草梢、土茯苓等药，亦可采用。考古人房劳复，多为不治之症，如《千金方》曰：魏督邮顾子献，伤寒瘥后，请华佗视脉曰，虽瘥，尚虚未得复，阳气不足，慎勿劳事尚可，女劳则死，当吐舌数寸。其妇闻其夫瘥，从百余里来省之，经数交接，三日发热，口噤，临死舌出数寸。凡大病新瘥，未满百日，气力未平复，而房室者，略无不死。有盖证者，疾愈后六十日，已能射猎，以房室即吐涎而死。近一大夫，小得伤寒，瘥已十余日，能乘马往来，自谓平复，以房室即小腹急痛，手足拘挛而死。庞安常曰：新瘥精髓枯燥，故犯房事必死，如前举之类是也。(《通俗伤寒论·伤寒食复》曹炳章按语)

【阐释】

曹氏以古人所记伤寒房复之案，为今人戒。前世医家多用烧裈散、赤衣散合其他诸药用以治疗男女伤寒房复。而曹氏认为亦可取"以浊导浊"之法，而不必尽用烧裈散，为治疗伤寒房复提供了另一种治疗思路。另外，曹氏也强调"古人房劳复，多为不治之症"，大病新瘥，未满百日，虽能乘马射猎，但犯房事者必死。

四、方剂选录

(一) 治霍乱常用方

1. 霍乱通治方

治霍乱舌白，胸中泛泛，周身不畅，欲吐不吐，欲泻不泻，承其尚未吐泻，即服此方。使重者转轻，轻者即愈。

鲜藿香钱半　新会皮钱半　赤茯苓二钱　竹沥半夏钱半　白蔻仁七分　淡竹茹二钱　广郁金二钱　鲜荷叶包滑石三钱

阴阳水煎，微冷服。(《曹炳章医学论文集》)

2. 湿霍乱初起方

治湿霍乱初起舌白，上吐下泻，脘闷腹痛，寒热口不渴者，即服此方。

鲜藿香钱半　制川朴一钱　制半夏二钱　鲜荷叶包滑石三钱　白蔻仁八分(冲)　姜炒川连六分　炒黄芩二钱　淡豆豉钱半　紫金片五分(研冲)

阴阳水煎，微冷服。(《曹炳章医学论文集》)

3. 热霍乱初起方

治热霍乱舌灰腻，或黄燥，或边尖红，中薄白。呕吐酸腐食物，心胸懊热，小便短赤，肛门热，下利黄臭粪水，口渴引饮，脉沉数或弦数者，此方主之。

淡豆豉二钱　焦山栀三钱　炒黄芩二钱　姜炒竹茹二钱　藿香钱半荷叶包滑石三钱　扁豆衣钱半　左金丸钱半（包煎）　飞龙夺命丹一分（冲入）

阴阳水煎，冷服。如转筋者，加鲜勒人藤一两。(《曹炳章医学论文集》)

4. 寒霍乱初起方

治寒霍乱呕吐清水，泻下亦清水，自汗肢冷，喜饮热汤，脉沉细而微，舌白带青者，此方服之。

吴萸六分拌炒川连八分　川桂枝钱半　淡干姜八分　浙茯苓三钱焦白术二钱　炒白芍三钱　新会皮一钱　霍乱定中酒三分（冲）

水煎冷服。(《曹炳章医学论文集》)

【按语】

霍乱由感受秽浊之气致人体气机受阻、遂致变生百症，总以宣畅气机、芳淡清轻、利湿化痰为其治疗要则，临证时尤须分清虚实、寒热湿孰重孰轻，随证施治。一般来说，早期实证多，后其虚实夹杂、虚证多；根据患者体质不同及感受湿、寒、热邪之各异，可出现偏湿、偏热、偏寒之症，曹氏这四首治霍乱方可为初学者治霍乱指明途径，有的放矢，而临证多兼夹证，当灵活应用。

（二）治伤暑常用方

1. 清暑饮

冒暑初入肌表，头晕肌热，汗出咳嗽，宜清暑饮。

全青蒿（钱半）　薄荷（一钱）　六一散（三钱）　生扁豆（三钱）连翘（三钱）　赤苓（三钱）　通草（一钱）　瓜蒌皮（二钱）　绿豆衣

（二钱）（《暑病证治要略·伤暑》）

2. 消暑解毒汤

冒暑入肌肉，头胀烦躁，周身烧热，身如针刺，或有赤肿块，宜消暑解毒汤。

黄连（八分） 黄芩（钱半） 六一散（三钱） 参叶（六分） 金银花（二钱） 连翘（三钱） 绿豆衣（二钱） 茯苓（三钱） 半夏（钱半） 西瓜翠衣（三钱）（《暑病证治要略·伤暑》）

3. 增损胃苓汤

冒暑入肠胃，腹痛水泻，口渴欲饮，呕哕，小便短涩，宜增损胃苓汤。

炒苍术（钱半） 川朴（一钱） 广皮（一钱） 茯苓（三钱） 猪苓（二钱） 泽泻（二钱） 广藿香（钱半） 滑石（三钱） 淡竹茹（二钱） 姜炒川连（八分）（《暑病证治要略·伤暑》）

4. 桂苓利水汤

冒暑入气分，烦热口渴，饮水过多，胸腹胀满，小便短少，宜桂苓利水汤。

官桂（七分） 茯苓（三钱） 六一散（三钱） 鲜冬瓜皮子（一两五钱） 荷叶（一角） 猪苓（二钱） 泽泻（二钱）（《暑病证治要略·伤暑》）

5. 黄连四苓汤

冒暑饮酒，引暑入胃肠，酒热与暑热相并，发热大渴，汗出烦躁，小便不利，其色如血，宜黄连四苓汤。

小川连（八分） 西瓜翠衣（三钱） 天花粉（三钱） 鸡距子（三钱） 炒苍术（二钱） 猪苓（二钱） 泽泻（二钱） 赤苓（三钱） 鲜冬瓜皮子（一两五钱）（《暑病证治要略·伤暑》）

5. 清暑香薷饮

暑伤毛窍、腠理、肌肉，面垢头胀，肌肤灼热，微恶风寒，汗少，舌薄白燥腻，脉浮滑，宜清暑香薷饮。

香薷（一钱） 六一散（三钱） 西瓜翠衣（五钱） 丝瓜叶（三

片） 苦杏仁（三钱） 通草（一钱） 扁豆衣（三钱） 银花（二钱） 鲜冬瓜皮子（一两五钱） 淡竹叶（三十片） 赤苓（三钱）（《暑病证治要略·伤暑》）

【按语】暑多夹热夹湿，易伤肠胃，曹氏所列治暑诸方，外祛暑邪，内安脏腑，宣上畅中导下，用鲜药、芳淡轻清药，颇切实用，得绍派精髓。

五、医案选按

伏暑下利危证案

孙伯雄君令郎，年十九岁，素体瘦怯，神经灵敏，阴液不足，肝火甚旺，属神经质。于八月初三日在杭患伏暑，即延杭诸大医诊治，多无成效。至十五日雇肩舆过江，买棹回绍。又经绍多名医治疗，大抵非芳香淡渗利湿，即消导攻克，以致邪火日甚，津液日烁，肝阳亦挟邪火上腾。肝阳与命火同处脊里，升则同升，藏则同藏，命火上升，则脾无此火，不能蒸腐水谷，故泄泻。膀胱无此火，则不能化气，而小便短涩，所饮药水，尽入大肠以增泄泻，此为致危之原因也。故是症自廿五六日起，唇上焦黑干燥，舌绛燥干硬，大便泄泻如流，日夜十余次，小便短赤，点滴疼痛，此以前之病因也。至九月初三日，诸医束手，佥云不治，由包越瑚君举荐余治。余诊其脉，左手弦劲而数，溢出鱼际。右手洪数，溢出寸口，尺部不起。唇上焦黑，舌绛短而硬，苔焦黑无津，口腔亦极燥，干呕灼热，神昏谵语，其所语多是未病前在学校经过之事。循衣撮空，目赤而红，时欲起床。大便日泻五六次，夜泻八九次，或如涎沫，或兼颗粒。小溲赤而滴涩痛，危状尽露。余诊断此症，原因由邪热着营络，盘踞日久，烁耗津液，液涸动风。下焦龙雷之火挟之上腾，于是上焦之火更甚，而下焦反少命火。即日服增液生津之品，或饮茶水，脾胃虽能受纳，然无命火，则不能腐化输运。膀胱无命火，则不能蒸腾化气而为小便，以致所饮所食，皆不敷布，遂下流作泻，而小便反

曹炳章

· 237 ·

短涩。虽服诸药,皆成罔效。余主先镇纳肝阳,滋液生津,兼清邪热息风。佐以芩连坚阴,庶几龙雷之火,仍潜伏命门。而脾胃膀胱复能腐化蒸腾,则泄泻能止。上逆之火下潜,心脑顿失蒙蔽,则神识亦能清明。勉拟此法,或可望其转机,否则恐有上厥下脱之虞。拟方列后。(初三上午九句钟初诊方)

石决明六钱生打,铁皮鲜斛三钱,生白芍四钱,左牡蛎八钱生打,米炒麦冬三钱,毛西参八分,双钩藤四钱后入,姜炒竹茹二钱,东白薇三钱,黑元参五钱,炒川连八分,辰砂拌茯神四钱,炒黄芩二钱,青龙齿四钱生打,引加灶心土五钱包煎。

初四日上午复诊。服昨方后,按左手弦劲较减其半,惟仍数,右三部亦数;舌绛,仍干硬而短。干呕撮空循衣已除,泄泻日夜已减至四次。身热较减,谵语亦少。败象已减其半,似有转机。再当镇肝育阴,滋液息风以治之。立方于后。(初四日上午拟次诊方)

前方去元参、竹茹、白薇、辰砂拌茯神,加炒生玉竹二钱,建兰叶四片,鲜柠檬一片分两煎。另用鲜稻穗七支,鲜茅根一两,鲜竹叶卅片,煎代茶饮。

初五日上午三诊。左手脉弦已平过半,肝阳亦平,舌虽绛燥,较前已软,渐能伸长。泄泻已止,烦热谵语,尚未尽除,兼有干咳少寐。仍用柔肝养阴,滋液泄热(上午拟,上午即服)。方附后:

鲜生地三钱,乌玄参四钱,石决明一两,太子参一钱,鲜石斛一钱,原麦冬三钱,生牡蛎八钱,东白薇三钱,川贝母二钱,赤茯神三钱,淡竹茹二钱,鲜柠檬一片,雅梨肉三片。

初六日上午四诊。左脉弦数已平,右手弦滑。舌绛转润而胖,烦躁谵语偶有,夜能多寐。咳嗽稠痰,间有血点。肝阳虽平,肺中阴火仍未潜藏,再宜育阴潜阳为治。方附后:

鲜生地四钱,炒生玉竹钱半,生白芍三钱,鲜石斛三钱,生石决明六钱,生牡蛎六钱,太子参一钱,辰拌麦冬三钱,东白薇三钱,川贝母三钱,远志肉钱半,鲜柠檬一片,鲜梨汁半杯冲,萝卜汁一瓢冲,灯心一九。

初七日五诊。左脉弦数，右浮芤而数。舌红渐淡，惟咳嗽黏痰不爽，兼咯血鼻衄，皆紫红凝瘀成块，此属肺胃热逼而成瘀血。近因火平热退，气血渐行常道，上焦热瘀之血，不能归入经隧，逼之上溢而为咯血鼻血，亦佳兆也。宜降气清血热，通络化瘀滞为要。

鲜生地五钱，捣生锦纹四分，仙鹤草四钱，东白薇三钱，醋炒竹茹三钱，丹皮炭钱半，川贝母三钱，天花粉二钱，旋覆花三钱包，紫降香五分，鲜茅根廿支，鲜竹叶三十片。

初八日六诊。弦数、浮芤之脉均已渐平，舌红润少津，咯血鼻衄已止，咳嗽亦减，惟便结不畅，小便溲已长，间有潮热，此属浮游余热未尽，再当生津滋液育阴退热为治。

鲜生地五钱，黑元参四钱，生白芍三钱，鲜石斛三钱，生鳖甲三钱，银柴胡三钱，东白薇三钱，川贝母三钱，破麦冬二钱，地骨皮四钱，生牡蛎八钱，鲜竹叶廿片，鲜茅根十支。此方服两剂。

初十日七诊。按脉左弦滑，右濡数。潮热尚未尽退。虽仍咳嗽，痰已爽吐，津液渐充，肺部结涎伏痰，亦得外出。故舌转红润软敛瘦小。宜再清热润肺。

鲜生地五钱，杜兜铃钱半，地骨皮四钱，黑元参四钱，川贝母三钱，石决明六钱，淡天冬二钱，鲜竹茹二钱，东白薇三钱，鲜茅根廿支，雅梨肉五钱，枇杷叶四片去毛净。

十一日八诊。前方服一剂，昨夜十句钟忽然烦躁胸闷，起卧不安而不寐，逾时即发细白痦，自胸口至腹部密布，摸之刺手，四肢甚少，背部则无。此阳明伏热盘踞卫分，因气津血液已充，而能送达重出肤表。自发痦后，烦热即退，胸腹周身较未发前更为舒畅，舌转红软，即寐多时，又下大便一次，色黑挟紫红瘀痰，此在里结热宿垢，悉从大便而下，皆属余热肃清之佳兆，可无虑也，惟白痦虽绽足，而卫分津液亦致虚，再当益胃滋液，扶元养阴，为其补助。

太子参一钱，米炒麦冬二钱，生扁豆三钱，鲜石斛三钱，炒生玉竹钱半，生白芍三钱，川贝母三钱，生左牡蛎六钱，东白薇三钱，西紫菀三钱，五味子十四粒，雅梨肉五钱，鲜茅根廿支去衣。此方服二剂，十二日亦服此方。

十三日下午三时九诊。脉舌如昨，惟大便下血紫红成块，腹中疼痛，此属下焦蓄血，挟肠间积热宿垢，由大便排泄而出。亦为肃清三焦之佳征。再当凉血清肠热为治。

鲜生地五钱，炒白芍三钱，炒黄芩钱半，生鳖甲三钱，炒麦冬二钱，东白薇三钱，炒苦参一钱，荆芥炭一钱，鲜茅根三十支，鲜竹叶廿片。

十四日下午十诊。服昨方，今日大便欲解不解，小便涩痛。脉弦坚微数，舌淡红微胖。尖中浮垢已退，苔根微白黄腻。微寒微热，咳嗽稠痰，肝热袭肺，逗留不退。再当宣肺化痰。滋液清热。

鲜生地五钱，焦栀皮钱半，甘草梢一钱，鲜石斛三钱，瓜蒌皮钱半，汉木通一钱，生鳖甲三钱，淡竹茹二钱，天花粉钱半，川贝母三钱，东白薇三钱，鲜竹叶廿片，鲜枇杷叶四片去毛净，鲜茅根廿支去衣洗。

十五日十一诊。舌红苔微白，脉左沉弦，右濡缓，微寒微热，咳嗽黏痰，大便又下溏酱一次，小溲渐长。肝经余热刑肺，宜清肝润肺，和胃化痰。

北沙参三钱，鲜石斛三钱，川贝母二钱，西紫菀三钱，炒麦冬二钱，黑元参四钱，真柿霜一钱，野百合三钱，旋覆花三钱包，远志钱半，炒知母钱半，淡竹茹二钱，鲜枇杷叶三片去毛净。此方服二剂。

十七日下午十二诊。脉已和缓，舌转淡红，咳嗽已少，大便转黄，语声爽亮，胃纳渐动，病候已除。元神未复，再当调胃扶元，润肺化痰。

北沙参三钱，鲜石斛三钱，川贝母二钱，炒麦冬二钱，淮山药三钱，野百合三钱，旋覆花三钱包，柿霜一钱，制远志钱半。

十九日十三诊。脉仍和缓，两手均平，舌淡红，尖苔微白，咳嗽痰少，大便二日不解。胃纳虽动，尚不多进，仍宜养液敛肝，宣肺醒胃。

鲜铁皮斛三钱，炒白芍三钱，全瓜蒌四钱，米炒麦冬二钱，乌梅肉五分，新会白五分，辰砂茯神四钱，广郁金二钱，制远志钱半，宣木瓜一钱，苦丁茶二钱，车前子三钱，鲜竹叶十四片，此方服二剂。

廿一日午后十四诊。脉弦坚微数，舌心红润，两畔滑腻，尖白燥。咳嗽已稀。小溲黄，大便自十六日解后尚未下，心经尚有留热，肺气因此失降。故舌心红润，两畔滑腻，尖反白燥。此属肝肾阴火凌心。再当凉心宣达肺气，以传达肾经阴火下行为宜。

鲜生地五钱，全瓜蒌六钱，光杏仁三钱，焦栀皮钱半，淡天冬二钱，黑芝麻三钱，西紫菀三钱，炒知母二钱，鲜石斛三钱，淡竹茹二钱，白前三钱，苦丁茶二钱，鲜枇杷叶四片去毛筋净，车前子三钱。

廿六日午后十五诊。服前方一剂，廿二日大便下一次甚多。又服一剂，大便至今日尚未下。惟胃纳略增，能吃厚粥，脉已和缓，舌淡红润，精神渐强，起坐自如，惜乎大便又四日不解，再以益气滋肾阴为妥。

盐炒潞党二钱，淡苁蓉三钱，黑元参五钱，青盐炒熟地四钱，生白芍三钱，霍石斛三钱，生打淮山药三钱，炒麦冬二钱，黑芝麻三钱，生鳖甲三钱，生牡蛎四钱，炒乌梅肉五分。此方服四帖后，廿九日及十月初一日，大便各下一次，下时肚腹热痛，燥矢成坚颗，下后腹部甚爽快，粥不充饥，已吃软饭，能步行数武耳。

十月初一日下午二句钟诊。适大便解过，脉舌均平。面有神采，语言爽亮，胃强极欲多食，余嘱看护人不与多食，惟分次频频与食，庶几少食易化，化尽再与，可免食复之累。惟肢体仍无力，复用前法加减治之。

大熟地四钱，淡苁蓉三钱，黑元参四钱，炒麦冬二钱，淡天冬二钱，霍石斛三钱，炒麻仁三钱，打淮药三钱，黑芝麻三钱，生白芍三钱，制远志钱半，盐水炒潞党三钱。此方服四剂后，大便二日一解，是日已吃饭，惟油腻仍禁食。盖是新瘥后，若早食油腻黏滞各物，必面黄起油光或面畜乏力倦怠，动作气促自汗或转便溏足肿，反致不易复原，饭菜嘱用熟萝卜、咸菜、笋干、开洋等，必须汤水清汁之品，庶不致停滞作满。如此调养，至初八、九日，胃纳大进，较未病时尚增，精神日强，步履亦能恢复原状矣。

初十日午后复诊。面黄已退，白面肥满，手臂亦生肉，肌肤自落屑后，亦红润白嫩如常，病容脱除，已复原状矣。再拟补旋心脾法。以归脾汤加味治之。

炒潞党三钱，大熟地四钱，炒麦冬二钱，枸杞子二钱，炙黄芪三钱，白归身二钱，辰茯神三钱，制远志钱半，生白术钱半，炒白芍三钱，炒麻仁三钱，新会白八分，桂圆肉五枚。服五帖后不服药，止此竟功。

按：此证本属夏秋常有之病，且无留案之必要，然此君素体怯弱，其病由轻而重，由重而入危险之途，经余治疗一个月，方脱离危险，而至恢复健康，其中经过许多变化且能方方得力，步步见效，全案一方不缺，一手奏功，一切调养，亦能惟余命是从，病家有此诚心，医家负责设法，而能收此效果，故余谓此案不独为临床之实录，亦可为治斯病之殷鉴耳。故敢录之。是否有当？质诸同人教正。(《曹炳章医学论文集》)

【按】诚如曹氏自谓，"此证本属夏秋常有之病，且无留案之必要"，然此案过程之全，病情变化之复杂，医患配合之默契，值得细味。

参考文献

[1] 王咪咪.曹炳章医学论文集[C].北京：学苑出版社，2011：85-89，143-151，257-261.

[2] 曹炳章.辨舌指南[M].福州：福建科学技术出版社，2006：108-114.

[3] 何廉臣.增订通俗伤寒论[M].福州：福建科学技术出版社，2004：412-481.

徐荣斋

一、生平与代表著作简介

徐荣斋（1911—1982），早年字国椿，晚年自号三补老人，浙江绍兴人，家住城内缪家桥河沿。1911 年 9 月，家境殷实的徐家喜得贵子，徐父期望自家孩子在这时局动荡的年代，仍有书可读，有学可上，故为儿取名荣斋。徐荣斋的祖父是个儒医，年幼的徐荣斋常常闻及邻里夸赞祖父的仁心仁术，可惜祖父死得早，徐氏并没有见面，只是读到祖父留下来的半柜木刻和手抄医书，也因此对中医产生了浓厚兴趣。徐氏早年师从晚清名医赵晴初的高足——杨质安先生，又问道于曹炳章先生，深得曹氏赏识。建国后，徐氏曾在绍兴二院工作，20 世纪 50 年代末执教于浙江中医学院，曾担任《浙江中医学院学报》编辑室主任，省劳动模范。晚年发表《以"治学三境界"的精神学习〈内经〉》一文，广受赞誉。范永升谓"徐氏之于医，可谓始于《内经》而终于《内经》。始于《内经》者，学医从《内经》始；终于《内经》者，终生以阐释《内经》为己任，孜孜矻矻数十春秋"[1]。徐氏毕生研究绍派伤寒，用十年磨一剑的精神编著《重订通俗伤寒论》，首次对绍派伤寒进行探源析流，并培养了一批研究绍派的年轻人，是当代研究绍派伤寒的领军人物。

徐氏代表作《重订通俗伤寒论》，本着"推陈出新，去芜存菁"的精神，将原著加以重订，原书共一百十八节，重订时删去十节，合并三节，增补三节，现为一百零八节，仍十二章。曹炳章评价徐氏之作："点缀者删削之，繁杂者合并之，罅漏者补正之。"[2] 该书于 1956 年由新医书局、1956年上海卫生出版社出版。

徐氏重订的特色及重点一是删繁。如原书第一章第一节"六经气化"——太阳之上，寒气治之，中见少阴等一段文字；第三节"六经关键"——太阳为开，阳明为阖，少阳为枢等一段文字（《重订通俗伤寒论·写在重订通俗伤寒论前》）；另外在"六经病证"中，俞氏分析六经的本证、标证、中见证、兼证等认为详细得近于繁复了，并指出"六经病证"是根据急性发热病的经过而分为六个阶段，每个阶段根据不同的症状分作若干亚类，每类各有若干大同小异的综合症即可。寥寥数语的阐述，有着传统画式的留白。第六章（甲）第三节"张长沙四言脉诀"及第四节"钩玄"，都是理论和实际结合不起来的；近贤恽铁樵、陆渊雷两先生也说明了这类学说不可靠。第二章"六经方药"中周越铭附入的"方歌"及第六章（丙）周越铭增附的"六经舌苔歌"，意义已见正文，歌词又欠顺口。第十二章第四节"情欲调理法"全篇（系指原书章节）说理笼统，不合现代要求，以上均全部删去（六经部分补入陈逊斋的"六经病理"，脉象部分补入姜白鸥的"脉理新解"）。其他节、目有重复的均予适当合并，以节约读者目力。如原书第一章第四节"六经部分"是紧密接着本章第一节"六经形层"，它概括了表里上下整个机体，呈现出"六经纵横面"的一个体系，这两节已予合并。又原书第九章第四节"夹气伤寒"，它仅仅是伤寒夹证中某一部分的致病因素，也即是同章第八节"夹痞伤寒"的一个组成部分，不能作为独立的病名，爽快地把"夹气伤寒"并入"夹痞伤寒"中。又原书第九章第十四节"夹阴伤寒"，其病名与同章第六节重复，观察它的病因，是感冒风寒又食冷物，则等于"夹食伤寒"，所列症状与治法也同于"夹食"，现在把它并入第一节"夹食伤寒"中，庶免分歧（《重订通俗伤寒论·写在重订通俗伤寒论前》）。

二是辨误。第二章"六经方药"中的"养荣承气汤"，何秀山按语"重加知母，清养血液以滋燥"句，徐氏认为"知母"是"生地"之误。第四章第四节"血实证"。徐氏认为"血实证"不能成立，瘀血、蓄血，本质上是血的病态，何况书中本节所说，完全是"血瘀"，不能看作是

"血实"。并且指出，所谓"实"者，是"塞实"的实，不是"充实"的实[3]。第八章第十五节"大头伤寒"篇中，俞氏在"因""证""脉"各论中，一再提及三阳时毒、厥阴时毒、三阳同受时毒、少厥并受时毒等，而徐氏认为其实质皆为"头部丹毒"，在治疗上不必从三阳、厥阴中兜圈子，但应注重病因及证候。第十章"伤寒坏证"中的"伤寒转痉"一节，所讲述者应该是"伤寒变症的痉"，而不是"伤寒类症的痉"。吴坤安《伤寒指掌》里说："伤寒类症，伤寒变症，治分两途"（《重订通俗伤寒论·伤寒转痉》）。徐氏认为俞氏把"伤寒类症的痉"与"伤寒变症的痉"混在一起，是不够恰当的。

此外，有理论虽参差，但尚不到扬弃的标准者，如第四章第七节"气虚血瘀证"、第八节"气实血虚证"，其限于知识不能解说的，则存疑待教。《重订通俗伤寒论·写在重订通俗伤寒论前》有些就所知者酌量解说，如第八章第十六节"黄耳伤寒"，病名似始于张石顽，症状见于巢元方（《重订通俗伤寒论·黄耳伤寒》）。俞氏所述，相当于西医书的"耳疔"和"中耳炎"。第十七节"赤膈伤寒"，何廉臣先生谓即系"肺痈"，治法推江阴曹颖甫先生，第一步开泄肺气；第二步去痈脓；第三步破除痰结；第四步扶养肺阴。惟补救之方，推《千金》黄昏汤为最。

三是阐发。有观点不够明确或学说有剩义者，各引证事物，分析问题，加以考订。如第九章第四节"夹血伤寒"，虽然消瘀则当分部位。第十三节"夹痨伤寒"，应首先确定虚劳病人患了伤寒，既不是因伤寒而变成的虚劳，更不是单纯的虚劳症（《重订通俗伤寒论·夹痨伤寒》）。第十四节"临经伤寒"，仲景《伤寒论》治法各异，而后人一遇此证，不问病状若何概用小柴胡汤治之。不知因伤寒而患此证者极少，因温热而患此证者甚多。凡病皆有寒热，热能入血室，寒亦能入血室。及第十章第一节"寒伤转痉"，此为太阳未曾表汗而发痉，是伤寒类症；伤寒表，汗多而成痉，乃是伤寒变症，治法各不同。此外有理论不着边际，应需作具体申述者，均搜采最近学说予以发挥。如第八章第四节"伤寒兼症"中的"疫疟"，因那个年代绍兴不曾发生过疫疟，特摘录1934

徐荣斋

年江苏省如皋县中医院公会巡回诊疗队工作报告，以充实治例。第八节"湿温伤寒"乃一大症，当须分别湿重、热重，现症与治法，判分两歧，节载何廉臣先生主编的《湿温时疫治疗法》，以资补充。第十二章第五节"起居调理法"，转录《健康报》第三五零期摘载"北京市各医院推行医疗保护制的情况"一文，以作印证，而资取法。何氏在1916年以后所发表关于论伤寒温热的学说、散见于其他书刊者，则分别按类采入。每节之间，并根据徐氏25年来在研习中所获得浅深不同的体会，著于文字以作补充。第十二章更增入"病中调护法"一节，以补直原作之阙。第五章"伤寒诊法"中补充"察耳鼻"，盖肾开窍于耳，少阳之脉络耳中。补充"察呼吸"包括气粗、气微、气短、气喘、鼻扇、肩息、息高、气息岔涌8种。对于"问大便"，补充了解大便的硬度、数量、颜色、有没有血或黏液等。认为过去的治疗，能影响现在的病状和征候，对"查旧方"予以补充。

　　还补充了一种尚不到"痹"的程度的"风湿证"，如雷少逸《时病论》所说："风湿之病，其症头痛发热，微汗恶寒，骨节烦疼，体重微肿，小便欠利，脉来浮缓"。徐氏认为当分析是风胜还是湿胜。如果属于风胜，则势必热化，治宜先用七味葱白汤以通络祛风，使风湿从微汗而解；次用木防己汤加减以利湿清热，使已从热化之湿，从小便排泄；最后用五叶茅根汤以清余热。如属湿胜，须要照顾病人阳气的不足，用桂枝附子汤辛甘发散为主，五苓散辛淡渗泄为辅——仿张仲景"徐徐微汗"的治法。由于"徐"则风湿俱去，"骤"则风去而湿仍留着，此为"风湿伤寒"本病的治法。更有一种"历节痛风"，症见头痛身热、肢节拘挛而痛，《病源》《千金》《外台》均谓之历节风。以其痛循历四肢的关节，因之名历节风。何廉臣先生说："历节痛风，因于寒者，辛温发散；因于热者，辛凉轻扬，固已。但宜分辨痛状施治……原因各异，故处方用药，亦是不同。可见病因不一，所以《内经》有治病必求于本之训也"。曹颖甫先生则根据经方的实验，说："肢节疼痛，病名历节，此证起于风邪外感，汗出不畅，久久湿流关节，脉迟而滑，属寒湿。其微者用桂枝芍药知母汤，其剧者宜乌头汤"。（以上均见《重订通俗伤寒

论·风湿伤寒》)

《读书教学与临证》，本书按读书体会、教学讲座、临证经验三部分收载了徐氏学术论文和文稿共38篇，读书体会部分记载了徐氏对中医经典医籍的理解与独到认识；教学讲座部分系徐氏任教期间教学讲稿的精华篇章；临证经验部分介绍了徐氏善用经方、用药灵活的诊治特点。书中也有研究绍派伤寒学术思想、绍派医家的文章。

二、学术观点及诊治经验

（一）形层说六经

陆渊雷在《伤寒今释》中说："发热而恶寒，不论有汗无汗，皆为太阳病；寒热往来如疟者，为少阳病；发热汗出，不恶寒反恶热者，为阳明病；见机能衰弱之症，或误治而虚其正气者，为少阴病；吐利属于虚寒者，为太阴病；发热若干日，热退若干日，或消渴，或吐蛔，或下利，或舌卷囊缩，为厥阴病。"可称清爽明白。"六经行层"这个名词，是根据周学海"与友条论读伤寒论法"第五、九、十一条而产生。俞根初在《通俗伤寒论》中根据六经理论，结合叶天士卫气营血辨证，创立内外行层"太阳经主皮毛，阳明经主肌肉，少阳经主腠理，太阴经主肢末，少阴经主血脉，厥阴经主筋膜"（《重订通俗伤寒论·六经形层》），俞氏又结合吴鞠通三焦辨证创立上下行层"太阳内部主胸中，少阳内部主膈中，阳明内部主脘中，太阴内部主大腹，少阴内部主小腹，厥阴内部主少腹"（《重订通俗伤寒论·六经形层》），别有新意。恽铁樵说："六经者，就人体所着之症状为之界说者也。"日人鹤冲元逸在《医断》里说："伤寒六经，非谓病在六经也，假以为纪也已；及其施治也，皆从证而不拘焉。"藤本廉更明确地说："三阴三阳之目，何为而设焉？凡病有六等之差，而地位脉证不同也，概括诸说，皆以六经为病位之假称，而不取于经络之义。"

徐氏认为伤寒六经病证，是根据急性发热病的经过而作的六个阶

徐荣斋

段；但人体功能之亢盛衰减，中间的动态尚多，不是这样可以肯定划分的，每个阶段就不同的症状，分作若干亚类，每类各有若干大同小异的综合症，演化了六经本证、标证、中和证和兼证。应领会其精神，不必拘泥。概括起来，三阳言实，三阴言虚；三阳言表实、里实、半表半里实，三阴言气虚、血虚、气血两虚。

（二）诊法重细节

绍派伤寒主张以六经钤百病，三焦为变通，寒温成一统。绍派医家诊治方法亦富有鲜明特色，勘病四诊合参，尤以观目、腹诊（按胸腹）最为精要。徐氏诊病融诸家之长，特别注重细节之处，其包含以下几个方面。

1. 望呼吸

常人呼吸，每分钟 16 至 18 次，若运动、进食，或精神兴奋时，则呼吸次数增加，这是生理现象。若发生病证，则会呈显著变化。减少的一般属于虚弱或衰脱疾患，增加的，如胸膜病、肺炎喘息、心脏病、肾脏病、热性病等。气粗，呼吸有力而不和平，病标在肺，病本在胃，多属阳明热甚。气微，呼吸低微，不足以息，主诸虚不足，正气固衰，邪气亦衰，多见于热病已愈、正气未复之时。若杂病则以失血症为最显，在伤寒以两候后为多见。气短，呼吸短促而不相接续，与呼吸微弱不同而又相同。徐氏认为，气微的呼吸是静而无声的，气短是躁而带粗的；气微状态则自然，气短状态很勉强。并指出，气微者，在病机上只虚无实，多属外感病末传；气短者，在病机上有虚有实，多属内伤病初起。气微为病退之时，气短为病进之候。气喘，为气急之总称，有虚实之分。呼吸气粗，声高息涌，但以呼出为快，属实喘；声低息短，吸气困微，张口抬肩，属虚喘。一般来说实喘易治，虚喘难疗。

2. 观舌苔

俞根初《通俗伤寒论》指出："伤寒自表传里，温热自里达表，全以舌苔为验。传里浅深及里结多寡，亦以舌苔为验。里热渐清，谷气渐进，亦以舌苔为验。"（《重订通俗伤寒论·观舌形》）通过观舌苔可明表里，分寒热，辨虚实，知深浅。徐氏认为舌是舌的本质，苔是舌上所生的垢腻。临床辨舌，一般先看舌苔，但妇人须先察舌质。观舌以候元气的盛衰，望苔以察病症之浅深。并将舌体细分为五区，以舌尖候上焦心肺之疾；舌中以候胃肠之疾；舌根以候肾与二便之疾；舌边以候三焦膜原与两胁之疾；舌旁左以候肝胆之疾，右以候脾肺之疾。如心热则舌尖红而起刺，胃有积滞则中腻，脾肾虚寒则根滑而白，肝胆湿热则舌旁黄腻，三焦蕴火或湿温伏邪则苔虽白而舌边必红绛。如斯之理，以前后分三部，察上、中、下三焦；以旁边分两部，察左右两方。方寸之地，部位分明，是信而有征的。

章虚谷说："观舌质可验其正之阴阳虚实，审苔垢即知其邪之寒热浅深。"此为观察舌与苔的大法。徐氏结合自身临证经验，进一步阐释：如病属实者，其舌必坚敛而兼苍老；病属虚者，其舌必浮胖而兼娇嫩。以此为辨，则为虚为实、是假是真，虽未参症切脉，也可了解其大概。虚实既分，用药的补泻自有定律。然虚实各有阴阳，阴虚阳盛者，舌必干；阳虚阴盛者，舌必滑；阴虚阳盛而火旺者，其舌必干而燥；阳虚阴盛而火衰者，其舌必滑而湿。舌质与舌色，亦各有分别。如舌黑而干焦、肿硬、卷缩、芒刺者，属实热证，其脉必洪数沉实，症必大热狂躁，宜白虎、承气等方。舌黑而白、黑而灰、黑而紫、湿润软滑者，属虚寒证，脉必微弱，症必恶寒，宜四逆辈。徐氏认为，舌苔无论何色，皆有治法。惟舌质变，则为难治。然舌质既变，亦要察其色之死活。活者，细察底里，隐隐犹见红活，此不过气血之有阻滞，非脏气之败坏也。死者，底里全变干晦枯萎，毫无生气，是脏气不至矣！如此分别，则为阴为阳、为虚为实，灼然可见。

3. 问细节

病，藏于中者也；症，形于外者也。医生诊病，除了察色、按脉之外，询问病情的"问诊"，尤为重要。寇宗奭曰："未诊先问，最为有准。"石寿棠在《医原》里说："工于问者，非徒问其证，殆欲即其症见，以求其病因耳。"徐氏认为问诊是调查研究的过程，在询问病情中，以病患自觉证求其病因，作为辨证的一个依据，它不仅能给予诊断上许

徐荣斋

多佐证，而且在某些特殊条件下还可以作为诊断的重要根据。徐氏在问诊过程中，非常注重问诊的细节。如伤寒病人吃过退热药，它的正常热型（稽留热）就要改变；有痛感的病人吃过止痛药，他的痛感会临时减轻。这些易忽略的细节之处都会影响疾病的诊断与治疗。又如问大便应从大便的硬度、数量、颜色以及有无带血或黏液等多方面了解。从硬度，一般虚寒证大便多溏泻，实热证大便多燥结；从颜色，霍乱病人的大便好像淘米水；从数量，普通腹泻的大便是水样，数量很多，但无黏液。而痢疾的大便，则量很少，且带有血、黏液或脓。同时，还应注意到大便时有没有其他兼夹症状，如腹痛、肛门痛里急后重等。除了问诊的细节外，徐氏认为还应注意到以下方面：一是发病的时间和情形。如起病情形有骤起的可见疟疾，渐起的有伤寒，也有不知不觉中而起病的，如各种慢性疾病；二是症状与时间的关系。疟疾病人的发热，有间日一次的，也有三日一次的。伤寒病人是持续不断的高热，肺结核病人多是每日下午发微热；三是症状与症状之间的关系。如发热和头痛的关系，一般急性热病都是热度愈高的时候头痛愈厉害，热度降低头痛也随之而减。凭着这个关系就可以知道此头痛是因为发热而起的，绝不是其他原因。徐氏认为各种症状都有它一定的规律，各种症状之间又是互相联系的，因此我们在问诊时就应注意到这些细节，否则就会造成诊断上的错误。而这些病史的早日获得，对诊断和治疗是很有意义的。

（三）宗中也参西

徐氏在《重订通俗伤寒论》多以现代医学知识阐释中医理论。如在第二章六经方药中，徐氏认为"汗法"是使病毒从汗腺排泄以出，"下法"是使病毒从大便排泄以出，"温法"为维持机体细胞之消沉，"清法"为遏止体温之亢进，"和法"是使机体内部得到协调，"补法"可分两种：一为滋阴，一为回阳（《重订通俗伤寒论·六经方药》）。第四章气血虚实中，用现代医学阐释"大实有羸状"的病理机制，认为大实之证体内各组织各官能必异常兴奋，消耗物质势必增多，终至陷于疲劳及衰弱。再如第六章伤寒脉舌中，徐氏认为脉的搏动源于心脏的舒缩，而血行的快慢关系着脉搏的迟数，心脏的张弛影响着脉搏的软硬，心脏瓣膜的启闭关联着脉搏的顿挫。第八章第二节伤寒兼湿篇，徐氏引用陆渊雷先生对"湿"的见解，认为外湿乃汗液阻于蒸发而生的疾患；内湿是炎性渗出物所生的疾患。同章第十九节发狂伤寒篇，徐氏分析阳明发狂是因胃热壅盛进而迷走神经受炙，影响了大脑皮层，出现了谵语、发狂等症状。以科学方法释之，真可谓直截了当。调理诸法中，徐氏摘录西医护病学若干，取其通俗易晓，取长补短，以资互相参证。并具有测体温、隔离、半流汁等文字。由于时代的限制，设想与认识尚不完整，但推动了绍派伤寒的发展。

（四）制方擅化裁

1. 随症善加减

徐氏认为"医生用方全在加减上见功夫"。对一般成方的临床应用，必参酌患者身体的强弱、眠食的丰歉及脉象、舌、苔等情况，从而减去方中不妥贴的几味，加上更对症的药物，务使方随症为转移，药依证为出入。例如古方中惯于写"人参"的，今则按照病人体质虚弱程度，改用党参或红参；有惯用"犀角"的（如犀角地黄汤），则按照临床经验，代以紫草加大青叶。至于四物汤中的地黄，凡是肝肾不足之证用熟地，见虚热证候用生地。

关于药味用量，通过长期临床观察，有的剂量不宜过大，有的必须用较大剂量。例如川芎为血中气药、妇人常用，但此药辛香走窜，善于升散，即使病人体质及病情需要用此药者，用量也是以 3～6 克为宜（芎归佛手散适应证除外）；鸭跖草为清热利水药，性味甘淡，必须用至30 克左右，连服两三剂才有效；制大黄用于活血祛瘀药中，9 克可连服三至五剂，无通便作用；生大黄用 9 克，一剂即能通大便，个别病人还会出现腹痛，脾阳不足的患者更会引起腹泻。

2. 配伍出新意

用药必须讲究配伍，不但能提高疗效，相得益彰，还能增加新功效。徐氏认为大黄本为通大便药，但与甘草同用或制用，则能利小便；

徐荣斋

用少量麻黄伍多量熟地，则但开腠理而麻黄不汗、熟地不滞（阳和汤是一个明显的药用例）；茯苓得白术则补脾，得车前子则利水，得泽泻则渗湿；青皮得白芥子，治右胁痛；附子不配干姜，虽通经络而不热；附子一钱与磁石八钱同用，能温养下元并使附子热性不致上扰。还注重药物炮制，木鳖子制尽油，能化骨节间风痰而无毒；甘遂制去黑水，能化痰核及积饮水。制方上，从配伍联系到另一方面，例如六味地黄丸中的熟地能湿脾土，以茯苓、白术制之；左金丸中的吴茱萸性燥，以黄连制之；四君子汤一般用作健脾补气方，如气虚应重用参，脾虚应重用术，水湿内滞应重用苓；四物汤一般认为是血分方，在使用时，归多则重点在温血，芍多则重点在平肝，地多则重点在凉血，芎多则重点在升散。此外，又如牛膝能引热下行，亦能引其他药性下行，但如果脾经有湿，则反引湿下行而发生腿肿；若肝经有热，也能引热下行而发生遗精。

另外徐氏还制定了疟疾用柴胡的标准：正疟可用，暑湿疟不可用；柴胡能之能治疟疾，在胸胁苦满而不在寒热，无胸胁苦满症者，用之无效。而胸胁苦满之闷，重心乃在两旁肋骨之内，似胀似痛，又似窒塞，甚者以指头沿肋骨圈下向上挖按，则坚硬而痛，若是者，为用柴胡之的证。

三、原文选释

（一）六经，以证候为骨干，以治疗为主旨

【原文】

六经是病理上的一个分野，它的里面包括若干病证。如太阳病则包括经证、太阳腑证、太阳变证；阳明病则包括阳明经证、阳明腑证；少阳病则包括少阳经证、少阳腑证；太阴病则包括太阴纯阴证、太阴纯阳证；少阴病则包括少阴协火证、少阴协水证；厥阴病则包括厥多热少证、厥少热多证。（《重订通俗伤寒论》第一章第十节六经总决）

【阐释】

伤寒六经，不过就病变上分作六个阶段；但人体功能之亢盛衰减，中间的动态尚多，故每证之下又分为若干细目。这样有条不紊、纲举目张的理论，在发扬中医学之今日，实占重要地位。

（二）大实有羸状

【原文】

凡大实大热之证，则体内各组织各官能必异常兴奋亢进，亢进之极，则物质与势力的消耗必多。于是，它结果势必陷于疲劳及衰弱。譬如散温机能亢盛，汗腺分泌太多，它结果必至汗腺疲劳，失掉收缩作用，所以有自汗不止的状态。又如心脏弛张亢进，则喷射于体表末梢之血液必多，以事救济，结果亢进之极，也必发现了神经衰弱，所以脉搏终至迟细无力。体温过于放散，其结果必至造温机能应付不及，而陷于疲惫及衰弱，始而全身壮热者，继则肢冷如冰了。这都是体内的物质和势力消耗太多，又没有别的给它补充，势必至于反热为虚、反热为寒的阶段，而呈现出"大实有羸状"。(《重订通俗伤寒论》第四章第十节血真实而气假虚证）

【阐释】

徐氏治学，注重经典，尤重视名家对经典的注释，在医学理论研究和临床诊治中以中医学术思想为主，加以西医学说阐释，一为主一为辅，此为徐氏治学又一大特点。

（三）查旧方，以核前之因，酌己之见

【原文】

"查旧方"的作用，尚具有其他重要意义。由于过去的治疗，能影响现在的病状和征候。伤寒病人如果吃过退热药，它的正常热型（稽留热）就要改变；有痛感的病人如果吃过止痛药，他的痛感会临时减轻。我们要知道那些症状是因为治疗或药物的关系而加重或减轻的，所以症状与过去接受的治疗的关系，我们须彻底了解。(《重订通俗伤寒论》第

徐荣斋

五章第七节查旧方）

　　采集病史的范围，应注意到起病的时间和情形，时间要愈准确愈好，可以用各种记时的方法，如某日几点几分钟或某日清晨、正午、黄昏或半夜，或起床前后，早饭前后，午饭前后……起病情形有骤起的（如大叶肺炎和疟疾），有渐起的（如伤寒），但也有不知不觉中而起病的（如各种慢性疾病）。症状与时间的关系。各种症状的表现都有它一定时间的规律，如果忽略了它的时间性，则症状就失掉了它对诊断上的意义。如疟疾病人的发热，有间日一次的，也有三日一次的。每次发热时间有数十分钟的，也有几个钟点以上的。伤寒病人是继续不断的高热，而肺结核病人则是每日下午发微热。因此，要注意它发生的时间。症状与症状之间的关系。各种症状的表现都是互相关联的，它们之间都有一定的关系。如疟疾病人应该是先发寒，再发热，后出汗，这三个疟疾的主要症状，有它们时间先后的关系，这种关系是诊断疟疾的标态。

　　又如发热和头痛的关系，一般急性热病都是热度愈高的时候头痛愈厉害，热度降低头痛也减轻了。凭着这个关系就可以知道这个头痛是因为发热而起的，绝不是其他原因。因此，我们的问症状就应注意它们互相之间的关系，而不应该把每一个症状孤立起来。否则，就会造成诊断上的错误。其他如症状对生理功能的影响、症状本身的分析、各个系统详细状症的采取、可能致病的诱因等，都应该加以注意和考虑。

　　至于询问"过去病史"，应根据现下病史的情形而变化。现下病史中那一个系统是最主要的症状，过去病史也应详细询问那个系统。（《重订通俗伤寒论》第五章第八节察新久）

　　【阐释】

　　喻西昌有先议病后议药之名论。查旧方及查新旧便于前后对照，了解病情变化，对诊断和将来的治疗是很有意义的，也是徐氏诊法重细节的体现。

绍派伤寒

四、医案选按

（一）感冒寒郁化热

姚某，女，成人

初诊：1972年2月4日。发热头痛，咳嗽咳痰不爽，脉濡滞不扬，舌苔薄白，风寒外束，失于疏解，治宜透达。

苏叶3克　薄荷3克　荆芥3克　防风3克　羌活3克　橘红4.5克　蝉衣4.5克　紫背浮萍4.5克　杏仁9克　二剂

复诊：2月8日。药后微汗出，发热头痛均除，剩有咳嗽，咳痰不爽，出痰黄厚，口干，脉起，苔薄黄。治与清疏。

桑叶4.5克　菊花4.5克　大力子4.5克　黄芩4.5克　马兜铃4.5克　杏仁9克　生山栀9克　橘红9克　淡竹茹9克　二剂（《读书教学与临证》）

【按】本例是感冒的寒郁化热，从脉舌两方面可以清楚地看出，因病机的转化是有来龙去脉的。病既由寒化热，方药随病转移，从温散改为清疏。

（二）温疟呕吐

童某，女，成人。

初诊：1972年10月6日。间日疟热多寒少，发两次，因多次服奎宁类丸药而恶心呕吐，吐已二日，食欲不思，稍食即脘腹胀，口渴引饮，饮入亦吐。脉弦滑，舌苔薄黄。治以清疏和胃。

青蒿5克　黄芩5克　连翘5克　橘红5克　淡竹茹10克　焦山栀10克　绿豆衣10克　炒谷芽10克　苏叶3克　炒川连3克　碧玉散（包煎）15克　鲜生姜汁二汤匙（分冲）　二剂

复诊：10月9日。药后呕吐已除，脘胀恶心亦好转，疟作一次，仍热多寒少。脉舌同前，治与和解偏清。

柴胡 5 克　青蒿 5 克　竹沥半夏 5 克　橘红 5 克　黄芩 10 克　竹茹 10 克　党参 10 克　鲜生地 15 克　碧玉散（包煎）15 克　二剂（《读书教学与临证》）

【按】本例原系温疟，自服奎宁类丸药过量，以刚济刚，热窜少阳之经，脘闷呕吐，口渴引饮，治仿俞根初蒿芩清胆汤例，着重在清胆、和胃止呕。初诊方用绿豆衣，意在解奎宁过量之热毒；二剂有效，复方则驾轻就熟了。

（三）梅核气

董某，男，50 余岁。

初诊：1970 年 3 月。近 3 个月来，咽中如有硬物，咯之不出，咽之不下，努力咯之，则呕痰涎，硬物仍然如故；曾用《金匮》半夏厚朴生姜汤治疗，颇有效，但停药一两个星期仍复发。脉舌无特征，拟用含化丸法。

净硼砂 20 克　乌梅肉 9 克　柿霜 9 克　青盐 15 克

上四味共研细末，为丸如樱大，随时含化，日六至七丸。

复诊：3 月。丸方一剂，含化一星期，咽间颇觉爽快，再继续含化一剂。（《读书教学与临证》）

【按】《金匮》半夏厚朴生姜汤，为治疗咽中如炙脔的有效方，本例患者亦取得相当疗效，但隔一段时间又发。本含化丸方是曹炳章先生见告的，治疗效果确实可靠。有的反复发作后化此丸，有的与半夏厚朴生姜汤同时服。药效作用亦合理。曹先生对喉科有经验，有方法，此方或亦是他老人家的经验之一。

（四）痨咳胎气

薛某，女，33 岁。

初诊：1972 年 4 月 30 日。怀孕 5 个月，营养不充，以致血虚肝旺，时觉烦躁、潮热、火升；半月前，复感风热，未曾透清，咳嗽至今不止，痰带黄色，日咳夜咳，引起胎动不安。脉细滑而数，舌边红，苔薄黄，治宜清肝肃肺为主。

桑叶 5 克　杭菊花 5 克　马兜铃 5 克　黄芩 5 克　白芍 5 克　川贝 6 克　合欢花 6 克　生甘草 3 克　黛蛤散（包煎）15 克　金橘饼（药后缓缓咀嚼）3 个　五剂

复诊：5 月 5 日。咳嗽烦热无进退，脉舌同前，治与清燥救肺汤加减。南北沙参各 10 克，生甘草、桑叶、马兜铃各 4.5 克，黄芩、枇杷叶、甜杏仁、知母、麦冬各 10 克，川贝母（炒）、炒驴胶各 6 克，黛蛤散（包煎）15 克，五剂。

三诊：5 月 10 日。咳嗽减少，咳痰松动，烦热亦平静；由于胎气时动，心情因之不安。治与前法加安胎药。原方去桑叶、马兜铃，加真珠母 15 克、酸枣仁 10 克，五剂。（《读书教学与临证》）

【按】妊娠咳嗽，日久不愈，有两种顾虑：久咳伤肺成痨；震动胎气引起流产。本例这两种顾虑，都已成可能性。由于患者体虚，故怀孕五个月即见阴亏火旺现象；又感受风热，而咳嗽不已。第一方两清肺肝，效果未显；第二方以喻嘉言清燥救肺为主而见疗效，足征喻氏此方的配伍精当。《冷庐医话》载许辛木以此方治其室人十余年时发时愈的衄血症。效果极佳。今移治肺热咳嗽也获速愈，的是良方。

参考文献

[1] 沈元良. 绍派伤寒名家学术精要 [M]. 北京：中国中医药出版社，2016：401.

[2] 俞根初. 重订通俗伤寒论 [M]// 徐荣斋重订. 北京：中国中医药出版社，2011.

[3] 沈钦荣. 徐荣斋对绍派伤寒的贡献 [J]. 浙江中医药大学学报，2011，35(4)：487–488.

[4] 徐荣斋. 妇科知要 [M]. 北京：中国中医药出版社，2011.

[5] 徐荣斋. 读书教学与临证 [M]. 北京：人民卫生出版社，2012.

[6] 谢冠群. 浙江中医临床名家. 徐荣斋 [M]. 北京：科学出版社，2019.

徐荣斋

附：绍派伤寒研究相关论文、著作目录

一、论文

徐荣斋.曹炳章先生对中医药学的贡献 [J].浙江中医学院学报，1979（1）：42–47.

徐荣斋.曹炳章先生对中医药学的贡献（续完）[J].浙江中医学院学报，1979（2）：29–31.

王绪鳌，高越敏.绍兴胡宝书先生与烂喉痧证治 [J].浙江中医学院学报，1981（1）：31–32.

徐荣斋.仲景学说在绍兴的发展 [J].浙江中医杂志，1981（7）：290–292.

陈天祥，柴中元."绍派伤寒"学术思想略窥——兼谈俞根初、何廉臣的学术见解 [J].浙江中医药大学学报，1982（2）：47–49.

沈钦荣.绍兴医家及其医话 [J].中医文献杂志，1982（2）：33.

方春阳.赵晴初学术思想述略 [J].浙江中医学院学报，1982（6）：37–38.

陈天祥，葛绥.赵晴初先生与《存存斋教子学医法》[J].浙江中医学院学报，1982（6）：39–41.

章岳然.胡宝书先生学术经验简介 [J].浙江中医学院学报，1982（4）：36–37.

陈天祥.俞根初与《通俗伤寒论》[J].中医杂志，1983（1）：6–9.

陈天祥.徐荣斋治带下病经验十二法 [J].湖北中医杂志，1983（1）：8–10.

华犁.略评曹炳章先生的《浙江名医传略》[J].浙江中医学院学报，1983（3）：38–40.

董汉良.何炳元与《新纂儿科诊断学》[J].浙江中医学院学报，1984，8（2）：37–39.

陈天祥，董汉良.何廉臣论治血证经验简介 [J].浙江中医学院学报，1984，8（6）：40–41.

胡滨.邵兰荪生平及其医案考略 [J].浙江中医学院学报，1985，9（1）：37–39.

曹幼华.曹炳章 [J].中国医药学报，1988，8（1）：69.

陆晓东.邵兰荪疗遗精心法钩玄 [J].黑龙江中医药，1990（5）：6-7.

华祝考.曹炳章生平与《中华医学大成》[J].南京中医学院学报，1991,7（3）：177-178.

沈钦荣.胡宝书先生治时病用药特色 [J].江苏中医药，1991（1）：1-2.

沈钦荣.胡宝书传略 [J].浙江中医杂志，1991（7）：328.

沈钦荣.傅幼真 [J].杏苑，1991（2）：26，13.

沈钦荣.胡宝书运用药引经验 [J].新疆中医药，1991（2）：37.

沈钦荣.试论绍兴医学在清末民初间崛起的内外因素 [J].浙江中医学院学报，1991，15（5）：34-35.

沈钦荣.胡宝书治湿经验探要 [J].江苏中医药，1991（8）：3-4.

沈钦荣，杨森茂.杨质安学术经验举要 [J].江苏中医，1991（11）：1-2.

陆晓东，施大木，郑恺.邵兰荪止嗽经验探幽 [J].天津中医学院学报，1991（1）：21-23，27.

陈天祥.论张景岳对绍兴伤寒学派的贡献 [J].中医文献杂志，1992（2）:6-8.

沈钦荣.俞根初伤寒瘥后调理经验述要 [J].中医临床与保健，1992，4（2）：52-54.

沈钦荣.俞根初治外感病特色 [J].中国医药学报，1992，7（6）：11-13.

沈钦荣.俞根初治伤寒重祛邪思想探析 [J].浙江中医杂志，1992，27（10）：434-436.

沈钦荣.胡宝书治痢特色 [J].浙江中医学院学报，1992，16（4）：33.

毛水泉，沈钦荣.胡宝书运用理气药的特点 [J].浙江中医学院学报，1992，16（5）：27-28.

董汉良.俞根初治痰用药经验举隅 [J].湖北中医杂志，1992（2）：41.

董汉良.《通俗伤寒论》承气汤衍化方探释 [J].河南中医，1992，12（4）：164-166.

沈钦荣.胡云波治产后兼感时症经验 [J].江苏中医药，1992（6）：4-5.

沈钦荣.伤寒证治 全藉阳明——俞根初治伤寒经验再探析 [J].浙江中医杂志，1993（3）：126-127.

沈钦荣.何廉臣与新医案式 [J].浙江中医学院学报，1993，17（4）：40.

沈钦荣.绍派伤寒大家俞根初的用药特色 [J].浙江中医杂志，1993,28（11）：482-484.

董汉良，胡再永.《通俗伤寒论》治外感表证制方用药特色 [J].陕西中医，1996，17（1）：44.

沈钦荣，方本荣.俞根初《通俗伤寒论》诊法特色初探 [J].安徽中医临床杂志，1997，9（1）：48-49.

陈天祥.再论张景岳对绍兴伤寒学派的贡献 [J].中医文献杂志，2001（3）：10-11.

赵书刚，岳新.从蒿芩清胆汤谈俞根初兼容并蓄思想 [J].吉林中医药，2002，22（6）：1-2.

张霆，刘海涛.绍派伤寒源流及学术思想浅析 [J].四川中医，2002，20（9）：6-8.

邹万成.俞根初论治伤寒实火证学术经验探讨 [J].浙江中医杂志，2003，38（1）：4-5.

邹万成.俞根初学术思想之研究 [D].湖南中医学院，2003.

傅金汉.辨舌之神气——读曹炳章《辨舌指南》[J].浙江中医杂志，2005（11）：465-466.

沈元良.绍派伤寒的启源浅述 [J].光明中医，2006，21（5）：4-5.

沈钦荣.绍派伤寒的形成及对仲景学说的贡献 [J].中医药临床杂志，2006，18（1）：11-13.

沈元良.绍派伤寒学术思想举隅 [J].光明中医，2006，21（6）：1-2.

杨洁德.俞根初对《伤寒论》少阳病证及和法研究 [D].北京中医药大学，2006.

杨洁德.俞根初对《伤寒论》少阳证治的发展 [J].江苏中医药，2007，39（11）：11-12.

林乾良.赵晴初三代医方 [J].中医药文化，2007（3）：24.

许家佗，李明，费兆馥.辑述前贤，衷中参西——读曹炳章《辨舌指南》[J].上海中医药大学学报，2007，21（5）：16-18.

沈元良.《通俗伤寒论》方加减葳蕤汤的衍变考释 [J].实用中医内科，2008，22（12）：18.

陆雪秋.何廉臣生平与学术思想研究 [D].中国中医科学院，2008.

沈元良.绍派伤寒用药特色考释 [J].实用中医内科杂志，2008，22（7）：22.

沈元良.绍派伤寒的特色调护探要 [J].实用中医内科杂志，2008，22（8）:7.

沈钦荣.近代吴越医家交流纪略 [J].浙江中医杂志，2008，43（10）：597-598.

陆雪秋.俞根初《通俗伤寒论》传本研究 [J].中华医史杂志，2008，38（1）：57-60.

傅维康.何廉臣生平述略 [J].上海中医杂志，2008，46（6）：69–70.

沈钦荣.越医对祖国医学的贡献 [J].浙江中医药大学学报，2009，33（4）：469–471，482.

叶新苗.论绍派伤寒的学术创新与薪传 [J].浙江中医药大学学报，2009，33（5）：633–636.

张宏瑛.绍派伤寒的理论发展及学术传承 [J].浙江中医杂志，2009，44（6）：395–397.

张宏瑛.吴又可与俞根初对邪伏膜原治疗方法之比较 [J].江西中医药，2009，40（316）：7–8.

沈元良.从竖读伤寒横看温病谈胡宝书临证心法 [J].中华中医药学刊，2010，28（1）：36–38.

沈元良.何廉臣学术思想探析 [J].中华中医药学刊，2010，28（2）：256–257.

沈钦荣.近代（1840 年～1949 年）越医医籍特色略述 [J].浙江中医药大学学报，2010，34（4）：476–478.

沈元良.试论俞根初对外感病学发展的贡献 [J].浙江中医杂志，2010，45（1）：34.

沈元良.曹炳章先生临证心法撷要 [J].中华中医药杂志，2010，25（8）：1327–1328.

沈元良.略论曹炳章对中药鉴别与考证的贡献 [J].浙江中医杂志，2010，45（3）：188–189.

沈钦荣.越医文化内涵初探 [J].浙江中医杂志，2010，45（8）：547–549.

张宏瑛.疏调气机助湿运化 汗利两解辟邪出路——"绍派伤寒"名医何炳元对湿温病的特色论治 [J].浙江中医杂志，2010，45（1）：32–33.

莫家舜.俞根初《通俗伤寒论》祛湿方剂的配伍规律研究 [D].浙江中医药大学，2010.

傅金缄，董纪林.《重订通俗伤寒论》与甲型 H1N1 流感的治疗 [J].中华中医药杂志，2011，26（2）：223–224.

刘柳.寒温融合派医家学术思想的研究现状 [J].长春中医药大学学报，2011，27（2）：321–322.

沈钦荣，柴中元，孟永久，等.近代越医医籍特色之成因分析 [J].中华中医药学刊，2011，29（4）：811–812.

曾玮恩.论绍派伤寒大家俞根初对仲景学术的继承与发扬 [D].北京中医药大学，2011.

张宏瑛.浅析俞根初《通俗伤寒论》的特色辨证 [J].浙江中医杂志，2011，46（1）：7-8.

沈元良.胡宝书温热病临证心法探析 [J].浙江中医杂志，2011，46（2）：84-85.

沈钦荣.章虚谷学医心路初探 [J].浙江中医杂志，2011，46（5）：313-314.

沈元良.绍派伤寒湿邪夹证的临证心法 [J].浙江中医杂志，2011，46（5）：315.

沈元良.绍派伤寒诊法特色述要 [J].浙江中医杂志，2011，46（10）：731.

沈元良.绍派伤寒重调护 [J].浙江中医杂志，2011，46（11）：846.

沈元良.绍兴伤寒学派论伤寒之汗法 [J].中华中医药学刊，2011，29（11）：2404-2406.

沈钦荣.徐荣斋对绍派伤寒的贡献 [J].浙江中医药大学学报，2011，35（4）：487-488.

沈钦荣.俞根初辨治感证理论初探 [J].中华中医药学刊，2011，29（12）：2725-2726.

张宏瑛.浅谈俞根初对《伤寒论》伤寒阳明证治的发挥 [J].浙江中医杂志，2012，47（11）：793-794.

张宏瑛.浅析俞根初《通俗伤寒论》的伏邪外搏证治观 [J].浙江中医杂志，2012，47（8）：612-613.

蒋新新.试析绍派伤寒与一般伤寒学派之不同 [J].中国中医急症，2012，21（9）：1456-1457.

宋昊翀.《通俗伤寒论》101 首方剂方药剂量规律的文献研究 [D].北京中医药大学，2012.

沈钦荣.俞根初治时病扶正祛邪思想探析 [J].中华中医药学刊，2012，30（5）：1020-1021.

沈钦荣.越医文化之渊源探析 [J].中华中医药学刊，2013，31（5）：1031-1033.

黄雪莲，叶新苗.浅述清代名医赵晴初生平与学术传承 [J].浙江中医药大学学报，2013，37（5）：524-526.

熊益亮.浅谈俞根初《通俗伤寒论》的温病证治特点 [J].浙江中医药大学学报，2013，37（10）：1189-1190，1193.

黄雪莲.绍派医家赵晴初《存存斋医稿》等的整理研究 [D].浙江中医药大学，2013.

张宏瑛.俞根初对伤寒少阳病的特色论治 [J].浙江中医杂志，2013，48（8）：

550–551.

沈元良.俞根初学术思想与《通俗伤寒论》[J].中华中医药学刊，2013，31（10）：2289–2291.

胡慧良.俞根初学术思想与人感染 H7N9 禽流感的治疗 [J].中国中医急症，2013，22（9）：1555–1556.

金丽.何廉臣"温病治法不如伤寒"说辨析 [J].中国医药学报,2014,19(4)：203–205.

钟有添.何廉臣伏气温病学术思想研究 [D].广州中医药大学，2014.

鲍玺，温成平.何廉臣伏气温病学说探析 [J].浙江中医杂志，2014,49（6）：391–393.

翁靖，叶新苗.赵晴初治疗头风病学术经验论析 [J].中国中医急症，2014，23（2）：296–297.

黄雪莲，叶新苗.清代名医赵晴初诊疗特点浅述 [J].中国中医急症，2014，23（5）：841–843.

常胜.常青"难病取中"法治疗癌症经验 [J].中医杂志，2015，56（15）：280–1281.

沈元良.蒿芩清胆汤方证释义与临证心悟 [J].中华中医药杂志，2015，30（10）：3562–3566.

杨涛.蒿芩清胆汤证治规律研究 [D].山西中医学院，2015.

周惠斌，叶新苗.论胡宝书《药性探源》[J].山西中医学院学报，2015，16（4）：1–2.

吕旭阳，裴静波，朱阳蓬勃.绍派伤寒学术思想与传承思路 [J].中华中医药杂志，2015，30（8）：2717–2719.

吕旭阳，裴静波，朱阳蓬勃.沈元良传承绍派伤寒学术思想与临证经验初探 [J].浙江中医药大学学报，2015，39（9）：683–685.

吕旭阳.沈元良教授应用蒿芩清胆汤治疗消化系统疾病经验举隅 [J].中华中医药杂志，2015，30（9）：3185–3187.

陈琦军，沈钦荣.俞根初瘥后调理特色探析 [J].浙江中医杂志,2015,50(9)：642–643.

沈元良.曹炳章先生治疗痰病经验探析 [J].浙江中医杂志,2016,51(1):1–2.

张玲玲.绍派伤寒与朱氏伤寒腹诊法比较研究 [J].中华中医药杂志，2016，31（8）：2986–2988.

彭田芳.试探邵兰荪运用引药的特点 [J].国医论坛，2016，31（2）：13–15.

吴国水.陈祖皋传承绍派伤寒诊治外感发热疾病学术特点述要 [J].浙江中医

杂志，2017，2（2）：79–80.

白钰，马凤岐，陈永灿.曹炳章暑病学术经验探要 [J].中国中医急症，2017，26（12）：2142–2145.

严萍，唐森海，徐凯.从藿香正气汤组方特色探讨俞根初论治水湿证的学术思想 [J].浙江中西医结合杂志，2017，27（8）：719–721.

谢姗.蒿芩清胆汤的文献及消化系统疾病临床应用研究 [D].南京中医药大学，2017.

李睿.蒿芩清胆汤加味治疗社区获得性肺炎（湿热内蕴证）的临床观察 [D].广州中医药大学，2017.

吴文军，刘业方，党思捷，等.俞根初感证舌诊理论撮要 [J].中华中医药杂志，2017，32（12）：5306–5308.

寿越敏，沈钦荣.俞根初鲜药运用经验简析 [J].浙江中医杂志，2017，52（4）：293.

沈钦荣.绍派伤寒 [N].中国中医药报，2017–08–23（004）.

赵进喜，贾海忠，刘宁，等.《通俗伤寒论》注重实用；六经形成说，独出心裁 [J].环球中医杂志，2018，11（7）：1042–1045.

鲍玺，黄芸，刘庆生.何廉臣临床学术思想举要钩玄 [J].新中医，2018，50（7）：228–230.

白钰，马凤岐，王恒苍，等.胡宝书脾胃病临证经验拾零 [J].浙江中医杂志，2018，53（11）：822–823.

陈永灿，马凤岐.曹炳章秋瘟学术经验探析 [J].中医杂志，2018，59（3）：265–268.

张再良.《伤寒论》：从经典转向通俗 [J].上海中医药杂志，2018，52（7）：5–9.

严瑶琦，苗丽丽，谢志军.绍派伤寒名医邵兰荪治疗时病用药特色探析 [J].新中医，2018，50（10）：269–271.

吴文军.俞根初"以六经钤百病"学术思想研究 [D].成都中医药大学，2018.

朱飞叶，谢冠群.《景岳全书·伤寒典》对绍派伤寒发展的意义 [J].中华中医药杂志，2019，34（8）：3376–3378.

段玉新，叶新苗.清代名医赵晴初用药特色浅析 [J].中华中医药杂志，2019，34（7）：3177–3179.

卢建珍，裴静波.绍派伤寒名家俞根初腹诊特色举要 [J].浙江中医杂志，2019，54（8）：547–548.

曹汝松，王军.俞根初对《伤寒论》攻下剂的发挥 [J].上海中医药杂志，

2019，55（10）：44-46.

汤尔群，张立平，黄玉燕，等.俞根初经验方对仲景方的继承和发挥 [J].中
医药学报，2019，47（4）：97-99.

江略.地方知识的形成和变迁：从明清到近代绍兴地区的外感热病学 [J].中
医药文化，2020，15（4）：1-10.

李熠萌.寒温一统之我见 [J].江苏中医药，2020，5（2）：7-9.

马丽娟，王锡恩，沈元良，等.蒿芩清胆汤合当归补血汤防治胃癌化疗后
胃肠道反应及骨髓抑制的临床观察 [J].辽宁中医杂志，2020，47（6）：
141-144.

孙旗策，朱飞叶，谢冠群.论叶天士与俞根初治燥之异同 [J].浙江中医杂
志，2020，5（1）：19-20.

沈钦荣.张景岳治疫经验 [J].浙江中医杂志，2020，55（5）：321-322.

寿越敏，沈钦荣.何廉臣"拌"法用药特色探析 [J].浙江中医杂志，2020，
55（12）：912-913.

严可风，周洁芳，诸薇薇，等.陷胸承气汤加减在痰热壅盛型急性呼吸
窘迫综合征中的应用及效果评价 [J].中国中医药科技，2020，27（5）：
678-681.

郭颖，陈永灿.曹炳章临证经验浅析 [J].浙江中医杂志，2020，55（12）：
914-915.

张楠.俞根初《通俗伤寒论》厥阴病证治研究 [D].北京中医药大学，2020.

王一萍，罗桢敏，沈钦荣，等.从"绍派伤寒"论新型冠状病毒肺炎的辨
证论治 [J].浙江中西医结合杂志，2021，31（1）：87-88.

范顺，郭蕾，尚懿纯.俞根初藉阳明以治六经病 [J].中医学报，2021，36
（2）：337-339.

张小宁.沈钦荣治伤思想与绍派伤寒相关性研究 [D].浙江中医药大学，
2021.

孟凡滕.俞根初《通俗伤寒论》辨治温病用药规律及学术思想研究 [D].山
东中医药大学，2021.

关忠影，高蕾，王军.探析俞根初对《伤寒论》中补法理论的应用 [J].杏林
中医药，2021，41（4）：440-442.

朱飞叶，谢冠群.徐荣斋重订《通俗伤寒论》的贡献 [J].浙江中医药大学学
报，2021，45（6）：637-640.

张楠，赵岩松.刍议俞根初对厥阴病证治的认识与发展 [J].环球中医药，
2021，14（10）：1797-1800.

吴捷.俞根初《通俗伤寒论》学术思想概述 [J].浙江中医杂志,2022,57(5):326-327.

张宁,周波.俞根初运用发汗剂的特点 [J].中医学报,2022,37(5):925-929.

沈钦荣,寿越敏.绍派医家治疗湿温时疫经验探析 [J].浙江中医杂志,2022,57(9):670-671.

王一萍,李国华,沈饮荣,等.绍派伤寒经验方治疗绍兴地区新冠肺炎医案举隅 [J].浙江中医杂志,2022,57(11):843.

吴捷.俞根初少阳和解法在感染后咳嗽治疗中的应用 [J].中医学,2023,12(1):107-111.

孟凡滕,宋素花.《通俗伤寒论》治疗温病用药规律探析 [J].山东中医药大学学报,2023,47(1):43-48,93.

二、著作

俞根初.重订通俗伤寒论 [M]// 徐荣斋重订.上海:上海卫生出版社,1956.

俞根初.重订通俗伤寒论 [M]// 徐荣斋重订.上海:上海科学技术出版社,1959.

曹炳章.增订伪药条辨 [M]// 郑肖严辑著.上海:上海科学技术出版社,1959.

曹炳章.辨舌指南 [M].南京:江苏人民出版社,1962.

俞根初.通俗伤寒论 [M].台北:旋风出版社,1976.

陈天祥,等.景岳学说研究 [M].浙江省绍兴市中医学会内部刊行.1983.

陈天祥,施仁潮,蔡定芳,等.张景岳医案集 [M].绍兴:浙江省嵊县中医院内部刊行,1983.

陆晓东.绍派伤寒学术研究 [M].绍兴:绍兴县中医学会内部书刊,1986.

俞根初.三订通俗伤寒论 [M]// 连建伟订校,徐晓东参订.北京:中医古籍出版社,2002.

沈钦荣.绍兴医药文化 [M].北京:中华书局,2004.

曹炳章.增订伪药条辨 [M]// 刘德荣点校.福州:福建科学技术出版社,2004.

何廉臣.俞根初.增订通俗伤寒论 [M]// 连智华点校.福州:福建科学技术出版社,2004.

何廉臣.小儿诊法要义 [M].北京:人民卫生出版社,2008.

沈元良 . 通俗伤寒论新编：绍派俞根初方应用 [M]. 北京：金盾出版社，2009.

俞根初 . 重订通俗伤寒论 [M]// 徐荣斋重订 . 北京：中国中医药出版社，2011.

何廉臣 . 感症宝筏 [M]. 太原：山西科学技术出版社，2011.

曹炳章 . 辨舌指南 [M]// 张成博，欧阳兵，唐迎雪点校 . 天津：天津科学技术出版社，2012.

沈元良 . 蒿芩清胆汤妙用集萃 [M]. 北京：中国中医药出版社，2013.

张居适，沈钦荣 . 越医薪传 [M]. 北京：中国医药出版社，2013.

沈元良 . 绍派伤寒名家学术精要 [M]. 北京：中国中医药出版社，2016.

沈元良 . 绍派伤寒名家医话精编 [M]. 北京：中国中医药出版社，2016.

沈元良 . 绍派伤寒名家验案精选 [M]. 北京：中国中医药出版社，2016.

何廉臣 . 绍派伤寒何廉臣方药论著选 [M]// 王京芳，叶笑整理 . 北京：中国中医药出版社，2016.

崔金涛，郑承红，胡锡元，等 . 何廉臣著全国名医验案类编赏析 [M]. 北京：科学技术文献出版社，2016.

江泳，谢天，韦章进 . 俞根初 [M]. 北京：中国中医药出版社，2017.

沈钦荣，毛小明，方春阳 . 越医文化 [M]. 上海：上海科学技术出版社，2017.

沈元良 . 通俗伤寒论名方讲用 [M]. 北京：中国中医药出版社，2018.

何廉臣 . 全国名医验案类编 [M]// 唐文吉，唐文奇点校 . 北京：学苑出版社，2018.

谢冠群 . 浙江中医临床名家徐荣斋 [M]. 北京：科学出版社，2019.

赵晴初 . 存存斋医论 [M]// 沈钦荣点校 . 北京：中国中医药出版社，2019.

傅崇黻 . 懒园医语 [M]// 张卓文整理 . 北京：中国中医药出版社，2019.

何廉臣 . 何廉臣医著大成 [M]// 鲍晓东主编 . 北京：中国中医药出版社，2019.

何廉臣 . 何廉臣传世名著 [M]. 天津：天津科学技术出版社，2020.

沈元良 . 绍派伤寒 [M]. 武汉：湖北科学技术出版社，2021.

俞根初 . 增订通俗伤寒论 [M]// 何廉臣增订 . 沈阳：辽宁科学技术出版社，2021.

俞根初 . 通俗伤寒论 [M]// 陈博，竹剑平校注 . 北京：中国中医药出版社，2022.

沈钦荣 . 何廉臣医案 [M]. 上海：上海科学技术出版社，2023.

《浙派中医丛书》总书目

原著系列

格致余论　　　　　　　　　　　规定药品考正·经验随录方
局方发挥　　　　　　　　　　　增订伪药条辨
本草衍义补遗　　　　　　　　　三因极一病证方论
丹溪先生金匮钩玄　　　　　　　察病指南
推求师意　　　　　　　　　　　读素问钞
金匮方论衍义　　　　　　　　　诊家枢要
温热经纬　　　　　　　　　　　本草纲目拾遗
随息居重订霍乱论　　　　　　　针灸资生经
王氏医案·王氏医案续编·王氏医案三编　　针灸聚英
随息居饮食谱　　　　　　　　　针灸大成
时病论　　　　　　　　　　　　灸法秘传
医家四要　　　　　　　　　　　宁坤秘笈
伤寒来苏全集　　　　　　　　　宋氏女科撮要
侣山堂类辩　　　　　　　　　　产后编
伤寒论集注　　　　　　　　　　树蕙编
本草乘雅半偈　　　　　　　　　医级
本草崇原　　　　　　　　　　　医林新论·恭寿堂诊集
医学真传　　　　　　　　　　　医林口谱六治秘书
医无闾子医贯　　　　　　　　　医灯续焰
邯郸遗稿　　　　　　　　　　　医学纲目
通俗伤寒论

专题系列

丹溪学派　　　　　　　　　　　针灸学派
温病学派　　　　　　　　　　　乌镇医派
钱塘医派　　　　　　　　　　　宁波宋氏妇科
温补学派　　　　　　　　　　　姚梦兰中医内科
绍派伤寒　　　　　　　　　　　曲溪湾潘氏中医外科
永嘉医派　　　　　　　　　　　乐清瞿氏眼科
医经学派　　　　　　　　　　　富阳张氏骨科
本草学派　　　　　　　　　　　浙江何氏妇科
伤寒学派

品牌系列

杨继洲针灸　　　　　　　　　　王孟英
胡庆余堂　　　　　　　　　　　楼英中医药文化
方回春堂　　　　　　　　　　　朱丹溪中医药文化
浙八味　　　　　　　　　　　　桐君传统中药文化